母乳喂养与辅食添加

王琳　叶芳　尚煜　 著

北京出版集团公司

北京出版社

图书在版编目（CIP）数据

母乳喂养与辅食添加／王琳，叶芳，尚煜著. — 北
京：北京出版社，2017.7
ISBN 978-7-200-12272-5

Ⅰ. ①母… Ⅱ. ①王… ②叶… ③尚… Ⅲ. ①母乳喂
养—基本知识②婴幼儿—哺育—基本知识 Ⅳ. ①R174

中国版本图书馆 CIP 数据核字（2016）第 160026 号

母乳喂养与辅食添加
MURU WEIYANG YU FUSHI TIANJIA
王琳　叶芳　尚煜　著
*
北 京 出 版 集 团 公 司
　　　　　　　　　　　　　　　 出版
北 京 出 版 社
（北京北三环中路 6 号）
邮政编码：100120
网　　　址：www. bph. com. cn
北 京 出 版 集 团 公 司 总 发 行
新 华 书 店 经 销
北京时尚印佳彩色印刷有限公司印刷
*
787 毫米×1092 毫米　　16 开本　　16.5 印张　　282 千字
2017 年 7 月第 1 版　　2017 年 7 月第 1 次印刷
ISBN 978-7-200-12272-5
定价：49.00 元
如有印装质量问题，由本社负责调换
质量监督电话：010-58572393
责任编辑电话：010-58572146

序 言

在我怀孕和养育宝宝的过程中，曾读过多部国内外育儿方面的书籍。其中，虽不乏专业性强、系统阐释的卷章，但总感觉很难立刻找到解决实际问题的办法。比如，关于乳头皲裂这个问题，阐释原理的多，如何处理的少，缺乏实用性和即时指导性。只有结合自己的医学知识储备和临床经验，才能得出具体的解决办法。这个过程耗时耗力，增加了产后的焦虑和抑郁情绪。作为医生尚且如此，没有医学背景的新手妈妈只会更加无助。

身为医学工作者，同时也是母亲，我和叶芳、尚煜有责任为大家寻找答案。在整合中西方育儿知识和自身临床实践经验的过程中，我们不断总结新手妈妈遇到的实际问题，并与国内外专家如儿童营养师和催乳师等进行"以问题为导向（problem oriented）"的误区探讨和经验分享，取得了很大的成效。

不知不觉中，我们的孩子已经长大，我在临床工作已经接近20年，接诊了几千位新手妈妈。现在是知识大爆炸的时代，我们发现，在民俗育儿观和现代育儿观，传统习惯和新来理念的冲突下，很多高知女性反而越来越迷茫。在接诊过程中，妈妈们给我们提出了很多实际的但在大部分书籍或网络上找不到确切答案的问题。由此，我们决定为新手妈妈们量身定制此书。

全书站在新手妈妈的立场上考虑育儿问题，尊重孩子的自然生理特点，希望妈妈在养育孩子的路上少走弯路，促进孩子健康成长。本书以生后月龄为时间轴女排章节，依次回答生后每个月会遇到的共性问题，并给予实际解决方案。在时间紧张的情况下，父母只需阅读与孩子月龄相符的部分章节即可获得指导，比如，该月龄孩子的特点，喂养方法，容易出现的问题，容易产生的误区，等等，使用非常方便。在为新手妈妈提供实操性强的解决方案的同时，我们会进行少量原理阐释，以便大家理解。

　　虽然我们为本书做了很多努力，但仍有许多不如人意之处。非常希望读者在看此书时把新的问题在线或通过其它途径告诉我们，在再版的时候我们会加上新的育儿经验和育儿理念以完善本书，造福读者。在不断传递和分享的过程中，使之成为在孕育航程中指引新手妈妈的灯塔。让彷徨焦虑的妈妈们在寻找到答案时能感到"忽如一夜春风来，千树万树梨花开"！

王琳

2017年3月

目　录

第一章
母乳是妈妈给孩子的最好礼物

母乳被誉为宝宝最完美的营养来源，是宝宝健康成长不可替代的最理想食品。美国医学会、美国儿科学会、美国家庭医师学会、世界卫生组织都推荐纯母乳喂养作为宝宝出生后6个月内的首选喂养方式，以利于婴幼儿获得最佳的生长、发育和终生健康。同时，强烈建议在可能的情况下，新生儿娩出后，立即将其放在母亲胸前进行亲密接触和吸吮，促进开奶，因为生后1小时内新生儿的吸吮反射最强。

一、母乳是怎么生成的

完整的母乳生成过程有赖于4个方面的准备，缺一不可：孕期乳房增大、母乳合成、母乳分泌、喷乳反射。

1. 孕期乳房增大

女性的乳房包括乳腺、脂肪、韧带、血管和神经组织。乳腺是产生母乳的主要结构，它包括腺泡和导管两大部分。腺泡中含有合成母乳的泌乳细胞，它的发育是泌乳的前提条件。导管增大、增长可提高乳房的存乳量。怀孕期间，妈妈体内的众多激素水平都会发生一定的变化，其中雌激素、肾上腺皮质激素和生长激素可促进导管的发育；孕酮、雌激素、催乳素、肾上腺皮质激素和生长激素可促进腺泡的发育。

2. 母乳合成

母乳合成从时间上主要经历3个阶段。

第一阶段： 从孕后期开始，妈妈的泌乳细胞已能合成少量的初乳，但此时体内孕酮和雌激素水平较高，对催乳素有一定的控制（拮抗）作用，可阻止乳腺腺泡对于初乳的分泌和流出。

第二阶段： 胎盘娩出后，体内的雌激素和孕酮水平大幅降低。分娩一两天后，孕酮对催乳素的控制（拮抗）作用消失，于是乳腺内分泌的初乳可以释放出来。因此，分娩后可以有少量淡黄色、质地较为黏稠的初乳喂养宝宝。分娩后的2～3天内，妈妈并不会有明显的胀奶感觉。

第三阶段： 母乳开始大量合

1

成。这个阶段主要受到母乳中的一种特殊蛋白和泌乳细胞的一种特殊结构的影响。

母乳中含有一种叫作"泌乳反馈抑制物"的特殊蛋白，顾名思义，当母乳充满乳腺时，泌乳细胞就会收到来自这种蛋白产生的信号，减慢分泌母乳的速度。泌乳细胞中含有一种特殊结构叫作"催乳素感受器通道"，它是乳腺腺泡中泌乳细胞表面存在的一个特殊结构，相当于一扇大门。它可以使血液中的催乳素"进门并见到"泌乳细胞，使其发挥功能，促进母乳的合成。当腺泡中充满母乳时，泌乳细胞扩张就会改变感受器通道的形状，使"大门"关闭，血液中的催乳素难以"进门并见到"泌乳细胞，继而影响其合成功能。分娩后前几周内通过经常排空乳房，可增加泌乳细胞中"催乳素感受器通道"的数量，使更多的催乳素进入泌乳细胞，继而有效增加泌乳量。

3. 母乳的储存和流出

合成好的母乳被储存在乳腺导管中，不同的产妇因乳腺导管大小的差异造成存储的母乳量有所不同。乳房偏小的妈妈无须因储存母乳量偏小而担心，可通过多鼓励宝宝吸吮或多吸奶实现频繁排空乳房。打个比方，使用200毫升的小杯子和使用400毫升的大杯子喝水其

实并没有区别，小杯子只要多喝几杯，仍能满足每日的饮水量。

4. 喷乳反射

当宝宝吸吮乳头时，刺激信号会传入妈妈的垂体使其释放催产素。这种激素可引起乳腺腺泡周围肌肉细胞收缩，其中的母乳被挤入乳腺导管中，各级导管中的母乳最终汇聚到位于乳晕下的乳腺导管开口以及乳窦中。此时，妈妈会体验到乳房的麻刺感，也叫"下奶感""奶阵"。

二、母乳的营养有多好

人类生长发育需要的营养素有六大类，即蛋白质、脂肪、碳水化合物、维生素、矿物质和水。前3种营养素能产生热量，称为产能营养素；后3种营养素不能产生热量，叫作非产能

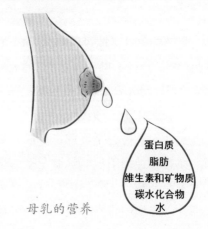

母乳的营养

营养素。母乳包含以上提到的所有6类营养素。

1. 蛋白质——好消化、防过敏、有抗体、促智力

母乳中的蛋白质总量仅为牛奶的1/3，其成分主要包括两大类：酪蛋白和乳清蛋白。前者遇到胃酸可形成体积较大的凝块，不易吸收；后者与胃酸作用可形成芝麻大小、柔软的絮状凝块，有利于宝宝吸收。母乳中酪蛋白较少，乳清蛋白较多，二者的比例为40∶60（牛奶中该比例为82∶18）。该比例适合新生儿，可保证蛋白质完全代谢而不积存有害废物。同时，乳清蛋白中半胱氨酸含量较高，半胱氨酸可转化为牛磺酸，有助于新生儿的脑和视力发育。当然，母乳本身就含有牛磺酸。另外，母乳所含的蛋白质对新生儿来说是同种蛋白，不会被免疫系统所排斥，从而很少有过敏的情况发生。

母乳中含有大量免疫球蛋白（类似于我们常说的抗体），特别是在初乳和过渡乳中含有丰富的分泌型免疫球蛋白A（sIgA），这种免疫球蛋白可以在肠道内与细菌、病毒、真菌（通常为霉菌）结合，避免有害物质黏附在肠黏膜上然后被吸收入血，而是使这些"脏东西"随粪便一起排出体外。sIgA还能有效增强新生儿的呼吸道抵抗力，可减少宝宝感冒和肺炎的发生。宝宝的免疫系统在半岁以内并未

发育成熟，而胎儿期通过胎盘从妈妈体内获取的抗体又逐渐被消耗，此时妈妈可以将自己体内的部分抗体通过母乳传输至宝宝体内，为宝宝在免疫力极低的时期补充抵御病菌的抗体。此外，近年来的研究表明，过敏患者对食物的消化道过敏反应与sIgA含量明显减少有关，而母乳中尤其是初乳中富含的sIgA可以降低宝宝发生过敏的风险。

小贴士

同种蛋白与异种蛋白

同种蛋白是人体自身产生的蛋白质，所含的抗原可以被免疫系统看作是"自己人"，它是相对于异种蛋白来说的。而配方奶粉或牛奶中所含的蛋白质对于人体来说是异种蛋白，当免疫系统机能亢进时，会将这种蛋白所含的抗原检测出来，认为它们是"陌生人"，需要清除出去，继而启动免疫反应，导致过敏。简而言之，人喝人奶一般没什么事，人喝牛（羊、马等）奶可能就会发生免疫反应。

除了免疫球蛋白，母乳中还有溶菌酶、乳铁蛋白等免疫物质。这些免疫物质具有抗病毒、抗细菌甚至直接杀灭入侵细菌的功能，可以降低婴儿感染患病的风险。其中，母乳中的乳铁蛋白含量较高，可有效抑制大肠

杆菌的活性和生长，并能保护肠黏膜的完整性，增强肠道抵抗力，使其免受有害细菌的侵害。另外，母乳中富含色氨酸，这种氨基酸是促进神经发育的重要因子，可以保证宝宝良好的睡眠。

2. 脂肪——自带消化酶、富含"脑黄金"

母乳中含有"脂肪酶"，能帮助宝宝消化脂肪。同时，母乳中的不饱和脂肪酸含量较高，其中的二十二碳六烯酸（DHA，也被称为"脑黄金"）可促进神经系统髓鞘的生成，促进宝宝大脑和神经纤维的成熟。母乳中所含的胆固醇是另一种能促进大脑发育的重要物质。

3. 碳水化合物——味美好消化、保护胃肠道、促进脑发育

人们常用"甘甜"来形容乳汁的味道，这话不假。母乳中的碳水化合物以乳糖为主。乳糖在自然界中仅存在于哺乳动物的乳汁中，因此得名。乳糖由一分子葡萄糖和一分子半乳糖组成。半乳糖是肠道内吸收最快的单糖，它能促进脑组织重要成分（黏多糖和脑苷脂）的生成，对大脑发育非常重要。相比之下，牛奶的乳糖含量较低，而豆浆则不含乳糖。母乳中乳糖的总渗透压不高，不易引起坏死性小肠结肠炎。除此之外，母乳中还含有多达130多种的低聚糖（也可称为益

生元），它是肠道内"好细菌"——双歧杆菌的最佳食物。当双歧杆菌在肠道菌群中占主导地位时，就能很好地抑制"坏细菌"的生长，保护宝宝的肠道健康。

4. 维生素和矿物质——钙多好吸收、维生素很多

母乳的钙含量为200~340毫克/升，磷含量为188~262毫克/升，钙、磷比例适宜，有利于钙吸收，宝宝对母乳中钙的吸收率高达67%。另外，母乳的钠含量为140~220毫克/升，镁含量为35毫克/升，维生素C含量为50~60毫克/升。除了上述提到的部分微量元素和维生素外，母乳中还含有少量的锌、铜、维生素A、维生素B族、碘等，可满足宝宝生长对绝大多数微量元素的需求。

5. 水——不多不少刚刚好

母乳中的水分含量为87%~90%，完全满足宝宝对于水分的需求。新生儿时期，宝宝的胃容量较小，给宝宝喂水会挤占胃容量、增加胃肠和肾脏负担、产生饱足感，使得宝宝的吸吮力减弱，主动吸吮乳汁的量减少。这不仅对宝宝的成长不利，还会造成母乳分泌减少。给纯母乳喂养阶段的宝宝喂水都会不同程度地造成上述不利影响，因此，建议不要给0~6月龄的宝宝喂白开水、糖水、菜水、果汁等。

三、善变的宝宝，多变的母乳

母乳中各种物质的含量不是一成不变的，会受到以下因素的影响。

1. 母乳喂养的不同阶段

按照母乳喂养的不同阶段，产后最初7天内产生的母乳被称为初乳；产后7~14天产生的母乳被称为过渡乳；产后14天之后产生的母乳被称为成熟乳。

（1）初乳。初乳又被称为"超级乳汁"，也有"初乳赛黄金"的说法，需要用"滴"来计算体积，足见其珍贵程度。初乳是淡黄色的黏稠液体，与传统意义上的乳白色母乳迥然不同，这与初乳的营养组成有关：初乳中富含 β 胡萝卜素（是成熟乳中含量的10倍），可以预防宝宝发生严重感染；蛋白质，尤其是乳清蛋白含量较高，含有更丰富的免疫物质；同时，初乳中含有较多的维生素E和锌，这对于帮助宝宝建立良好的免疫功能有重要意义。初乳有轻微的通便作用，可以帮助新生儿排出在胎儿时期积存的绿色胎粪，帮助排出胆红素，预防高胆红素血症（黄疸）。每100毫升初乳中，各类主要营养成分的组成为：水90克，碳水化合物5.3克（以乳糖为主），脂肪2.9克，蛋白质3.7克。

（2）过渡乳。顾名思义，过渡乳是从初乳过渡到成熟乳的中间阶段。在产后7~14天，母乳中的碳水化合物、脂肪含量逐渐增加，而蛋白质的含量逐渐减少。各类营养成分的组成介于初乳和成熟乳之间。

（3）成熟乳。从产后第3周开始，母乳的成分逐渐固定，外观如传统意义上的奶（乳白色液体）。每100毫升成熟乳中，各类主要营养成分的组成为：水88.9克，碳水化合物7.4克（以乳糖为主），脂肪4.2克，蛋白质1.3克。

2. 一天中的不同时间段

脂肪的含量在中午时段较高。夜晚分泌的母乳中色氨酸含量较高，色氨酸可进一步转化为褪黑激素，可促进宝宝的睡眠。

3. 一次喂奶过程中的不同时间段

每次喂奶过程中，先排出的母乳是前乳，后排出的母乳是后乳。前乳的质地较为稀薄，蛋白质、乳糖和水分的含量较高；后乳颜色较白，所含脂肪较多，这主要是由于母乳中的脂肪沉积在乳腺管上，随着母乳的流动而被带出乳腺管。母乳中的脂肪是宝宝的主要能量来源。

尽管前乳的质地较为稀薄，但仍含有对宝宝十分重要的营养物质，包括蛋白质（富含抗体以及长身体的原料）和乳糖（可转化为葡萄糖——大脑唯一的能量来源）等，千万别弃之不要。

4. 与上一次哺乳的间隔时间

距离上一次哺乳时间越长，乳房的发胀感会越明显，此时流出的母乳以乳糖含量较高的前乳为主；距离上一次哺乳时间越短，乳房越软，流出的母乳为脂肪含量较高的后乳，后乳可为宝宝提供更加充足的能量。

5. 妈妈的饮食

研究表明，母乳中的营养含量是大致恒定的，而妈妈的饮食结构会对母乳中脂肪的种类、部分维生素和矿物质的含量产生影响。通过调整饮食结构，可以帮助妈妈分泌出更加有营养、更适合宝宝的母乳，具体方案我们将在后文中详细阐述。

1. 母乳喂养对宝宝的好处

母乳中含有宝宝所需要的绝大多数营养成分，这些营养成分还会随着宝宝营养需求的变化而做出相应调整。母乳易吸收，含有多种抗体可以保护宝宝不受细菌和病毒的侵害。另外，有研究显示，母乳喂养有助于宝宝的智力发育。母乳喂养的宝宝不容易患以下疾病：呼吸系统感染如感冒、咳嗽，中耳炎，泌尿系统感染如尿道炎，龋齿和口腔感染如鹅口疮、口腔溃疡等，胃肠功能紊乱如腹泻和便秘，肠道疾病如肠绞痛、结肠炎等，哮喘，过敏，糖尿病，肥胖，儿童期肿瘤如白血病、淋巴癌等，婴儿猝死综合征，缺铁性贫血，成年后心脏病。

2. 母乳喂养对妈妈的好处

母乳喂养可以帮助妈妈让胀大的子宫恢复到产前的大小（又称子宫

四、母乳喂养，宝宝好，妈妈也好

正是由于完美的营养成分，使得母乳成为宝宝的"黄金食粮"。同时，母乳喂养对妈妈也十分有益。

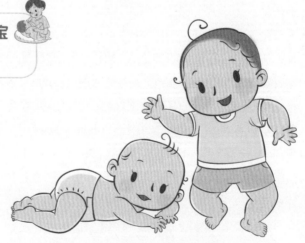

母乳喂养让宝宝健康成长

复旧）。身体产奶需要消耗热量，可以帮助妈妈减掉更多的脂肪。同时，母乳喂养可以推迟来月经的时间（但不能严格推迟排卵的时间，不要把母乳喂养当作避孕措施）。母乳喂养可以激发垂体产生更多的催乳素，能够帮助妈妈在舒缓心情的同时建立信心，可一定程度上预防产后抑郁的发生。除了以上提到的好处，母乳喂养还可以帮助妈妈预防以下疾病：2型糖尿病、乳腺癌、卵巢癌、骨质疏松症。

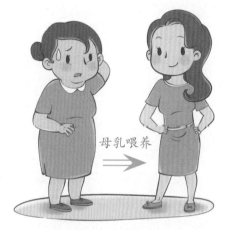
母乳喂养促进产后恢复

3. 增进妈妈与宝宝的感情

哺乳的时候，妈妈和宝宝享受安静的"二人世界"。皮肤的亲密接触可以帮助宝宝更好地建立安全感。许多妈妈都会怀念哺乳时与宝宝之间的

科学链接

美国家庭医师协会就母乳喂养和人工喂养对宝宝和妈妈发生疾病的相对危险度进行了对比。可以将相对危险度理解为发病率的比值，分子为人工喂养，分母为母乳喂养。结果大于1说明配方奶喂养的发病率高于母乳喂养，数值越大表明母乳喂养的保护作用越好，研究结果见下表：

疾病	相对危险度
过敏、湿疹	2~7倍
泌尿系统感染	2.6~5.5倍
肠道感染	1.5~1.9倍
1型糖尿病	2.4倍
霍奇金淋巴瘤	1.8~6.7倍
中耳炎	2.4倍
嗜血杆菌脑膜炎	3.8倍
坏死性小肠结肠炎	6~10倍
肺炎	1.7~5倍
败血症	2.1倍
婴儿猝死综合征	2倍

幸福感觉。

4．操作方便

宝宝饿的时候，妈妈可以随时哺乳而无须等待，不用进行烦琐的冲奶粉环节，同时免除了清洗和消毒奶瓶、奶嘴的麻烦。

5．价格便宜

母乳是免费的！很多爸爸妈妈认为"奶粉越贵越好""洋奶粉比土奶粉好"，每年因购买奶粉动辄花费数千元，有的甚至花费上万元，还要托人从大洋彼岸代购奶粉，真是劳民伤财。母乳是妈妈随身携带的婴儿食物，既省钱又省事。

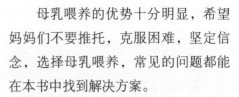

五、不推托、不强求，正确选择喂养方式

母乳喂养的优势十分明显，希望妈妈们不要推托，克服困难，坚定信念，选择母乳喂养，常见的问题都能在本书中找到解决方案。

尽管母乳喂养会给妈妈和宝宝带来如此多的好处，但在一些情况下从医学角度讲是不建议喂奶的。如果条件的确达不到，不能进行母乳喂养，妈妈们也不要强求，更不必内疚，应积极学习人工喂养的知识。人工喂养的宝宝同样能长得棒棒的。

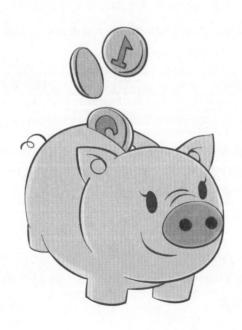

当妈妈存在以下疾病或特殊情况时应避免进行母乳喂养：

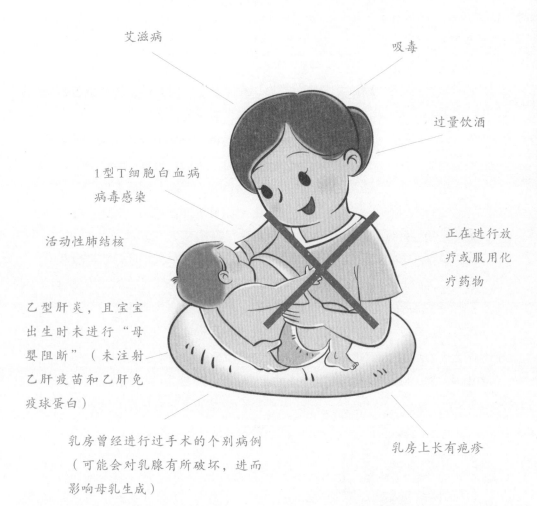

艾滋病

吸毒

过量饮酒

1型T细胞白血病病毒感染

活动性肺结核

正在进行放疗或服用化疗药物

乙型肝炎，且宝宝出生时未进行"母婴阻断"（未注射乙肝疫苗和乙肝免疫球蛋白）

乳房曾经进行过手术的个别病例（可能会对乳腺有所破坏，进而影响母乳生成）

乳房上长有疱疹

如果不能进行母乳喂养，只能选择人工喂养的方式，那么此时应选择正规商家生产的符合宝宝发育阶段的配方奶粉。对于宝宝来说，配方奶粉是仅次于母乳的食物。

第二章
新生儿的喂养

一、喂养计划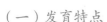

（一）发育特点

宝宝的消化系统是多个器官组成的综合体，主要包括嘴、舌头、牙龈或牙齿、食管、胃、小肠、大肠、胰腺、肝脏、胆囊等。良好的消化功能有赖于每一个部件的发育成熟和正常运转，还包括其中含有的微生物、消化酶、胆盐和众多相关激素。与此同时，消化系统还

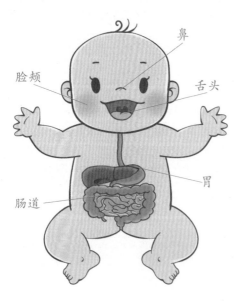

宝宝的消化系统

与神经系统、内分泌系统和免疫系统有着非常密切的关系。

脸颊： 新生儿口腔内颊部两侧有肥厚的脂肪垫，俗称"螳螂嘴"，宝宝吃奶时，可以封闭局部空间，口腔中形成负压，这就使宝宝能很有力地吸吮母乳。

舌头： 宝宝的舌头喜欢甜味，不喜欢酸味和苦味。当妈妈大量运动后，一部分体内代谢的乳酸会进入母乳，导致母乳有淡淡的酸味，宝宝可能会拒绝这样的母乳。

鼻： 新生儿已基本具备嗅觉和味觉，对母乳香味有反应，如闻到奶香味会主动寻找乳头。

胃： 新生宝宝的胃容量较小，胃呈水平位。同时，由于食道通向胃的入口（贲门括约肌）较松，胃通向肠道的出口（幽门括约肌）较紧，所以会导致新生儿溢奶。

肠道： 肌层较薄，适合消化和吸收流质食物。肠道壁非常薄，通透性高，有利于吸收母乳中的分泌性免疫球蛋白A；同时，也容易吸收肠道内的毒素或消化不全的食物，引起食物中毒或过敏。

不同日龄宝宝的胃容量

	第1天	第2天	第7天	第14天	满月
胃容量	5~7毫升，相当于玻璃弹珠大小	22~27毫升，相当于乒乓球大小	约50毫升，相当于鸡蛋大小	70~90毫升，相当于中等体积的橘子大小	约100毫升，相当于偏小的苹果大小
备注	充满羊水，因此不会觉得饥饿				

肠道菌群：刚出生的宝宝肠道内是无菌的。出生后，随着与外界环境的亲密接触，宝宝的肠道开始定植各种细菌。

顺产宝宝肠道内的菌群与妈妈的一致。剖宫产宝宝肠道内的菌群与当时的外界环境有关。母乳喂养宝宝的肠道内菌群以有益的双歧杆菌为主，致病菌（如大肠杆菌、梭状芽孢杆菌、链球菌）偏少。配方奶粉喂养宝宝的肠道内双歧杆菌含量偏少。母乳喂养宝宝的肠道发育完善得比配方奶粉喂养宝宝早。

（二）喂养原则

纯母乳喂养，宝宝只需要吃母乳，不需要吃其他任何食物，也不需要喝水。

1. 按需哺乳

宝宝在清醒时每1~3小时胃内的母乳会被排空，需要进行下一次哺乳，也就是每天需要喂8~12次。许多刚生孩子的妈妈不知道怎么把握哺乳的频率，总认为自己的奶水不足，需要多给宝宝喂几次。妈妈常抱怨："我每天除了喂奶就是喂奶。"这道出了很多妈妈的心声。但这种情况不会一直持续下去，随着宝宝的成长，他们吃奶会越来越有效率。

对于新生儿，推荐按需哺乳而非按时哺乳，不要死板地按照1～3小时进行哺乳，这是因为每个宝宝都是独一无二的，有自己的进食和消化节奏。如果宝宝1小时前才喂过奶，现在又饿了，妈妈就需要马上给宝宝喂奶。

小贴士

什么时候该给宝宝喂奶呢？

新生儿饥饿时会有一些表现：出现觅食反射（用手指或其他物体触碰宝宝嘴周时，宝宝转头至受刺激侧，张口寻找乳头，这属于一种先天性反射），哭闹。注意：对大部分宝宝来说，哭闹是发生饥饿较长一段时间的表现。

在刚开始的几周内，坚持按需哺乳可逐渐调整泌乳水平，使其与宝宝的需求同步，达到母乳喂养的"供需平衡"。将乳房吸空可以促进泌乳，因此在宝宝出生后的前几周，妈妈需要通过经常排空乳房来促进泌乳细胞分泌更多的母乳。排空乳房的方法包括多让宝宝吸吮、用手挤奶以及使用手动或电动吸奶器吸奶。

生长小高峰一般出现在出生后10天左右至2周、出生后3周、出生后6周、3月龄以及6月龄前后。在生长小高峰阶段，宝宝的吃奶次数会相应增加，而在两个生长高峰之间，宝宝的吃奶次数和量会有一定减少，只要宝宝精神好、睡眠好，没有明显而剧烈的哭闹，大小便正常，就不用担心。这并不是宝宝的健康出现了什么问题，而是因为宝宝生长发育是非匀速、非连续的。在速度减慢时，不需要之前那么多的母乳，呈现出阶段性"厌奶"。到了下一次生长小高峰出现时，宝宝又会回到"能吃"的状态。

2. 坚持夜奶

催乳素是促进泌乳细胞分泌乳汁的重要激素。这种激素在夜间分泌较多，有抑制排卵的功能。为了在母乳喂养的起始阶段分泌更多的乳汁，建议在新生儿期多给宝宝进行夜间哺乳。另外，新生儿，由于胃容量较小，同时处于人生的第一个生长高峰，对母乳的需求大，如果夜间中断哺乳，会造成宝宝吃奶量不足，影响生长发育。

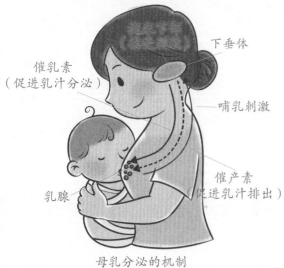

母乳分泌的机制

催乳素（促进乳汁分泌）

下垂体

哺乳刺激

催产素（促进乳汁排出）

乳腺

小贴士

频繁吸吮是早期增加奶量的诀窍

频繁排空乳房可降低母乳中一种减慢母乳分泌速度的特殊蛋白质的水平，并能促进泌乳细胞内"催乳素感受器通道"数量的增加，可以有效增加乳腺的泌乳量。每次哺乳时，催乳素的浓度通常在宝宝吸吮乳头30分钟后达到高峰，催乳素能刺激泌乳细胞分泌乳汁，为下一次哺乳做准备。当乳腺导管充满乳汁后，哺乳好了会感到乳房发硬、发胀，此时泌乳细胞会减慢甚至停止分泌乳汁。因此，频繁将乳房吸空是母乳喂养早期迅速增加母乳量的秘诀。

3. 有关微量元素的添加

母乳中含有绝大多数符合人体营养结构的维生素，尤其是维生素C、维生素E和维生素B族。但母乳中维生素D水平较低，不足以满足宝宝每日所需，美国儿科学会推荐出生数日之后（我国常规建议在出生2周后），给母乳喂养的宝宝每天补充400国际单位维生素D。

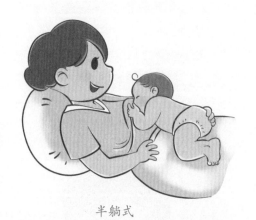

半躺式

（三）喂养时间

新生儿时期，按需哺乳，不需要按时喂养。

（四）哺乳的姿势

常用的哺乳姿势分为以下5种。

1. 半躺式——宝宝趴在妈妈身上

这是最天然的哺乳姿势，通常妈妈在医院产房顺产后可采用这种姿势进行第一次哺乳。另外，对于早产儿、双胞胎，以及分娩结束短期内妈妈体质较为虚弱时，多采用这种姿势进行哺乳。

这种姿势能使宝宝和妈妈的皮肤充分接触，可以让宝宝感受到来自妈妈的安全感，激发宝宝寻找乳头、进行吸吮的原始反射。

另外，宝宝趴在妈妈身上时，会通过气味和感觉自己寻找妈妈的乳头，当他找到乳头时，会自然张开嘴，含住乳头开始吸吮。这个姿势以宝宝主动寻找乳头为主，妈妈可以辅助性地予以保护，并帮助宝宝快速、准确地找到乳头。

妈妈

半靠在床上、沙发上或椅子上。

手可随意摆放，可以在喂奶的同时轻拍或抚摸宝宝。

多准备几个小枕头或抱枕。可以将枕头放在背部、颈部和胳膊下方以增加舒适感。

宝宝

面对面趴在妈妈身上，肚子贴在妈妈的左（右）上腹，头部与妈妈的乳房保持同一水平。

宝宝的上唇正对妈妈的乳头，或鼻尖正对乳晕上缘。

为了判断宝宝含乳是否正确，可以将宝宝头部稍移开乳房，如果含乳正确，则乳头不会从嘴里滑出来。

2．摇篮环抱式——两侧手臂环抱孩子

出生数周之后，当宝宝能较好地抬头时，摇篮环抱式就成为最常用的哺乳姿势。它是中国妈妈最常使用的喂奶姿势。

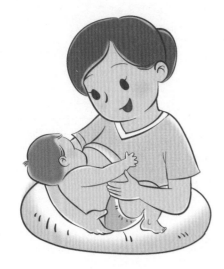

摇篮环抱式

妈妈

保持舒适的坐位。

一只手托着宝宝，将宝宝横抱在胸前，另一只胳膊的前臂和手掌辅助支撑宝宝，或轻轻抚摸宝宝。

使用该姿势时，建议将枕头或靠垫放在托着宝宝头部那一侧的肘部，以减轻压力，放松肌肉。

宝宝

头、颈、肩在一条直线上，头颈部枕在妈妈同侧的臂弯处。

正确含乳方法同半躺式。

3．交叉抱式——同侧手持乳，对侧手支撑孩子（即喂右侧奶时，右手持乳，左手抱孩子）

虽然前两种姿势较为常用，但也有一些宝宝使用前两种姿势吃奶并不容易成功。对于这部分宝宝，可以试试交叉抱式哺乳。这个姿势同样适用于早产儿或刚开始学习吃奶的宝宝。它能方便妈妈看清并控制宝宝头部和自己乳房的相对位置，方便宝宝正确含乳，但妈妈单侧手臂承担的重量更多一些，对手臂力量的要求较高。

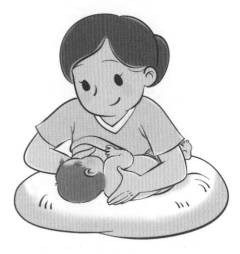

交叉抱式

妈妈

保持舒适的坐位。

（1）喂右侧乳房时，将右手的大拇指和食指呈"C"形或"U"形放置在乳晕的边界线上轻轻向后按压1厘米，再相向挤压，几秒钟内即可看到乳头处出现几滴白色的乳汁。

（2）妈妈用手固定乳房可帮助宝宝含乳。乳汁的味道能够吸引宝宝的注意力，宝宝会寻着气味张开嘴寻找乳头，当宝宝的嘴张到最大时，妈妈将乳头对准宝宝的上嘴唇，放入口中。

（3）左侧手臂固定宝宝的头部和背部，肘部固定宝宝的臀部。

（4）喂左侧乳房时，换成左手挤压乳晕，右臂抱孩子，右手固定孩子头部。

建议在大腿上放置1~2个枕头用以垫高宝宝的身体，使宝宝的头部与妈妈的乳房保持在同一水平。

宝宝

躺在妈妈的手臂上，头颈部枕在妈妈的手上。

正确含乳方法同半躺式。

4．单手夹抱式——也叫足球抱式，妈妈对侧手持乳，同侧手抱孩子，孩子被夹抱在手臂和身体之间（即喂右侧奶时，左手持乳，右手臂夹抱住孩子）

如果前几种姿势喂奶不容易成功，可以尝试单手夹抱式哺乳。这种姿势在我国妈妈喂奶过程中并不常见，但多见于给宝宝洗头时。

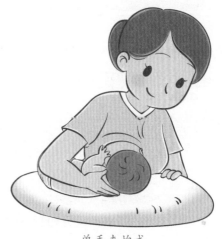

单手夹抱式

妈妈

保持舒适的坐位。

这种姿势与交叉抱式类似，但稍有区别，抱孩子和挤压乳晕的手刚好相反。

（1）喂左侧乳房时，将左手的大拇指和食指呈"C"形或"U"形放置在乳晕的边界线上轻轻向后按压1厘米，再相向挤压，几秒钟内即可看到乳头处出现几滴白色的乳汁。

（2）妈妈用手指固定乳房可帮助宝宝含乳。乳汁的味道可吸引宝宝，宝宝会寻着气味张开嘴寻找乳头，当嘴张到最大时，妈妈将乳头对准宝宝的上嘴唇，放入其口中。

（3）右手固定孩子的头部，肘部固定宝宝的臀部，右臂夹住孩子的身体。

（4）喂左侧乳房时，换成右手挤

压乳晕，左手固定孩子头部，左臂夹住孩子的身体。

建议在宝宝身下放置枕头或靠垫，以抬高宝宝的身体，减轻妈妈手臂承担的重量。

宝宝

头、颈、肩在一条直线上并贴近妈妈的身体，头颈部枕在妈妈的手上。

正确含乳方法同半躺式。

5. 侧躺式——妈妈和孩子面对面侧躺在床上

侧躺式适用于剖腹产妈妈和产后体质虚弱的妈妈，夜间喂奶时也常常会使用这个姿势。

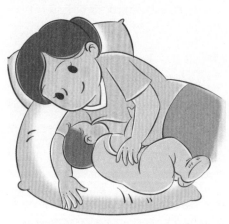

侧躺式

妈妈

侧卧在床上。

一只手搂着宝宝的后背，帮助宝宝保持侧卧姿势，另一只手枕在宝宝头下或放在枕头下面。

将一个枕头放置在宝宝的身后，一个枕头放在妈妈的身后。

宝宝

和妈妈面对面侧卧在床上，紧贴妈妈腹部。

正确含乳方法同半躺式。

二、母乳保障计划

（一）饮食

1. 吃的是饭，产的是奶

现在的人都爱自嘲，尤其是哺乳期的妈妈们，常常形容自己是奶牛。要想有好牛奶，牧场就得有好的草。妈妈们也是一样。

分娩后第1个月是产妇恢复身体的最关键时期，俗称"坐月子"，因此我们常把第1个月的饮食叫作"月子餐"。月子期间，吃什么、喝什么对于妈妈和宝宝都是十分重要的。这个阶段的饮食任务很重，既要补充分娩时消耗的大量体力，又要为制造乳汁提供原料储备。有人形容，喂奶过程就像一个抽水机在工作，它源源不断地从妈妈体内搬运水分、蛋白质、糖分、脂类物质，以及钙、铁、镁、锌等矿物质和各种维生素，通过母乳输送给宝宝。

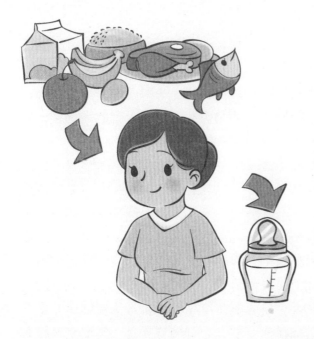

3. 请妈妈们猛喝水吧

哺乳妈妈的每日饮食中，水分摄入是最重要的。很多妈妈都有这样的感觉：每天睡醒后嘴唇都是干的，每次喂奶时觉得特别口渴，每天喝很多水但小便次数并没有增加……这些都是身体对水分需求旺盛的表现。因此，一般建议哺乳妈妈每天饮用2.5～3.0升水，也就是平常喝的500毫升矿泉水瓶5～6瓶。不过这里的水不光指白开水，还包括各种汤和粥里的水。

传统的各种下奶汤、小米粥和欧美哺乳妈妈推崇的燕麦粥都十分适合中国哺乳妈妈。

4. 小S钟爱的醪糟

女神妈妈小S最爱用醪糟下奶。欧美国家的一些妈妈会用啤酒下奶，这其实是不可取的。不建议在喂奶期间饮用各种含酒精的饮料，包括啤酒和未经加热煮沸的醪糟（也叫酒酿、米酒等）。其实，二者在催奶的本质上并没有区别，因为它们都含有共同的成分：酵母和丰富的维生素B族。那么，为什么不建议让哺乳妈妈饮用含酒精的饮料呢？原来在妈妈的乳腺中存在一个"母乳屏障"，这是一个非常脆弱的屏障，它仅可以阻

2. 母乳成分相对恒定

研究表明，除极度营养不良者的母乳外，大部分母乳中的营养成分是相对恒定的，妈妈的饮食、情绪并不会明显影响母乳的营养。这些大致稳定的营养成分包括乳糖、蛋白质、脂肪、钙、铁、锌等。所以，妈妈生气或来月经时的母乳"不能喝""有毒"的说法并没有科学依据，如果盲目听信并选择断奶、用配方奶代替，反而会给宝宝带来不好的影响。但是，营养物质不是凭空出现的。从另一个角度来看，如果饮食中缺少上面提到的某种成分，那么只能通过"剥削"妈妈的营养来合成母乳，因此，通过饮食补足母体所需的这些原料，对于妈妈和宝宝十分重要。

止一些大分子有害物质进入乳汁，而对血液中的很多物质会敞开大门，一些有害物质仍旧可以自由透过屏障而进入乳汁。分子量较小、脂溶性较高、在血液中不与蛋白结合的游离物质容易进入乳汁。酒精就是这样的物质，所以，酒精很容易进入乳汁。

相较于啤酒，醪糟的酒精含量更低，通常在2%左右。而酒精属于易挥发物质，温度越高、与空气接触面积越大，挥发速度越快。因此，建议通过将醪糟煮沸一段时间来降低其中的酒精含量。醪糟中的含糖量超过20%，很多妈妈需要加水稀释后再吃。添加大量水分之后，酒精挥发的效果会下降，因此建议先添加少量水（以不粘锅为宜）煮沸一段时间后再按需加水进行稀释。

5. 特殊的鸡蛋

我国有着很多根深蒂固的"坐月子"传统，其中很重要的一条就是多吃鸡蛋。煮鸡蛋、红糖鸡蛋、炒鸡蛋等，做法非常丰富。有"月子妈妈"为了下奶，每天能吃10个鸡蛋，甚至更多。从营养学角度讲，这是特别不可取的。过多的鸡蛋除了给身体带来过量胆固醇外，还会因蛋白质摄入过多对肝脏、肾脏造成过重的负担。鸡蛋吃得过多，势必导致其他类的食物摄入减少，导致饮食结构不合

理，不利于全面营养。一般来说，哺乳妈妈每天吃鸡蛋别超过2个，再加上其他一些富含蛋白质的食物，如鸡肉、鱼肉等，就能满足身体对蛋白质的需求了。

6. 营养杀手——煮水果

"坐月子"传统中还有一条广为流传，就是水果要蒸熟、煮透了再吃。"原因"是产后身体虚弱，不能接触生冷食物，否则容易落下"月子病"。事实上，以维生素C为首的一类水溶性维生素对恢复健康非常必要，它们的特点是：需要每日补充身体所需；遇热结构容易破坏，也就是失去活性；可通过母乳让宝宝摄取。蒸、煮的做法会让水果中的水溶性维生素流失。大部分情况下，室温下的水果都可以吃，只要避免吃那些刚从冰箱中取出的冷藏水果即可。如果室温较低，可以用温水浸泡后再吃。

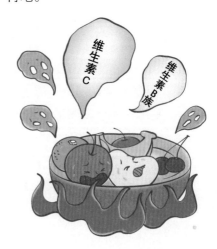

7. 月子餐的配置原则

（1）充足的水分。每日摄入2500～3000毫升水分，包括白开水、果汁、粥、肉汤等。

（2）充足的蛋白质。每天保证摄入80克左右的蛋白质，这里是指完全消化吸收的蛋白质重量而非食物的实际重量。例如：1杯250毫升的牛奶可提供8克左右的蛋白质，1个鸡蛋可提供7克左右的蛋白质，1块扑克牌盒大小的熟瘦肉可提供30克左右的蛋白质。

（3）充足的热量。由于泌乳会消耗身体的养分，因此妈妈需要从每日的饮食中获取足够的营养。每天保证5次进食，包括3顿正餐和在下午和晚上的2顿加餐。

（4）多选择"好脂肪酸"。母乳中的脂肪含量并不受饮食的影响，但其中所含的脂肪种类与饮食结构息息相关。

一般把顺式不饱和脂肪酸叫作"好脂肪酸"，把饱和脂肪酸和反式不饱和脂肪酸叫作"坏脂肪酸"。若妈妈饮食中的脂肪酸主要为单或多不饱和脂肪酸，则母乳中脂肪的主要成分为"好脂肪酸"。若母亲摄入大量饱和脂肪酸甚至反式脂肪酸，则母乳中"坏脂肪酸"的含量就较高。

"好脂肪酸"主要来自于深海鱼类、坚果类、菌类、豆类食品。

"坏脂肪酸"主要来自于各种禽肉、动物内脏等。产妇月子内喝的肉汤中，表面的浮油大多是从肉类中溶解出的饱和脂肪酸。

另外，长时间炖煮的浓白肉汤如猪蹄汤并不像我们通常认为的那样富含营养，这种乳白色并非来自于蛋白质或者钙，而是乳化的脂肪。因此，建议哺乳妈妈不要弃肉只喝汤，最好能去除汤表面的浮油后，连肉带汤一并吃掉。

（5）丰富的蔬菜和水果。蔬菜和水果中含有大量维生素B族和维生素C，它们属于水溶性维生素。这一类维生素的特点是，可进入母乳，若摄入量超出母体每日所需，母体可通过排尿将多余的部分排出体外。因此，即使一次性大量摄入，也不会使母乳中的该类营养素含量出现较大的波动。然而，人体无法蓄积这类维生素，因此需要每日规律摄入。

（6）适当多吃干果。干果中含有丰富的不饱和脂肪酸，其中包括大量亚麻酸和亚油酸。亚麻酸和亚油酸属于必需脂肪酸（人体需要且无法在体内合成的脂肪酸），也是人体合成EPA和DHA的原料。EPA是二十碳五烯酸，可促进体内饱和脂肪酸的代谢，帮助人体降低胆固醇和甘油三酯的含量。DHA是神经系统细胞髓鞘生成的原料，是大脑和视网膜的重要组成成分。

这种多不饱和脂肪酸可以从血液中进入母乳，哺乳妈妈多食用核桃、榛子、腰果、杏仁等干果可以提高母乳中的DHA水平。

（7）多吃粗粮。小米、燕麦等粗粮中含有丰富的维生素B族和色氨酸。前者属于水溶性维生素，可通过血液进入母乳，补充妈妈和宝宝每日所需。色氨酸是一种必需氨基酸（人体需要且无法在体内合成的氨基酸），是人体合成5-羟色胺的原料。5-羟色胺可促进体内催乳素的合成，并有防止情绪抑郁、促进睡眠的作用。在美国，富含色氨酸的燕麦是哺乳妈妈们最为推崇的催奶食物之一。

根据以上原则，我们给妈妈们做一个一天的饮食示范，妈妈们可以根据自己的喜好自行搭配。

早餐：粥或牛奶250毫升，全麦吐司1片，鸡蛋1个。

午餐：鲫鱼豆腐汤，木耳炒肉片，清炒油菜，大米饭2两。

下午加餐：核桃2个，苹果1个。

晚餐：红枣柴鸡汤，熘肝尖，清炒莜麦菜，大米饭2两。

晚上加餐：自制八宝粥。

（二）休息

经历了分娩，妈妈的体力已极大地透支了。而不分昼夜地给宝宝哺乳，则打乱了妈妈原有的作息规律。因而，保证充足的睡眠对于这个阶段的妈妈格外重要。

上面提到过，5-羟色胺是一种重要的神经递质（神经信号传递过程中担当"信使"的特定化学物质），它在人体内由色氨酸合成，可进一步转变为褪黑激素。5-羟色胺水平的降低可造成情绪低落、冲动、焦虑等负面情绪，还会加剧疼痛，同时可造成催乳素水平的降低，继而影响母乳的合成。在小鼠身上的研究表明，长时间的睡眠剥夺（持续强光照射和不断刺激小鼠，不让它们睡觉）会造成体内5-羟色胺水平的降低。因此，保持充足的睡眠可避免因5-羟色胺水平降低而造成的催乳素减少。

那么，哺乳妈妈该如何保证充足的睡眠呢？刚出生的宝宝还没建立睡眠规律，会随时醒来随时入睡。妈妈需要在第一时间满足宝宝的吃、喝、拉、撒、睡等生理要求，要将自己的作息规律调整到与宝宝一致。因此，产后一个月内的休息原则为：宝宝睡，我也睡。另外，要摒弃一些不良的习俗，在坐月子期间要保持个人清洁、卫生，环境舒适，这样不仅有利于母婴健康、预防感染，还有利于更好地休息。

（三）做自己的催乳师

1. 乳房的结构

乳头位于乳房中央。围绕乳头的深色皮肤是乳晕。

乳房由乳腺、脂肪组织和纤维组织组成，其内部结构如同一棵树。

这棵"树"伸出的"树枝"连着的部分就是乳腺，一棵乳房"树"包含15～20个乳腺腺叶，乳腺腺叶相当于"树枝"。每根"树枝"又长出很多"树叶"，这些"树叶"就是乳腺的腺小叶。腺小叶包含着负责分泌乳汁的腺泡细胞。

乳腺导管以乳头为中心呈放射状排列，汇集在位于乳晕下的乳窦，开口于乳头。

腺泡细胞排成一周，中间包含的

部分形成了小乳管，小乳管犹如涓涓细流逐级汇集成河流，这就是整个腺叶的乳腺导管。

哺乳前，乳汁保存在乳腺导管内。哺乳时，乳腺开口扩张，乳汁从乳头流出。乳晕和乳头的神经末梢丰富，感觉敏锐。因此，在发生乳头皲裂时，疼痛感十分剧烈。

乳腺、脂肪组织和肌肉组织这3部分共同决定了乳房的形状和大小，而能否产生足够的乳汁主要取决于乳腺"树"的"树叶"中泌乳细胞的数目和功能，而不取决于乳房的大小，因此，乳房较小的妈妈千万不要低估自己所能产生的母乳量。

2. 乳腺发育不良

有一小部分妈妈，为了进行纯母乳喂养，尝试了各种可能的办法（早开奶、频繁排空乳房、坚持夜奶、热敷、通乳按摩、大量喝汤喝水等），结果却总不尽如人意。这些妈妈有的是因为有过胸部或乳房手术史，有的是由于多囊卵巢综合征或甲状腺功能紊乱导致激素水平异常，有的是乳腺发育不良，等等。

如何判断泌乳量不足的妈妈是否属于乳腺发育不良呢？首先要明白，乳腺发育不良与乳房外观大小并没有直接的关系。但如果出现以下这些情况，可能提示乳腺发育不良：

（1）两侧乳房间距过大（两侧乳

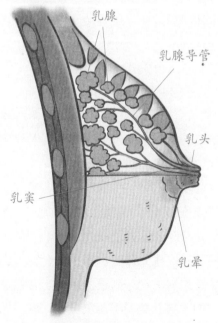

乳房的结构

房基底缘的距离超过4厘米）。

（2）两侧乳房明显不等大（大部分正常女性的两侧乳房都稍稍存在不等大的情况，这里是指一侧乳房明显比另一侧大，在穿戴胸罩时能明显感到一侧充满而另一侧存在很大空隙）。

（3）乳房出现妊娠纹，但与怀孕前相比，乳房并没有明显增大。

尝试了各种方法都无法增加泌乳量的妈妈（排除了妈妈喂养方式不正确以及宝宝吃奶方式不正确之后），其实并不需要为此而沮丧。尽管不能完成纯母乳喂养，但我们可以通过其他方法来尽可能地模拟母乳喂养。

对于不接受奶瓶的宝宝，可以将配方奶或其他妈妈的母乳放入奶瓶中，连接一根细管并固定在乳头旁或乳头下方，仍然按照母乳喂养的方式进行喂奶。

对于一定程度上可以接受奶瓶的

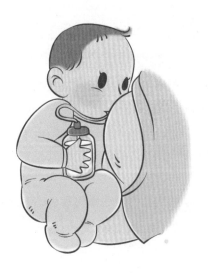

宝宝，在每次哺乳的开始阶段先使用奶瓶喂配方奶，当缓解了宝宝的饥饿后，再更换至母乳喂养。

对于6月龄以上的宝宝，可以逐步添加辅食。对于体重正常的宝宝（不包括超重甚至肥胖的宝宝），可以通过添加热量密度较高的辅食，如偏稠的铁强化米粉、香蕉、牛油果等，来补充因母乳量不足而造成的宝宝热量摄入不足。

3. 催乳的主要原理

催乳一般用于两种情况：一是母乳喂养早期，母乳量较少；二是母乳的量已能满足宝宝的需求，但是发生了乳腺管堵塞。通常意义下的催乳包括手法催乳和饮食催乳。手法催乳可促进局部毛细血管扩张，增加血管通透性，加快血流速度，改善局部血液循环，通过外界压力使乳腺管打开，通过刺激乳头引出喷乳反射，辅助乳汁的分泌和排出。

需要指出的是，手法催乳并非"下奶"的"灵丹妙药"，目前对于乳腺功能低下无法产奶的产妇能否通过按摩实现"下奶"，还没有研究可以证实。手法催乳只针对：一些母乳喂养早期泌乳量较少的孕妇，通过按摩帮助她们引出喷乳反射，通过频繁挤出或吸出母乳，使之尽快建立母乳供需平衡；帮助乳腺管堵塞的产妇疏通乳腺管，并帮助产妇改善乳房局部血液循环，减轻乳头疼痛，缓解乳房胀痛，预防乳腺炎的发生，及时、频繁地挤出或吸出母乳，以达到促进乳房排空、刺激乳腺分泌、增加母乳量的效果。

4. 挤/吸出母乳的主要方式

（1）手挤母乳。最开始的几天可以先尝试用手挤出母乳。这个方法最方便，可以随时进行，也是催乳师进行的主要操作。建议自己操作时以坐位为主，请别人操作时以卧位为主。具体步骤为：

①将手洗干净。

②准备一个干净的容器，如杯子、碗等。

③按摩乳房：用手轻柔地按摩乳房，从外（乳房圆锥体的底部）到内（乳头），按照统一的方向（顺时针或逆时针）进行。

④引出喷乳反射：用拇指和食指轻轻揉捏乳头，以刺激乳头产生喷乳反射。

⑤单手握持乳房：将手弯曲呈"C"状，握在同侧乳房上（即左手握左侧乳房，右手握右侧乳房），将拇指放在乳晕正上方边缘处，食指放在乳晕下方边缘处，其余3指握住乳房下方。双手握持乳房：双手弯曲呈"C"状，将双手拇指放在乳晕上方

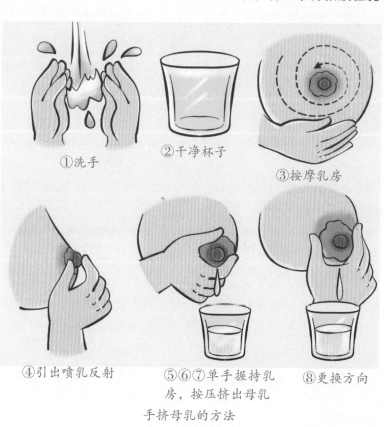

①洗手　　②干净杯子　　③按摩乳房

④引出喷乳反射　　⑤⑥⑦单手握持乳房，按压挤出母乳　　⑧更换方向

手挤母乳的方法

边缘处，双手其余的4指环握住乳房的各半边。

⑥将准备好的杯子或碗放在乳头的前下方，让挤出的母乳流入其中。

⑦按压挤出母乳：轻轻地将拇指和其余4指向胸部按压，再沿着乳晕边缘进行对捏，将圆形的乳晕对捏成椭圆形（记住，不要捏乳头，否则会损伤娇嫩的乳头并无法有效挤出母乳）。此时可以看到乳头上渗出一滴滴乳汁，有的是淡白色，少数会是乳白色。淡白色的是富含乳糖的母乳，乳白色的是富含脂肪的母乳。这是由于分泌出来的母乳暂时储存在乳腺管中，部分脂肪沉积在乳腺管，而造成的成分分布不均。

⑧更换方向：挤出一定量的母乳后，将手握住乳房的方位进行顺时针或逆时针移动，重复步骤⑦的动作，按压乳晕下方不同方位的乳窦，挤出更多的母乳。

步骤①~⑦可以重复循环进行。整个过程并不是一成不变的。若距离上一次喂奶时间较长，乳房饱满、发胀感很强，可先进行步骤⑦，释放部分母乳以缓解不适感，再从头按照步骤进行。整个过程也可以请爸爸帮忙进行，但步骤⑤握持乳房的方位与妈妈自己做时相反，即手放在对侧乳房上，将拇指放在乳晕下方，其余4指环握在乳晕上方。

（2）手动吸奶器吸奶。具体操作步骤为：

①将手动吸奶器清洗干净，开水消毒后干燥备用。

②将手洗干净。

③按摩一侧乳房：用手轻柔地按摩乳房，从外（乳房圆锥体的底部）到内（乳头），按照统一的方向（顺时针或逆时针）进行。

④引出喷乳反射：用拇指和食指轻轻揉捏乳头，以刺激乳头产生喷乳反射。

⑤以乳头为圆心，将吸奶器的乳房罩（圆形的吸盘）紧贴在乳房上。

⑥4指轻轻地、有节奏地拉动活塞拉杆，使乳头受到负压吸引，达到模拟宝宝吸吮的效果。一段时间后，可以看到乳头上有数个奶点出现，逐渐变成奶滴甚至奶线。

⑦当乳房逐渐变软，奶量逐渐减少时，取下乳房罩。

⑧换另一侧乳房，重复步骤③~⑥。

（3）电动吸奶器的使用方法（单侧电动吸奶器）：

①将电动吸奶器清洗干净，开水消毒后干燥备用。

②将手洗干净。

③按摩一侧乳房：用手轻柔地按摩乳房，从外（乳房圆锥体的底部）到内（乳头），按照统一的方向（顺

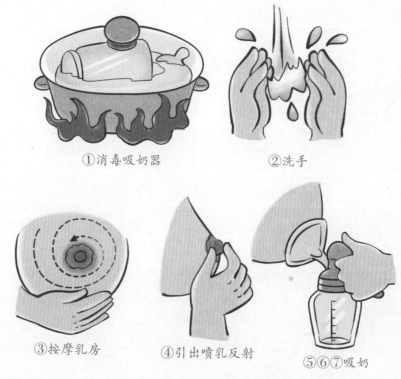

①消毒吸奶器　　②洗手

③按摩乳房　　④引出喷乳反射　　⑤⑥⑦吸奶

手动吸奶器的使用方法

时针或逆时针）进行。

④引出喷乳反射：用拇指和食指轻轻揉捏乳头，以刺激乳头产生喷乳反射。

⑤以乳头为圆心，将吸奶器的乳房罩（圆形的吸盘）紧贴在乳房上。

⑥将负压吸力调整为"低挡"或"弱"，吸力模式选择"慢速"，打开开关。

⑦出现泌乳反射（"奶阵"）后，逐渐调整负压吸力至"中挡"甚至"高挡"或"强"，吸力模式选择"中速"。要根据自己的感觉来决定是否调整吸力。注意：过强的吸

力不仅不会增加吸奶量，反而会损伤乳头。

⑧当乳房逐渐变软，奶量逐渐减少时，取下乳房罩。

⑨换另一侧乳房，重复步骤③～⑦。

使用双侧电动吸奶器可以节省时间。

推荐手法按摩和使用吸奶器相结合。吸奶器能模拟宝宝吃奶时形成的负压状态，手法按摩能有针对性地刺激不同部位，两者结合，可使母乳更易流出，使催乳更为有效。

建议提前热敷乳房。要保证吸奶

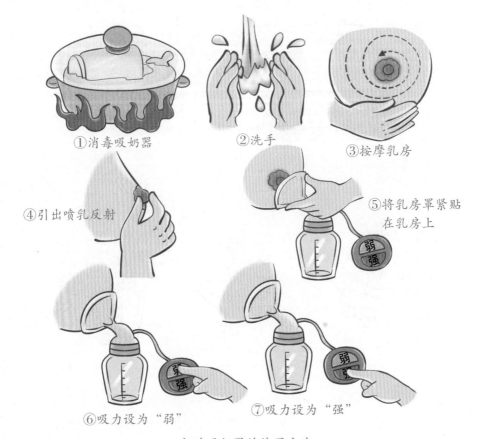

①消毒吸奶器　②洗手　③按摩乳房

④引出喷乳反射　⑤将乳房罩紧贴在乳房上

⑥吸力设为"弱"　⑦吸力设为"强"

电动吸奶器的使用方法

器的乳房罩与乳房完全贴合，以防止空气泄漏，有效形成负压。另外，需引出"喷乳反射"才可达到吸出母乳的目标。每次吸奶不要超过15分钟，建议保持在10分钟以内，以免对娇嫩的乳头造成伤害。

5. 开始催乳的时机

世界卫生组织建议宝宝出生后1小时之内进行哺乳。而当宝宝出现一些问题时，出生后需要先进行一些医学处理。此时妈妈可以在产房进行自我催乳，但需要提前准备好一次性母乳储存专用袋。产后14天内是增加母乳量的黄金阶段，宝宝多吸吮、夜间哺乳以及妈妈自我催乳，可以有效增加母乳量。若宝宝是早产儿，或发生了新生儿黄疸，需要留院进行治疗，此时妈妈需要多次进行自我催乳，以弥补缺少宝宝吸吮而无法增加的泌乳量。

（四）情绪

宝宝出生后，由于雌激素、孕激素水平大幅降低，大脑中保持情绪愉悦的神经递质的功能受到限制，会导致低落甚至抑郁的情绪占上风。另外，由于睡眠不足、分娩和日夜照顾孩子导致的体力透支，会引起与睡眠相关的一系列激素水平紊乱，这也会造成情绪低落甚至抑郁。当人体处于抑郁、焦虑的情绪状态时，催产素（负责促进乳汁排出）的分泌会减少，因此，妈妈会感到母乳量明显减少。然而，由于催乳素仍刺激乳腺泌乳，使得母乳持续合成而排出受限，因此容易造成乳汁瘀留。所以，产妇应该注意调节自己的情绪，保持心情愉快。

新妈妈们可以尝试以下情绪调节方法。第一，调整心态，积极面对新生活，多和家人或闺密沟通交流。第二，产妇身体虚弱，很容易出现力不从心的情况。要明白自己在坐月子期间的首要任务就是休养身体，让自己尽快恢复，除了哺乳，其余的事情都与家人沟通好，请人代劳。如果遇到一些烦心事，不用急于非要在这个时候去处理。第三，寻求能让自己放松的方法，比如听舒缓的音乐、看点儿喜剧等。遇到不开心的事情，一定要跟家人或闺密多交流，讲出来以宣泄自己心中的积郁，防止压抑导致的抑郁。

三、喂养中的常见问题

（一）要给宝宝喝水吗？

夏季天气炎热，秋、冬季空气干燥，很多家长担心宝宝缺水，常询问需不需要给宝宝喝水。

美国儿科学会建议，所有纯母乳喂养的宝宝，在添加辅食前都不需要额外补充水分。国外的一系列研究表明，不论温度高低（22～41℃），不论相对湿度高低（9%～96%），都无须给宝宝额外喝水。因为母乳本身就含有87%～90%的水分，母乳喂养完全能满足宝宝对水分的需求。而给宝宝喝水，一方面会占据宝宝本来就不大的胃部空间，减少宝宝吃母乳的量；另一方面，过多的水分会对宝宝的身体造成一定的影响：一是不利于胆红素排出，即不利于退黄疸。因为绝大多数胆红素通过粪便排出，通过多喝母乳可起到促排便的作用，而喝水没有这种作用。二是有潜在水中毒的危险。由于宝宝肾脏功能不完善，过多的水分会稀释血液中的钠，造成体内电解质紊乱，有可能引起惊厥。

（二）母乳喂养相关的物品让人眼花缭乱，哪些是需要购买的呢？

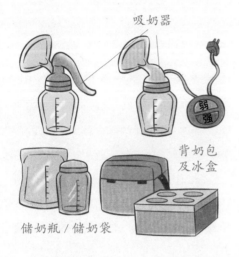

储奶瓶/储奶袋

1. 吸奶器

必要程度：★★★

吸奶器按照动力来源可以分为电动和手动两类，电动吸奶器又分为单侧和双侧两种。

通常电动吸奶器价格偏贵，手动的较为便宜。

2. 储奶瓶/储奶袋

必要程度：★★★

吸挤出来的母乳需要放入储奶瓶或储奶袋中，根据情况放入冰箱中冷冻或冷藏。为了方便了解奶的储存时间，可以在储奶瓶或储奶袋的空白处记录储存时间。

3. 背奶包及冰盒

必要程度：★★★

对于背奶一族来说，背奶包和冰盒是必需装备。使用它们可以帮助宝宝继续享用妈妈的母乳，获得来自妈妈的完美营养和免疫保护。

4. 哺乳枕

必要程度：★★

哺乳时，若高度不够，妈妈需要弯腰进行哺乳，这会对妈妈的腰椎造成较大的压力。将哺乳枕垫在胳膊下方，可以增加高度，保护腰椎。同时，能减轻胳膊肘的压力，提高舒适感。

在宝宝长大后，哺乳枕还可以作为坐垫或靠枕来使用。它外周厚中心薄的设计可以有效减轻独坐给宝宝腰椎带来的压力。

哺乳枕可以去商场购买，也可以用软枕头代替。

5. 水凝胶护垫

必要程度：★★

喂奶间隔将水凝胶护垫敷在乳头上，有很好的舒缓疼痛、促进乳头伤口愈合的作用。它里面含有大量水分、甘油以及交联聚合物，可以阻隔细菌、粉尘，避免衣物摩擦，而且不粘连皮肤，有助于舒缓哺乳期乳头疼痛，促进乳头皲裂伤口愈合。

6. 防溢乳垫

必要程度：★★

准备防溢乳垫，对于外出或回到职场的妈妈来说是十分必要的，可以避免不必要的尴尬。另外，防溢乳垫需要及时更换。通常2小时更换一次，以防细菌滋生。

7. 乳头清洁棉

必要程度：★

可以在哺乳前用乳头清洁棉擦拭乳头。当然，也可以使用质地柔软的小方巾代替。注意：不要使用酒精等消毒液体，过度清洁乳房会对宝宝的肠道菌群分布造成不利影响。

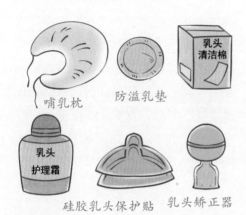

哺乳枕　　防溢乳垫

乳头清洁棉

乳头护理霜

硅胶乳头保护贴　乳头矫正器

8. 乳头护理霜

必要程度：★

乳头护理霜具有较强的滋润作用，在每次哺乳后使用乳头护理霜，对于乳头具有特别的保护作用，能缩短乳头皲裂的愈合时间。

乳头皲裂重在预防。在宝宝刚出生的前3天，部分妈妈的奶水不足，需要在哺乳后涂抹乳头护理霜来滋润宝宝吮吮过的乳头。等奶水逐渐充裕后，可以在每次哺乳后挤出几滴母乳涂抹乳头，同样可以达到滋润乳头的效果。有的妈妈会担心化学物质对宝宝不安全，建议

购买前注意查看产品成分。对于不能确定有无添加的情况，可以在喂奶前用清洁棉擦除。

9. 硅胶乳头保护贴

必要程度：★

使用乳头保护贴可以在喂奶时减少宝宝对乳头的刺激。有的妈妈会发现对于已经习惯乳头吃奶的宝宝来说，会不习惯隔着保护贴吃奶。实际上，乳头保护贴最主要的使用时间是在宝宝出生后的第1周。这个阶段使用可以辅助宝宝正确地含接乳头，减少宝宝对妈妈乳头的损伤。早期正确使用乳头保护贴可以预防乳头皲裂的发生。

10. 乳头矫正器

必要程度：★

一些妈妈，尤其是生头胎的，乳头扁平或内陷，宝宝正确含接乳头具有一定的困难。使用乳头矫正器可以迅速将乳头吸出，提高哺乳的成功率。别小看这个成功率的提高，它可以大大提升妈妈坚持母乳喂养的信心。

（三）宝宝总是睡不够，如何给困宝宝喂奶呢？

妈妈哺乳时会遇到宝宝吃几口就睡着了的情况，好像宝宝怎么也睡不够似的。但把宝宝放下睡觉时，没一会儿宝宝又开始哭闹要吃奶了。先来

看看宝宝为什么总是觉得困困的吧：

（1）剖宫产期间的麻醉剂和止疼药会引起宝宝困倦。

（2）黄疸，即高胆红素血症，是一种在新生儿中很常见的症状。较高的胆红素水平会使宝宝感到困倦。这会导致一种恶性循环：高胆红素血症导致困倦，困倦导致吃奶减少，吃奶减少造成胆红素无法通过大便排出体外，血中胆红素仍保持较高水平。

（3）环境刺激过多。当外界光线刺眼、噪声较大时，一些宝宝会开启"自我保护模式"，进入睡眠状态。

（4）一些宝宝在产后3~4天因妈妈的出奶量相对较大，所以吃奶1~2分钟后就会因吃饱而入睡。

（5）一些宝宝进入了另一个恶性循环：体质较弱的宝宝无法吸吮到足够的母乳，摄入不足会造成体质更弱，因而容易困倦。

那么，如何给困倦的宝宝喂奶呢？

（1）在保证房间内温度适宜（25~27℃）的前提下，打开宝宝的包被并脱去他的衣服，仅留下纸尿裤，与宝宝进行充分的皮肤接触。

（2）用手支撑乳房，防止乳房压住宝宝的下巴。

（3）当宝宝在一侧乳房吸吮越来越慢时，可以换另一侧乳房进行哺乳。

（4）进行几次深呼吸。有时妈妈胸廓的运动可使困倦的宝宝继续吸吮。

（5）哺乳过程中用手轻轻按摩乳房帮助乳汁流出，防止宝宝因吸不到奶感到无聊而困倦。

（6）用手轻弹宝宝的脚底，帮助宝宝恢复清醒。

（7）在宝宝浅睡眠的阶段叫醒他继续喂奶。宝宝的一个睡眠周期比成人要短很多，在浅睡眠期间叫醒他比在深睡眠期间要容易很多。浅睡眠的表现包括：虽然闭眼，但同时会较快速地转动眼球；面部表情有变化；胳膊或腿无意识地运动，嘴巴做出吸吮的动作。

（8）将室内的光线调暗。宝宝的眼睛对于光线很敏感，较强的光线会让宝宝保护性地闭上眼睛，继而容易发生困倦。

（9）喂奶时和宝宝说话，并进行目光接触。

（10）尝试更换另一种姿势哺乳。如半躺式，让宝宝保持近似直立的姿势会比横卧的姿势更容易保持清醒；或者尝试足球抱，这比常用的环抱式更容易让宝宝保持清醒。

（11）喂奶时给予宝宝一定的刺激，如用手在宝宝后背画圈轻抚；轻抚宝宝的后脑勺；轻捏宝宝脖子和锁骨之间的皮肤；用大拇指摩擦宝宝的手心或脚心；用手指在宝宝脊柱上轻轻按压；用指尖在宝宝嘴唇上画圈；等等。

（12）将毛巾用温水浸湿后拧干，给宝宝擦脸。

（四）怎么判断宝宝的吃奶量够不够？

宝宝吃奶量足够的标志包括：

（1）良好的排便状况。可以通过小便的状况判断宝宝是否缺水。小便次数达标的标准为：第1天尿湿至少1片尿布（或尿不湿），第2天至少2片，第3天至少3片，以此类推，直到第5天至少5片。

判断宝宝吃奶是不是足够，重点是观察大便。记录每天换下的尿布数量。注意：这里的尿布不包括只有尿没有大便的尿布；如果有大便，尿布上大便的面积超过一定量（做出OK的动作时食指和大拇指圈起的部分）才算一块"有效尿布"。

下表列出了出生后1周内宝宝大小便的正常次数和正常性状。出生后5天内，如果宝宝的大小便次数连续2天不达标，建议咨询医生。

（2）体重增长正常。通常以满月时较出生体重增重600克以上为达标。大部分宝宝都能增重800克以上，平均可达到1000克左右。

（3）良好的精神状态。可玩耍或安睡40分钟以上、满足的表情、目光明亮、对声响有所警觉、偶尔的笑容、咿咿呀呀的无意识发音……这些都说明宝宝的精神状态良好。

出生1周内宝宝大小便的正常次数和正常性状

出生日龄	正常性状	最少的大便次数	最少的小便次数
0～1天（出生后24小时内）	黑色黏稠胎便	1	1
1～2天（出生后25～48小时）	深褐色黏稠胎便	2	2
2～3天（出生后49～72小时）	绿色偏稀过渡便	3	3
3～4天（出生后73～96小时）	绿色偏黄偏稀过渡便	3	4
4～5天（出生后97～120小时）	金黄色偏稀大便	3	5
5～6天（出生后121～144小时）	金黄色偏稀大便	3	5
6～7天（出生后145～168小时）	金黄色偏稀大便	3	5

（五）新生儿的胎便正常情况下应该是什么样？

刚出生2天内的宝宝会排出黑或深褐色、黏稠、看起来像机油的大便，它是由宝宝在妈妈子宫内吞进的羊水、脱落的细胞、黏液等组成的，没有臭味。因此，不能通过有没有气味来判断是否需要更换尿布。出生2～4天时，宝宝的大便逐渐转变为浅绿色，没有之前那么黏稠，也有人把这段时间的大便称为"过渡便"。大便颜色变浅说明宝宝能够消化母乳或奶粉，意味着宝宝的肠道功能良好。

若宝宝出生2天内都没有排出胎便，需要去医院检查，看是否患有消化道先天畸形。

若宝宝的胎便为灰白色或陶土色，但小便为黄色，提示宝宝有可能患有先天性胆道梗阻，需及时前往医院诊治。

（六）对于纯母乳喂养的宝宝，什么样的大便是正常的？

刚出生的宝宝如果进行纯母乳喂养，每次哺乳之后都有可能紧跟着一次排便，每天的排便次数可达到6～10次。另外，宝宝放屁的时候也可能排出一些大便。这都是正常的。随着宝宝生长发育的不断进行，通常在6周以后，宝宝的大便次数会有所减少。即使宝宝1周只大便1次，只要大便保持松软，类似果酱的黏稠度，就不属于便秘，妈妈不用过于担心。

（七）新手妈妈喂奶期间，应该怎样保护乳头？

哺乳前，身体已为我们自动做好了准备工作。乳晕内有很小的腺体，称为蒙哥马利腺（蒙氏腺），它可以分泌乳状的油性液体，有助于润滑乳头并抑制细菌滋生，以保护乳头表面的皮肤，预防腺体损伤。因此，不建议使用酒精或肥皂、沐浴液等消毒或清洗乳头，以免破坏皮肤保护层，每次清洁用清水轻轻地擦拭即可。另外，不建议在乳房上擦普通的润肤露或软膏以软化、滋润乳房，以免堵塞毛孔和被宝宝误食。

如果觉得乳头干燥，可以涂抹少量液体状的维生素AD滴剂，或少量香油（可能有极少的宝宝对芝麻过敏，需要仔细观察宝宝前几次吃奶后是否出现过敏反应）。

每次哺乳时，注意宝宝含乳是否正确。当宝宝仅吸住乳头而非正确含住乳晕时，可以听到宝宝快速而响亮的声音，并能感到乳头疼痛。当宝宝正确含住乳晕后，可以看到宝宝嘴唇微微噘起并包含住大部分乳晕，吸吮时下巴会前后活动，并能听到低沉的吞咽声音。哺乳时，宝宝的鼻子可能会被埋进妈妈的乳房里，如果妈妈担心会影响宝宝呼吸，可以轻轻地按住靠近宝宝鼻子的乳房，留出一定空间方便宝宝呼吸。

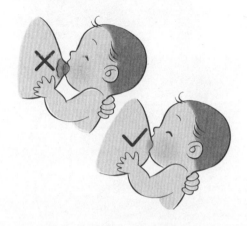

（八）什么是溢奶？溢奶对宝宝的健康有影响吗？

溢奶的医学专有名词为胃食管反流，顾名思义，就是奶从胃和食管反方向流出。宝宝出生后前几个月内，溢奶是非常普遍的。溢奶发生的频率和每次溢奶的量会随着宝宝的成长而逐渐减少。当宝宝学会坐以后，上半身能大部分时间保持直立，溢奶会逐渐减轻。大部分宝宝溢奶会一直持续到6个月甚至1岁。若宝宝总是发生溢奶，且每次溢奶的量都较大，需要及时前往医院就诊。这里需要提醒妈妈的是，溢奶和呕吐并不是一回事。发生溢奶的时候有时宝宝甚至都不会意识到，而呕吐时宝宝会表现出痛苦和哭闹。当宝宝出现以下表现时，需要及时前往医院就诊：

宝宝经常发生呕吐，甚至出现喷射样呕吐；

呕吐物为隔夜食物；

2周内体重没有增长（除出生后2周内的生理性体重下降外）；

每次溢奶量较大（超过2汤勺）；

尿少，且尿呈深黄色；

口中流出绿色或褐色液体。

（九）哪些方法可以预防宝宝溢奶？

（1）喂奶后给宝宝拍嗝。宝宝在吃奶期间可能吃进一部分空气，这些空气会增加胃内压力。拍嗝可以帮助宝宝排出胃内多余的空气，缓解不适，预防溢奶。

（2）每次喂奶量不宜过大。宝宝的胃容量有限，而很多爸爸妈妈对孩子总抱有过高的期望，今天能喝80毫升，明天就要试试100毫升。殊不知，这样一来宝宝的小胃会越撑越大，但排空的速度却相对固定，因而导致胃持续扩张，上方开口的部位更加松弛，更加容易溢奶。

（3）吃完奶之后，竖抱20分钟，或放在有坡度（10～15度）的床上，保持头高脚低位。

宝宝的胃和成人不一样，处于水平位置。胃有一个入口，一个出口。上面的入口（贲门）和食道相连，下面的出口（幽门）与十二指肠相连。宝宝胃上面的入口比较松，下面的出口比较紧，入口和出口近似处在同一水平，所以吃进的食物很容易通过上面的入口反流出来。

（十）怎样给宝宝拍嗝？

常用的拍嗝姿势有3种：

（1）直立趴在妈妈肩上：妈妈坐着或站立，将宝宝保持直立抱在肩上，用一只手抱住宝宝。

（2）坐在妈妈大腿或哺乳枕上：妈妈坐着，一只手撑住宝宝的下颌，使宝宝身体前倾，脸朝下。

（3）侧趴在妈妈大腿或哺乳枕上：妈妈坐着，双腿并拢，让宝宝右侧卧趴在妈妈腿上，妈妈一只手环抱住宝宝上半身。

拍嗝时需要注意的是：

（1）力量不要太大，否则可能导致宝宝将所有吃进的母乳全部吐出来。

（2）手指应轻轻弯曲，形成空心掌，避免用整个手掌拍背。

（3）拍嗝除了用"拍"的动作，还可以用手掌在宝宝后背轻抚画圈，这也可以在一定程度上起到排出空气的作用。

（4）固定头颈，轻轻地抱着宝宝举上举下几次，利用重力变化帮助空气排出。

（5）喂完每侧乳房后拍一次嗝。

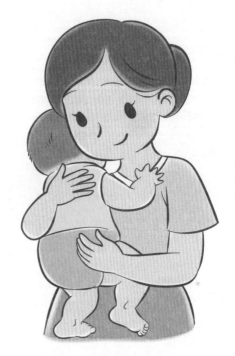

直立趴在妈妈肩上

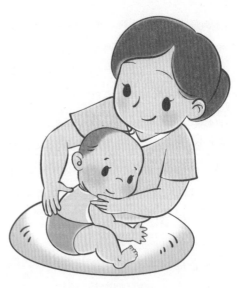

坐在哺乳枕上

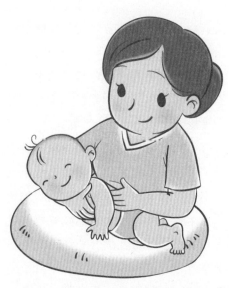

侧趴在哺乳枕上

若宝宝开始哭闹，需要停止喂奶进行拍嗝，因为边哭闹边吃奶会使宝宝吞进更多的空气。

新生儿总是给人以特别脆弱的感觉，给新生儿拍嗝需要更加轻柔，讲究技巧。先将宝宝的头、胸部靠在你的肩膀上，或让宝宝趴在你的大腿上，轻拍或轻抚宝宝的后背。注意：动作要轻柔，不要太用力，否则宝宝更容易溢奶。

每次喂奶不要喂得太多，每侧乳房多喂一会儿。如果宝宝在吃奶时出现转开头、烦躁等情况，就需要停止哺乳进行拍嗝。如果强迫宝宝吃进更多的奶，会增加胃内压，导致溢奶。

很多宝宝在吃奶的过程中会大便，不要在喂完奶后立即更换尿布，

以免因操作不当增大腹内压或造成头低脚高的姿势，引起溢奶。

如果没有拍出嗝，可以休息几分钟后继续拍，或更换姿势，再行拍嗝。

（十一）如何给睡着的宝宝拍嗝？

有的宝宝吃着奶就睡着了，为了防止宝宝溢奶，需要给宝宝进行有效的拍嗝。建议将宝宝抱起，采用直立趴在妈妈肩上的姿势进行拍嗝，这样不容易弄醒宝宝。拍嗝时手的力道要比宝宝清醒时更加轻柔，以免吵醒宝宝。若此时宝宝醒了，妈妈可以在拍嗝的同时摆动自己的身体，让宝宝再次入睡。

另一种方法是让宝宝侧趴在妈妈大腿上，妈妈用一只手支撑宝宝的身体，用另一只手的手掌在宝宝背上轻抚画圈。这个姿势可以让宝宝身体放松，让被吵醒的宝宝易于再次入睡。

（十二）哺乳时乳头特别疼，是不是喂奶姿势有什么问题？

引起乳头疼痛的原因很多，如任其发展，会造成乳头皲裂。有过乳头皲裂经历的妈妈都会对那种疼有刻骨铭心的印象。有一个妈妈曾这样描述："疼到浑身发抖。"妈妈们需要在前期出现乳头疼痛的症状时就立即寻找原因，以免发展到乳头皲裂。

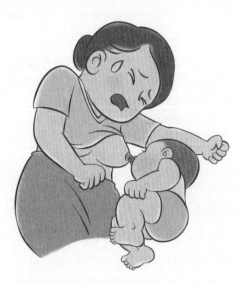

乳头疼痛

引起乳头疼痛主要有以下原因：

（1）含乳不正确（只含乳头而不含乳晕）。正确的哺乳姿势有助于宝宝正确含乳。当宝宝含乳后吸吮造成乳头疼痛时，可用食指轻按宝宝的下巴，使宝宝嘴张开并含住乳房更多的部分，通常疼痛会有所减轻。如果疼痛仍然存在，不要为了一定要正确含乳而反复打断宝宝吃奶，这样会增加乳头受伤的机会，同时影响宝宝吃奶的心情。建议在更换另一侧乳房哺乳时调整含乳姿势。

（2）无效吸吮（乳头混淆或只含不吸）。无效吸吮包括早期给宝宝使用奶嘴喂奶造成的乳头混淆，或喂奶已持续一段时间后宝宝有所困倦，仍然含着乳头但并未吸吮或只吸吮但不吞咽。乳头混淆的内容详见本书第57页。而针对困倦宝宝的无效吸吮时，当哺乳妈妈发现宝宝明显困倦时，应当及时停止哺乳，用食指轻按宝宝下巴，轻轻退出乳头和乳晕。千万不要直接从宝宝嘴里"拔出"乳头。

（3）血管痉挛。很多妈妈对这个名词可能有点陌生。血管痉挛是指动脉因外界因素或者自身因素引起的短期异常收缩状态。一些哺乳妈妈会发现有时喂奶之后乳头会变得有点发白没有血色，同时感到乳头有一种"火烧火燎"的感觉。一般过几分钟乳头就会恢复之前的颜色，同时乳头有一种"一跳一跳的疼"，持续几秒至几分钟后乳头又会变得有点发白没有血色，重复以上的循环。这种现象是由乳头的局部血管痉挛（乳头发白）随后扩张（乳头恢复原来的颜色）导致的。

（4）吸奶器使用不当（负压过大，损伤乳头）。吸奶器使用不当，如吸奶时间过长、负压过大，或用具未经消毒造成感染等情况，都容易引起乳头损伤，继发乳头感染疼痛。

预防乳头疼痛的方法包括：

（1）每次喂完奶之后，在乳头上涂抹少量乳头皲裂霜。

（2）不喂奶的时候，将乳头暴露在空气中。注意：发生乳头血管痉挛除外。

（3）不建议在胸罩内使用乳垫。

一方面，若不经常更换乳垫会给乳头造成湿润易感染的微环境；另一方面，乳垫会粘在破损出血的乳头皮肤上，更换乳垫时会撕扯伤口，有可能对乳头造成更大的损伤。

（4）不要经常清洗乳头。每天的正常洗澡对娇嫩的乳头来说已经有点多了。要用清水清洗乳头，尽可能减少碱性清洁用品对皮肤的损伤。

（5）如果你的奶量足够多，可以每次哺乳只喂一侧乳房，这样就能将哺乳对乳头的损伤减少一半，同时能保证宝宝每次都吃到富含营养和能量的后乳。

（十三）乳头发生皲裂了，有点渗血，每次宝宝吃奶都是钻心的疼，怎么办？

冰冻三尺非一日之寒，乳头皲裂不是突然形成的。当乳头疼痛时不及时寻找原因，会导致哺乳妈妈娇嫩的乳头发生皲裂。一旦发生乳头皲裂，应当如何保护乳头并使其快速愈合呢？

1. 哺乳时

先喂没有问题或是相比之下受伤较轻的那一侧乳房，因为宝宝最先吃奶时的吸吮力较强，乳头的疼痛感很强，但吃起来后疼痛感会减轻。建议喂2～3次受伤较轻的乳房，再喂1次受伤重的一侧，这样可以减轻损伤和

疼痛。另外，在宝宝含乳之前可以用冰块冷敷受伤的乳头和乳晕，这样能减轻疼痛感。

尝试用不同的姿势喂奶，然后选取一个最为舒适的喂奶姿势。

如果哺乳的疼痛实在难忍，就需要停止亲喂2～3天，给乳头一段彻底休养的时间。这段时间内，妈妈需要坚持每天多次将母乳用手挤出或用吸奶器吸出来，以减轻乳房肿胀，预防乳腺炎，维持泌乳量。对于皲裂严重的乳头，负压吸引同样会造成难忍的疼痛，建议使用手法按摩配合挤奶来排空乳房。将挤出来的母乳用奶瓶或小勺等代替乳房喂给宝宝。

2. 哺乳后

（1）使用生理盐水浸泡。生理盐水为0.9%的氯化钠水溶液，学术用语为"等渗溶液"，即不会引起细胞脱水或过度吸水的溶液。使用生理盐水浸泡乳头，通常不会引起疼痛。

在家自制生理盐水的方法：将半茶勺（约2克）食盐放入一杯200毫升的温水中。

也可从药店购买生理盐水。使用生理盐水需注意每天更换，防止细菌污染。

每次哺乳后，将乳头浸泡在温热的生理盐水中1～3分钟，需要将乳头全部浸泡，或使用喷壶将生理盐水喷

在乳头周围。注意：浸泡时间不可过长，以防皲裂加深，延缓愈合。

浸泡后使用清洁棉在乳头周围轻拍，吸干水分。

如果担心宝宝会尝出乳头上残留的盐分，可以在浸泡后用温水再浸泡一次然后吸干水分。

（2）用生理盐水清洗后，轻轻挤出少量母乳涂在乳头上，帮助伤口愈合。在乳头上涂抹防乳头皲裂霜，可以加速乳头伤口愈合。为了保证保湿滋润效果同时防止对宝宝造成损害，建议使用橄榄油或维生素E等进行涂抹。

如果宝宝患有鹅口疮，可以在盐水浸泡后涂抹抗真菌药物（如制霉菌素等）以控制感染，加速伤口愈合。为了防止宝宝吞入，可在下次喂奶前用清洁棉轻轻擦掉。

如果乳头皲裂较为严重，可以在盐水浸泡后涂抹含抗生素的软膏（如百多邦等），以控制感染，加速伤口愈合。为了防止宝宝吞入，可在下次喂奶前用清洁棉轻轻擦掉。以百多邦为例，该药成分主要为莫匹罗星，通过作用于细菌的内部生理过程而达到杀菌效果，对人体细胞亲和力很低，对人毒性很小。但由于抗生素进入人体胃肠道可抑制需氧菌生长，继而间接影响到肠道益生菌的繁殖，因此，需要尽可能减少宝宝的吞入。

3. 两次哺乳之间

让乳头暴露在空气中使其干燥，防止乳头在潮湿的环境下滋生细菌，影响伤口愈合。

（十四）为什么感觉宝宝总是睡不踏实？

一般情况下，新生儿每天的睡眠时间为16～20小时。刚出生的宝宝并没有白天和夜晚的概念，他们吃奶会不分昼夜。建议哺乳妈妈在白天喂奶时多跟宝宝说话，而晚上喂奶时尽量将声音放低或保持安静，把灯光调暗，让宝宝逐渐感受到白天和夜晚的区别。

人类的睡眠包括两个阶段：浅睡眠和深睡眠。

浅睡眠阶段会伴有各种动作，如吸吮、哭闹、微笑、皱眉、四肢屈伸等，同时对于噪声、环境温度变化、周围刺激、移动等较为敏感而容易觉醒，有时甚至会因为四肢屈伸动作过大而直接醒来。进入深睡眠期，宝宝的肢体动作减少，全身放松，呼吸变得规律而深慢，这个阶段不容易觉醒。新生儿的睡眠周期中浅睡眠到深睡眠的更换周期较短，且交替次数多。因此，宝宝那种"不踏实"是正常现象。

四、宝宝喂养评价

通常在满月或42天的时候，需要到医院给宝宝进行体检，妈妈要遵循医生的叮嘱和建议，并且记录宝宝的身长、体重和头围等指标，以便掌握宝宝的生长发育情况。

在出生后1周内，宝宝的体重通常会有3%～4%的降低，不超过10%都属于正常。出生后2周内，宝宝的体重大多会恢复到出生时的水平。如果出生后1周内宝宝的体重下降超过10%，或在出生后2周内低于出生体重，提示母乳喂养可能不足，需要向医生咨询。

1月龄宝宝的生长发育指标

项目		男宝宝	女宝宝
体重	平均值（千克）	4.5	4.2
	正常范围（千克）	3.4～5.8	3.2～5.5
	增速（克/周）	100～400（本月后3周）	100～400（本月后3周）
身长	平均值（厘米）	54.7	53.7
	正常范围（厘米）	50.8～58.6	49.8～57.6
	增速（厘米/月）	3.0～6.0	3.0～6.0
头围	平均值（厘米）	37.3	36.5
	正常范围（厘米）	34.9～39.6	34.2～38.9
	增速（厘米/月）	2.0～3.0	2.0～3.0

五、医生说：新生儿黄疸

黄疸是令许多父母头疼的事情。目前，在宝宝出生后十几天之内，一般保健医生会安排一次家访，专业的医生会来到家中，检查宝宝的发育情况。如果宝宝出现黄疸，保健医生会给出专业的建议，父母一定要重视。

对于皮肤看起来偏黄的宝宝，医生会进行经皮胆红素浓度的检查。使用一个仪器分别在宝宝的额头、颊部、前胸皮肤上轻点一下，仪器显示屏就会出现一个读数。一般选3个点进行检查取平均数，这个平均数就是宝宝的胆红素水平，也就是我们常说的"黄疸值"。黄疸值一般会有两种计量单位，分别是"毫克/分升（mg/dL）"和"摩尔/升（mol/L）"，二者的换算关系为：

1毫克/分升=1摩尔/升÷17.1

总的来说，黄疸分为两大类情况：需要立即住院治疗的；不需就诊，需要家长密切观察并正确护理的。

第一类情况比较严重，尤其是出现下述情况时，应立即就医：

（1）出生后24小时之内出现黄疸，或黄疸进展速度很快（每日升高5毫克/分升）。

（2）发烧。

（3）大量呕吐。

（4）小便颜色较深，同时大便颜色发白。

（5）不间断地尖叫、哭闹。

如果宝宝出现持续不断的尖声哭闹、拒绝吃奶、嗜睡、胳膊和腿软软的没力气、吸吮力变弱、一阵一阵的全身痉挛等，就有可能是出现了胆红素脑病（核黄疸）。由于核黄疸会导致严重后遗症甚至生命危险，因此需立即抢救，给予光疗、换血等治疗。

（一）母乳性黄疸的分类护理技巧

目前，在纯母乳喂养的宝宝中母乳性黄疸比较常见，但医学界至今并未明确其产生原因。研究表明，纯母乳喂养宝宝的血胆红素值平均比喝配方奶粉的宝宝高2～3毫克/分升。通常所说的母乳性黄疸，按照出现时间的先后，分为早发型母乳性黄疸和迟发型母乳性黄疸。

1. 早发型母乳性黄疸

顾名思义，早发型母乳性黄疸是发生比较早的黄疸，多数与初乳喂养不充足有关，又称为母乳喂养性黄疸。和生理性黄疸相比，二者通常都在出生后2～4天开始宝宝面部皮肤出现发黄，但前者持续时间较长，一般持续10天左右甚至更长，而生理性黄疸多在1周内褪去。由于缺少初乳中含有的通便物质，使宝宝肠道内的大便排出过慢，本应随着大便排出体外的胆红素又被再次吸收入血。

如果宝宝出现早发型母乳性黄疸，应掌握以下护理技巧：

（1）通过频繁喂奶让宝宝多摄入初乳，同时帮助妈妈增加泌乳量。在出生后1～2天内尽量保证每天吸奶10～12次，尤其是夜间要亲喂勤喂。

（2）此时期不建议给宝宝喂水。喂水并不能降黄疸，相反，可造成宝宝对母乳需求的下降，有效吸吮减少，不利于胎便的排出。

2. 迟发型母乳性黄疸

顾名思义，迟发型母乳性黄疸是出

现较晚的黄疸，又称为母乳性黄疸。通常在出生后1周左右开始出现，到2~3周达到峰值，可持续4~6周甚至更久，大多数宝宝的经皮胆红素值为12~15毫克/分升（如超过15毫克/分升，必须让宝宝住院，与病理性黄疸鉴别，排除可能的病因），宝宝的生长发育状况良好，并没有其他的症状。迟发型母乳性黄疸的具体原因尚未明确，可能与母乳中的某些成分影响胆红素代谢、宝宝的肠道菌群，以及遗传因素有关。

（二）出现母乳性黄疸了，要不要停母乳？

千万不要看到宝宝皮肤偏黄就莽撞地停掉母乳，是否停母乳需要根据宝宝胆红素水平的高低来做判断。

当经皮胆红素值低于12毫克/分升时，不用特别紧张，可以正常给宝宝喂母乳。

当经皮胆红素值在12~15毫克/分升时，可以在继续纯母乳喂养的基础上监测胆红素变化，通常胆红素水平会以缓慢的速度降低。

当胆红素值超过15毫克/分升时，可暂停母乳喂养3天，以配方奶取而代之。待胆红素值下降30%~50%后，再换为母乳喂养。如果恢复母乳喂养后胆红素水平仅有轻度升高，未达到15毫克/分升，则可以继续纯母乳喂养，等

宝宝肝脏功能成熟之后，黄疸可逐渐消退。如果恢复母乳喂养后胆红素水平重新升高到15毫克/分升以上，就需要继续暂停母乳喂养，除此之外，还需要给宝宝进行光疗。由于不同宝宝的血脑屏障的功能有差异，以上这些只是建议。新生儿高胆红素血症是会导致伤残的急症，建议家长不要掉以轻心。

小贴士

光疗

光疗是一种临床上广泛应用的降低血清胆红素的治疗方法，它采用高能耐用光源发出高强度蓝绿光（波长为400~500纳米），帮助身体降解胆红素。每次光疗时，需要将宝宝几乎全裸（只用黑布遮挡眼睛和生殖器官）放入光疗箱内，使皮肤最大程度暴露在光线中。

（三）宝宝的经皮胆红素结果偏高，如何在家给宝宝进行褪黄治疗？

当宝宝的胆红素水平低于15毫克/分升，并未达到在医院进行光疗的指征，但仍然不属于正常范围时，医生通常会建议妈妈们在家为宝宝进行降胆红素水平的治疗，俗称"褪黄"。具体措施包括：

（1）频繁喂奶，通过多吃奶促进多排便，减少肠道内胆红素的重吸收，尽快排出体内的胆红素。

（2）在多喂奶的基础上，给宝宝吃一些调节肠道菌群、促进排便的药物，如肠道益生菌等。

（3）给宝宝晒太阳，在家自己做"光疗"。这里的"光疗"并不能称为真正意义上的光疗，因为我们需要利用"自然光"（太阳光）而非医院的人造"蓝绿光"。根据光疗的原理，让宝宝的皮肤接触400～500纳米范围，特别是460～490纳米范围波长的光线，有助于胆红素转化为水溶性物质，继而排出体外。波长范围在400～500纳米的光线属于可见光，可以通过透明玻璃。因此，对于需要褪黄的宝宝，特别是在秋冬季节，可以隔着玻璃给宝宝晒太阳。需要注意的是：尽量让宝宝的皮肤都接触到光线，同时避免宝宝的眼睛直视阳光。

（四）哪些错误喂养行为会延缓黄疸的消退？

1. 给宝宝喂糖水

在我国部分地区，流传着给宝宝喂糖水来退黄疸的说法。事实上，在宝宝刚出生1周内，生理性的黄疸存在增长和消退的自然过程，消退的关键是减少肠道对胆红素的重吸收。那么，如何减少重吸收呢？需要缩短肠道内废物停留的时间。因此，及时排便、不留"宿便"就是减轻黄疸的最重要环节。宝宝出生1周内能享受到妈妈提供的初乳，初乳中含有通便成分，可以促进肠蠕动，加快大便排出，减少胆红素的重吸收。而随着时间的推移，母乳逐渐转变为成熟乳，其中的乳糖成分能为肠道益生菌提供充足的"食物"，从而使益生菌分泌大量黏液，促进肠蠕动，帮助肠道加快废物的清除。而喝糖水不但不能帮助排便，反而会影响宝宝摄入母乳，不利于黄疸的消退。

2. 间断母乳喂养

间断母乳喂养给乳腺提供了错误信号，不利于母乳供需平衡的建立。一方面影响了"需"，即宝宝奶量的摄入；另一方面影响了"供"，即妈妈的泌乳量。再次强调：频繁按需哺乳，是早期增加泌乳量的关键。

3. 不喂夜奶

夜间哺乳非常重要。一方面，宝宝分泌生长素的高峰在夜间，这段时间的细胞和组织生长需要大量营养素，而夜间哺乳可以帮助宝宝维持血糖的正常水平，为生长发育提供充足的营养。另一方面，哺乳妈妈在夜间分泌的催乳素是白天的2～3倍，喂夜奶可以很好地促进母乳分泌。同时哺乳期间身体分泌的催产素具有镇静催眠作用，有助于妈妈喂奶后快速入睡。

第三章
第2个月（1月龄）孩子的喂养

一、喂养计划

（一）发育特点

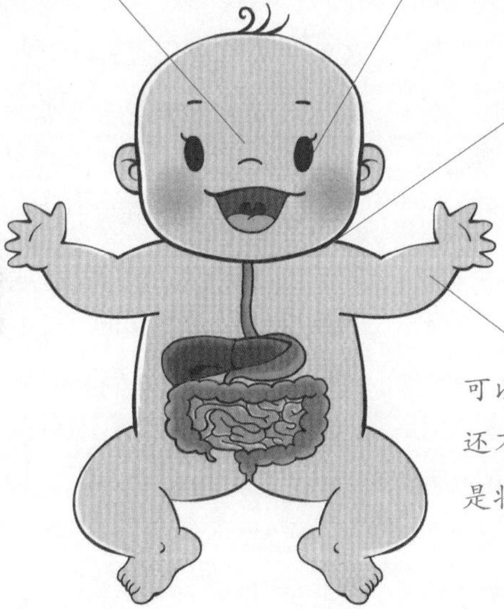
开始尝试使用一些表情来表达自己的想法，如噘嘴、皱眉、笑等
可以用目光追随物体，可以与妈妈对视
颈部的肌肉力量进一步发育，趴在床上可以抬头。每一次抬头的持续时间和角度因人而异
可以握住给他的东西。此时还不是真正意义上的抓，而是将物品握在手中

第2个月的宝宝在不断地加油长大，他们比前一个月有了很大进步。宝宝出生后的第1个月已经在一片混乱中不知不觉地过去了。现在，宝宝的作息时间可能稍微变得有些规律了。从第2个月开始，宝宝每晚的睡眠时间比满月前稍微长一些，一觉能睡4～6个小时。宝宝的睡眠时间取决于他们的发育情况和妈妈的作息。与此同时，宝宝白天醒着的时间延长，妈妈可以充分利用白天

的时间给宝宝进行日光浴、练习抬头，还可以更加有效地给宝宝喂奶。

科学链接

这里介绍一个关于宝宝肠道健康的理论——"肠漏理论"。科学家认为，宝宝刚出生时，他的肠道上皮细胞并不像成人一样紧密排列，而是松散排列，细胞之间存在很大的空隙，肠子像"漏"了一样。这些"漏洞"的存在，一方面便于母乳中的抗体物质直接进入血液，保护宝宝不受病菌的侵害。另一方面，也给食物中的大分子异体蛋白以可乘之机，它们能够进入血液，成为抗原物质，引发过敏反应；食物中的病原体也会透过空隙直接进入血液，引起肠道感染。

新生儿缺乏成熟肠道内正常存在的黏液，这种黏液可以作为保护肠道的一道屏障。由于缺乏这道屏障，使得食物微粒或其他小分子物质更易于穿过宝宝的肠道进入毛细血管。

由于消化道中缺少足够的消化酶，宝宝对于脂肪、蛋白质、碳水化合物的消化吸收并不完全。庆幸的是，妈妈的各阶段母乳中（尤其是初乳）存在保护肠道屏障的特殊物质——sIgA，它会覆盖在肠道上皮表面，形成一层保护膜，有助于小肠上皮细胞之间的空隙逐渐缩小，直到成熟闭合排列紧密，为宝宝提供被动免疫，降低发生过敏和

感染的可能性。母乳中存在的消化酶还可以帮助宝宝消化吸收。而以上这些都是配方奶粉无法提供的，也是配方奶粉易致湿疹的原因。目前，对于小肠上皮细胞之间的空隙何时闭合，科学家们尚不能给出定论。但基于已有的人群研究，闭合的时间大概在6个月。当宝宝自身也能分泌这种抗体时，就是为身体迎接除母乳以外的辅食做好准备之日。

（二）母乳喂养原则

1. 按需哺乳

这个月的宝宝仍然需要按需哺乳——宝宝随时饿，妈妈随时喂。在这个月仍然要坚持纯母乳喂养，就是说除了母乳，宝宝不用吃其他的食物和喝水。

通常情况下，母乳产量与宝宝每天的吃奶量在满月后到6月龄之前会达到供需平衡。除了几个短暂的生长小高峰期间吃奶量会出现突增，大部分时间中，宝宝的吃奶量为平均每天500~750毫升。

2. 坚持夜奶

夜奶对于妈妈来说是一件非常辛苦的事情，但鉴于宝宝的胃容量较小，同时母乳易于消化，所以在第2个月建议继续坚持夜奶。为了方便妈妈喂夜奶，最好是和宝宝睡在同一房间，宝宝的小床离妈妈的大床要近，方便妈妈观察宝宝是否饥

饿和给宝宝哺乳。不建议妈妈和宝宝同睡一张床和夜间躺着哺乳。因为此阶段宝宝的运动能力很弱，不能自由地翻身、转头，所以如果妈妈在哺乳时睡着了，可能出现被子或者乳房堵住宝宝口鼻，造成宝宝呼吸不畅甚至窒息的问题。

3. 补充维生素D

纯母乳喂养的宝宝需要每天补充400国际单位的维生素D，这非常重要。给宝宝添加维生素D可选在吃奶前或两次喂奶之间，每天固定时间添加，可避免给宝宝吃重了或者漏吃了。

4. 喂奶时进行母婴交流

眼神的交流是双向的，当你温柔地看着宝宝时，宝宝也在仔细盯着你看。尽管语言的交流暂时是单向的，但不要因为这个时候宝宝不能说话，你就认为跟他说话没有意义。其实，早期多跟宝宝讲话，让宝宝听到熟悉的声音，对他们日后的语言发育很有帮助。在喂奶前后和宝宝温柔地说话，可以让宝宝感受到无尽的母爱。不过要注意的是：在宝宝吃奶时可暂时保持安静，避免因分散宝宝注意力而导致宝宝吃奶断断续续。

（三）喂养时间

和第1个月一样，这个阶段仍然保持按需哺乳，没有固定的喂奶时间。

要在宝宝清醒、情绪稳定时喂维生素D，而不要在宝宝哭闹、不清醒的时候喂，以防引起呛咳。

（四）哺乳的姿势

在这个月，妈妈们的体力已经恢复得比较好了，可以选择自己喜欢的哺乳姿势进行哺乳。

二、母乳保障计划

（一）饮食

经历了初乳、过渡乳、成熟乳，这个阶段的母乳大都建立了供需平衡。宝宝满月后，妈妈应该怎么吃呢？

俗话说，妈妈就是"母乳加工厂"。母乳的品质和妈妈吃的食物息息相关，饮食合理了，母乳的质量就高。在这里，我们强调的是饮食合理，而不是盲目进补。基本的原则在第二章的《母乳保障计划》的饮食部分已经讲过了，在此不再赘述。总体原则就是妈妈通过均衡饮食摄入丰富的营养素，再通过自己体内的"母乳加工厂"把营养素以母乳的形式奉献给宝宝。

下表列出了几种对宝宝生长发育至关重要的营养素，可供妈妈们参考。

常见营养素使用表

营养素名称	作用	每日推荐摄入量	每日最高可耐受摄入量	富含营养素的食材
维生素A	维持人体正常视觉功能，保护皮肤黏膜的完整性，提高免疫力等	1300国际单位	3000国际单位	动物肝脏、蛋黄、牛奶、胡萝卜（提供可转化为维生素A的胡萝卜素）等
维生素D	促进钙、磷吸收，预防佝偻病	400国际单位	2000国际单位	鱼肝、海鱼、鸡蛋、黄油等
维生素E	维持免疫功能，促进脑神经细胞发育，保护神经系统、肌肉、视网膜免受氧化损伤	17毫克	700毫克	植物油、麦胚、豆类、干果等
胆碱	促进脑发育、提高记忆能力等	520毫克	3000毫克	动物肝脏、花生、鸡蛋、动物脑等
叶酸	维持正常生理功能，预防胎儿神经管畸形、巨幼细胞贫血等	550微克	1000微克	动物肝脏、肾脏、绿叶蔬菜、水果、酵母等
烟酸	降低胆固醇水平、促进消化功能、预防和缓解偏头痛、促进血液循环等	15毫克	35毫克	动物肝脏、肾脏、瘦肉、鱼肉、干果等
维生素B$_6$	辅助蛋白质和脂肪的消化和吸收，缓解呕吐以及夜间肌肉痉挛、手足抽搐等症状。临床上，可以通过大量口服来达到回乳的效果，其作用原理与高浓度维生素B$_6$可减少体内催乳素分泌有关	1.7毫克	25毫克	酵母、动物肝脏、谷粒、肉、鱼、蛋、豆类、花生等
维生素C	促进钙、铁的吸收；使大脑接受外界刺激更加敏感，向外发布命令的线路更加通畅；增强免疫系统功能；促进牙齿和骨骼的发育	150毫克	2000毫克	新鲜水果、蔬菜

　　备注："推荐摄入量"是指摄入这个量可以保证95%的人不缺乏这种营养素。"最高可耐受摄入量"代表日常摄入不建议超过该量。

妈妈可以根据自己的喜好合理搭配每日饮食，不必有过多的禁忌和顾虑。在这个月，我们仍然推荐一日3顿正餐和2顿加餐，妈妈们可根据自身情况调整，比如晚上实在不饿就不必勉强非要加一餐。下面就一日食谱做一个简单的示例。

示例1：

早餐：250毫升二米粥（大米配小米），1个鸡蛋，1个花卷。

午餐：冬瓜排骨汤，醋熘白菜，青椒肉丝，2两大米饭。

下午加餐：2个核桃，1个脐橙。

晚餐：芹菜肉末，清蒸鲈鱼，香菇鸡汤，2两二米饭。

晚上加餐：1根煮甜玉米。

示例2：

早餐：250毫升二米粥，1个鸡蛋，1片全麦吐司。

午餐：鲫鱼豆腐汤，清炒莜麦菜，香菇肉片，1个花卷，1碗红豆百合粥。

下午加餐：1小把杏仁，1个猕猴桃。

晚餐：3两胡萝卜牛肉馅水饺。

晚上加餐：1根香蕉。

（二）休息

经过了坐月子，大家可能会认为妈妈已经休养得非常好了。其实不然，月子之后的哺乳妈妈们仍是非常辛苦的。在第2个月，妈妈们依然要注意自己的休息，宝宝睡着的时候，自己也尽量休息。可以适当做些家务调剂一下，但不要让家务活成为自己的负担。另外，在这个月，妈妈需要带着宝宝去做体检，自己也需要去医院进行产后42天复查，还可能需要去医院开具出生证明、去派出所上户口、为宝宝办理保险等，这些事情需要尽量提前与家人沟通好，让家人去办。若规划不当，可能出现不能及时喂奶、不能按时吃饭等意外情况，最终导致自己精疲力竭，影响休息。

（三）按摩

1. 奶阵

妈妈们经过了第1个月的喂奶初体验，都能体会到大部分喂奶过程中出现的喷乳反射（又叫奶阵）。这里主要介绍如何帮助乳房引出奶阵。

喂奶时，感觉冲动从乳头传到大脑，刺激垂体分泌催产素，催产素通过血液到达乳房。催产素可造成乳腺中腺泡周围的肌细胞收缩，促使原本储存在导管内的乳汁聚集在乳窦周围，使得短时间内乳汁从双侧乳房大量流出，有的妈妈甚至能将母乳喷射出来。妈妈会感到乳房紧缩或刺痛，有的妈妈会形容为"针刺"的感觉。这种感觉意味着母乳已经准备从乳头流出。除了宝宝吃奶外，听到宝宝哭或想起宝宝都可能引出喷乳反射。

母乳不会在宝宝开始接触乳头时就自动流出。根据是否引出喷乳反射，可以将一次母乳喂养分为两个阶段。

（1）喷乳反射前阶段。宝宝接触乳头，开始快速、轻柔地吸吮，会刺激妈妈产生喷乳反射。一般该反射可在宝宝吸吮后1分钟内发生，时间长短因人而异。除了宝宝吸吮乳头，听到宝宝哭或与上一次喂母乳间隔时间较长，都可引起喷乳反射。母乳流出时，妈妈的乳房可能会感到轻微的刺痛或紧缩感。

（2）喷乳反射后阶段。喷乳反射发生后，宝宝吸吮乳头变得慢而有力。这个阶段中宝宝真正开始吃到大量母乳。

2. 引出奶阵的方法

妈妈们可以通过物理刺激和心理活动来帮助乳房快速引出这个宝贵的"奶阵"。

（1）物理刺激。第一步，热敷。很多妈妈都发现在哺乳前热敷乳房，会更容易出现"奶阵"。热敷乳房的工具可以购买，也可以按下图方法自己制作和使用。

此外，使用热毛巾也可达到同样的效果。但毛巾热敷热度持续时间过短，需要频繁取下毛巾加热后再次使用，热敷效果稍打折扣。

第二步，按摩。通过使用正确的手法按摩乳房，也可以引出"奶

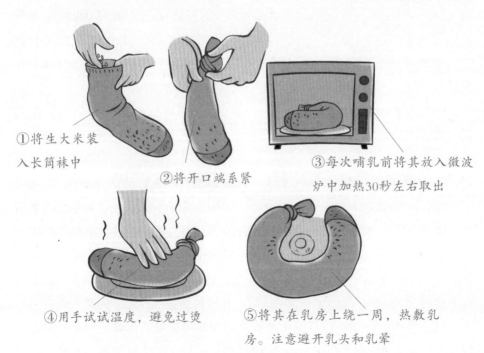

①将生大米装入长筒袜中

②将开口端系紧

③每次哺乳前将其放入微波炉中加热30秒左右取出

④用手试试温度，避免过烫

⑤将其在乳房上绕一周，热敷乳房。注意避开乳头和乳晕

自制工具热敷乳房

阵"。除此之外，按摩后背也可以产生有效刺激引出"奶阵"。

具体手法有两种：

一是请别人用手指关节由颈部向腰部按压脊柱两侧，这种按摩可以引起类似寒战或发抖的"爽快"感觉，同时舒缓肌肉紧张，有助于引出"奶阵"。

二是请别人按摩脖子两边到肩部之间的肌肉，这种按摩可以舒缓压力、放松肌肉，有助于引出"奶阵"。

第三步，刺激乳头、乳晕。通过触觉刺激乳头和乳晕可以有效增加催乳素的分泌，从而帮助引出"奶阵"，同时有助于舒缓心情。轻揉、轻点、轻拉乳头，都可以对乳头造成有效的触觉刺激，但应注意动作要轻柔，否则会损坏娇嫩的乳房组织。为了更好地模拟宝宝吸吮时对乳头进行的最有效触觉刺激，这里介绍一种简单易行、不易损伤乳头的方法：

①按压乳晕挤出少许母乳，或取少许白开水涂抹乳头及乳晕；

②将一个橡胶奶嘴套在乳头上，尽可能与乳头和乳晕紧密贴合；

③用拇指和食指按压奶嘴的乳晕两侧（9点钟和3点钟方向），模拟宝宝吃奶时的频率，按压、松开、按压、松开……几个循环后，调整方向

（7点钟和1点钟方向），几个循环后再次调整方向，通过不断更换方向以便对不同开口位置的乳腺导管开口进行全方位按压，这样可以帮助引出"奶阵"。

（2）心理活动。奶量充沛的妈妈在看到宝宝、听到宝宝的哭声，甚至脑子里想起宝宝时都能迅速引出"奶阵"。日后"背奶妈妈"需要挤奶或吸奶时，可以尝试通过随身携带宝宝照片来帮助引出"奶阵"。

时常热敷、按摩有助于保持乳汁分泌通畅，这对于母乳喂养十分重要。在这个月，如果母乳量够宝宝吃，希望妈妈能坚持每天1～2次的热敷和按摩。

经过新生儿期的催乳和宝宝的频繁吸吮，此时的母乳分泌量基本上已经能够满足宝宝的胃口了。但是，妈妈要避免进入两个误区：一是母乳明明已经够宝宝吃了，还是不满足，仍花费很大力气去催乳；二是觉得经过一个月的顺利哺乳，母乳够宝宝吃，分泌也很通畅，所以完全忽视了热敷和按摩。希望妈妈能够掌握这个度，过分追求产奶量的一些行为会消耗大量的时间和精力，得不偿失；而忽视热敷和按摩，会埋下因乳腺管堵塞而导致乳腺炎的隐患。

（四）情绪调节

哺乳本身对于妈妈具有舒缓心情的作用。哺乳期间体内分泌的催乳素和催产素可以减少焦虑、抑郁，增加满足感和安全感。然而很多妈妈在与宝宝进行了第1个月的"亲密接触"后，好的、坏的、开心的、难过的，各种情绪都历历在目。妈妈们忍受过产后伤口疼痛，经历过产后情绪抑郁；逐渐建立作为母亲独有的归属感和成就感，激发了自己强烈的保护欲；又因为母乳不足造成了情绪失落、愧疚、焦虑、怀疑自己；同时为了喂奶和照顾孩子造成了睡眠剥夺，整天昏昏沉沉；还因为照顾孩子的事情与丈夫或父母公婆意见不统一；等等。这些提到的所有问题都会造成情绪的波动。在这期间，如果产生过多的心理压力或抑郁情绪，会影响体内催产素和催乳素的分泌，影响到母乳的生成和排出。

妈妈要做好心理准备，明白养育一个孩子的辛苦，这是每个妈妈都需要面对的。以下介绍一些舒缓压力、改善情绪的小方法：

①和宝宝多一些皮肤的亲密接触，如让宝宝趴在你身上，宝宝肚皮贴着你的肚皮；让宝宝趴在你的腿上，用手轻轻抚摸宝宝的后背等。这样既能减轻压力，又可刺激垂体分泌催产素和催乳素，有助于增加泌乳量。

②通常饥饿的状态下更容易出现负面情绪，因此可在每次喂奶前进行一次加餐，如喝碗牛奶麦片粥、鸡汤，或者吃些水果、干果等，可以根据当时的食欲来自由选择。

③哺乳时选择舒适的环境，避开阳光直射或声音嘈杂的环境，多准备几个靠垫，哺乳时可以根据情况分别垫在腰部、肘部等容易劳累的地方。

④洗个热水澡，它可以帮助你精神焕发，同时能扩张血管，有利于增加泌乳量。

⑤喂奶时听喜欢的音乐，看一集喜爱的电视节目，或给朋友打个电话，让自己在轻松自在的氛围中给宝宝喂奶，减少喂奶时的无聊感。

⑥保证8小时睡眠。达到这个目标很难，也不太可能整夜睡8小时。你需要做的是让自己尽量与宝宝的作息时间保持一致，将这8个小时分配到白天的一两次小睡和晚上的一次较长时间睡眠。白天小睡时可以请其他家庭成员来照顾宝宝，给自己一个放心睡觉的机会。一觉醒来之后，心情会改善很多。

⑦适当运动。运动会让大脑产生一种让人愉悦的物质——内啡肽，同时能加快血液循环，有效增加泌乳量。

⑧与其他生过宝宝的母亲，特别是分娩时间相仿的母亲交流，找到共鸣。你会发现，很多问题别人也会遇

到。听听过来人是怎么处理的，讨论各自的想法，有利于帮助妈妈找到解决问题的办法。可以找几个妈妈建立微信群或QQ群，遇到问题可以参考大家是怎么解决的，在别人讨论的时候也可以了解到自己还没经历的潜在问题，提前做好心理准备。

三、喂养中的常见问题

（一）宝宝每天都要拉5~6次大便，是不是母乳有问题？

纯吃母乳的宝宝大便次数普遍会比吃配方奶粉的宝宝多。这不仅与母乳中的营养物质适合宝宝消化有关，还与其中含有的通便成分和益生元成分有关。因此，一天拉5～6次大便不能说明母乳有问题。除了次数外，家长更需要关注宝宝大便的性状：是否带有黏液、泡沫？是否放屁多？是否有臭味而不是酸酸的味道？颜色是否金黄？是否出现绿便、黑便？等等。

下面就介绍宝宝不同大便都有什么提示作用。

1. 正常的大便

纯母乳喂养的宝宝，大便会从墨绿色逐步变浅并逐渐转变为金黄色，部分宝宝大便偏稀，大部分宝宝大便偏黏稠，如同果酱，其中还混有颗粒状的白色固体，闻起来并没有臭味。

2. 绿便和泡沫便

宝宝的大便偏绿，与个人体质、年龄、肠内酸碱度、肠内细菌生长状态、奶制品成分（如铁质）等很多因素有关。通常是由于各种原因造成肠道蠕动较快，胆囊排出的绿色胆汁未完全被肠道菌群还原为黄色的粪胆原而排出体外。以下列出了各种常见的原因：

（1）若同时带有泡沫，很有可能是因为宝宝吃进了过多的前乳。前乳的乳糖含量和含水量较高而脂肪含量较低，过多的前乳摄入会造成肠道对乳糖相对不耐受和能量相对不足，使肠蠕动加快。建议每次哺乳时尽量喂完一侧后乳之后再更换至另一侧。

（2）对妈妈饮食中的某种成分敏感，如奶制品、海鲜等。

（3）妈妈的饮食中有过多绿色的蔬菜或含铁量高的食物，或配方奶粉中含铁。

（4）宝宝生病的一种表现。当宝宝感染肠道病毒或患感冒时，有时会伴有黏液绿便。应注意给宝宝的腹部进行保暖。

（5）宝宝出牙前后，会因唾液

分泌过多而造成绿便，并可出现肚子不舒服的表现，一段时间后可自行缓解。

（6）当宝宝吃奶量太少时，会引起肠蠕动加快，出现饥饿性腹泻。可通过延长每次喂奶时间和增加喂奶频率来增加喂奶量。

3. 黑便

若给宝宝吃了铁剂，宝宝的大便会变成墨绿色甚至黑色。

若没给宝宝吃过铁剂而宝宝的大便是黑色的，建议去医院就诊，以排除消化道出血等异常情况。

4. 黏液便

如果宝宝的大便中有很多黏液，部分原因是宝宝在快出牙时会分泌和流出很多口水，宝宝的消化道尚不能消化唾液，使得唾液进入肠道排出体外。

黏液便也可能是过敏的一个征兆，需要观察宝宝有没有其他过敏的表现，如肚子疼、流鼻涕、流眼泪、湿疹、哭闹、腹泻，甚至便血等。如果有，建议去医院就诊，明确过敏原因。

5. 血便

宝宝出现的血便，一般可能为以下几种情况：

（1）正常大便中有少量血丝。母亲要先回顾自己的饮食情况，有无食用辛辣刺激性食物。如果母亲忌口后血丝流失，说明宝宝的血便与母亲饮食有关。

（2）正常的大便中混有鲜血，通常是牛奶蛋白过敏的表现之一。

（3）当宝宝的大便中出现类似芝麻的黑色颗粒，有可能是在母乳喂养的过程中吃进了妈妈皲裂乳头渗出的血。

出现以下3种情况需要及时送往医院：

（1）腹泻的大便混有鲜血，很有可能出现了消化道细菌感染。

（2）大便像柏油一样黑，提示有可能出现上消化道出血。

（3）大便类似深色果酱，或颜色暗红类似红豆汤，同时伴有恶臭，提示宝宝有可能患有肠套叠或出血性坏死性肠炎。

6. 干硬便

当宝宝一段时间内没有大便，几天后终于拉出了一段甚至一个小球大小的干硬大便，说明宝宝出现了便秘。一般来说，干硬便通常出现在宝宝添加辅食以后。建议给宝宝添加少量白开水、梨汁、苹果汁等以促进排便。

7. 油状便

宝宝的大便是淡黄色，像油一样发亮，甚至可以在尿布或便盆中滑动，提示母乳或配方奶中脂肪含量过高。哺乳妈妈应当限制饮食中饱和脂肪酸的摄入如猪蹄汤。

8. 豆腐渣便

宝宝的大便偏稀带有黏液，黏液中有豆腐渣样的固体，提示宝宝可能患有霉菌性肠炎。通常宝宝会同时患有鹅口疮，需前往医院就诊。

（二）母乳太冲怎么办？

一些妈妈在喂奶过程中，引出奶阵（喷乳反射）后母乳流出过快，使宝宝来不及吞咽引起呛咳。这是在建立母乳供需平衡阶段母乳合成相对过多造成的。随着时间的推移，供需平衡逐渐达到，宝宝的吞咽能力提高，妈妈则不会再因此而困扰。以下是防止宝宝呛咳的一些建议：

（1）使用"半躺式"哺乳法，利用重力作用减缓母乳的排出速度。

（2）提前用手挤出或用吸奶器吸出部分母乳。

（3）将食指和中指摆成剪刀状，轻轻夹住乳晕的上下两边，以增加乳腺管出口阻力，减缓母乳流出速度。

（4）连续两次使用同侧乳房喂奶。这样既可使宝宝吃到足够富含脂肪的后乳，保证宝宝的能量摄入，又可以帮助快速建立供需平衡。

（三）宝宝睡不踏实有什么危害吗？需要调整吗？

一般情况下满月的宝宝每天的睡眠时间为16～20小时，看起来总时长很长，但觉醒次数较多，因此宝宝睡不踏实的情况一般来说都是正常的，不需要调整，也调整不了。

对于绝大多数爸爸妈妈来说，宝宝出生后的第1个月是最漫长和最痛苦的阶段。为了满足宝宝看似无穷无尽的需求，爸爸妈妈每日每夜都在时刻准备着。白天的"小天使"到了晚上就会变成"小恶魔"。有的妈妈为了能睡个好觉，把晚上醒来的宝宝交给爸爸、育儿嫂或者其他养育者喂配方奶，白白浪费了夜间喂奶这个对于增加泌乳量非常有效的好机会。一方面，宝宝夜晚频繁醒来吃奶，可以帮助妈妈排空乳房、缓解胀奶、预防乳腺炎。另一方面，夜晚是人体催乳素的分泌高峰，排空乳房有助于增加泌乳量。

（四）宝宝独特的睡眠形态是如何控制的呢？

睡眠形态包括入睡时间、睡眠持续时间和睡眠周期。成人和孩子的入睡时间和睡眠持续时间都是由大脑某一块对于光线敏感的特定区域控制的。新生儿大脑发育不成熟，这一特定区域直到满月才逐渐开始发挥作用。因此，满月前的宝宝睡眠并没有明显的昼夜之分；两次睡眠之间的觉醒时间较短。在爸爸妈妈看来，宝宝睡眠和醒来的时间好像并没有规律。

新生儿的睡眠以浅睡眠为主，相对来说比成人更容易醒。睡眠过程中醒来吃奶对于宝宝有以下的好处：补充快速生长发育所需的原料；保持适当的体温，避免体温过低。

因此，新生儿夜醒是正常的。在保证充足母乳和温度适宜的前提下，妈妈可以通过以下一些方法来减少此阶段宝宝不必要的夜醒：

（1）哺乳妈妈增加与宝宝皮肤接触的时间。皮肤接触有助于宝宝安全感的建立，研究结果显示，增加妈妈与宝宝的皮肤接触可减慢宝宝的心率、呼吸频率，延长睡眠时间。

（2）哺乳妈妈应尽量减少或避免咖啡摄入，因为咖啡因可进入母乳，而新生儿对于咖啡因的代谢较慢，使咖啡因导致的中枢兴奋作用时间有所延长，影响睡眠。

（3）避免突然的噪声（手机调静音），减少宝宝的觉醒次数。

（五）过敏性体质会遗传吗？妈妈是过敏性体质，会影响喂奶吗？

在这里，我们必须澄清一件事：如果有家庭成员是过敏性体质，你的宝宝遗传过敏性体质的可能性要比其他孩子高，但并不是一定会出现过敏反应。

妈妈对某些特定的食物或环境因素过敏，属于过敏性体质，则她的孩子会有50%的可能性对某种食物或环境因素过敏，但过敏原有可能与妈妈的并不相同。父母均属于过敏性体质，则他们的孩子属于过敏性体质的可能性会升高到75%。

宝宝刚出生时，小肠的肠壁是不完整的，因此一些食物的小颗粒会"穿过"肠壁，进入肠壁下方的毛细血管。当这些小颗粒进入血液后，会被宝宝体内的"免疫卫士"——白细胞识别为外源性物质，进而启动一系列防卫行为，如包围、攻击、内吞等，引起过敏的症状。宝宝表现为肚子疼、眼睛肿、皮肤起疹子、哭闹、腹泻，甚至便血等。

母乳中有一些成分可以保护不完整的肠壁，同时母乳能促进益生菌生长，而益生菌能分泌黏液，起到肠壁保护层的作用。因此，与配方奶粉或混合喂养的宝宝相比，纯母乳喂养的宝宝出现以上过敏症状的比例明显减少。如果妈妈或爸爸是过敏性体质，最好能够避免与明确的过敏原接触，同时坚持纯母乳喂养。比如对牛奶蛋白过敏的妈妈，牛奶蛋白可以进入母乳，有可能会造成一小部分宝宝的过敏。

若宝宝吃过奶后表现出明显的过敏症状，这多与妈妈在2～6小时之前吃的食物有关。常见的容易引起过敏的食物包括：奶制品、小麦、鸡蛋、柑橘、玉米、干果、海鱼和贝壳类等。如果发现宝宝有类似过敏的症状，可以试着在饮食上避免这些食物，通常10天以上才能完全清除某一类食物对母乳的影响。

（六）乳头被吸破了，钻心剧痛，怎么办?

乳头被吸破，又叫乳头皲裂，会导致乳头甚至整个乳房剧痛难忍，而宝宝嗷嗷待哺不得不喂，该怎么办呢?

建议疼痛侧可先避免直接哺乳，把奶挤出来或吸出来，用奶瓶、注射器乳头、勺子等给宝宝喂，为了避免宝宝产生乳头混淆，可以尝试使用哺乳辅助器。

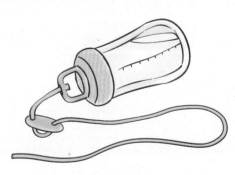

哺乳辅助器

哺乳辅助器是一个构造和原理并不复杂的装置，由一个容器连着一根细导管组成。哺乳前在容器中装入已挤出的母乳，哺乳时将细导管贴在不疼痛的一侧的乳头上，使宝宝吸吮乳头时可以轻易吸到容器中的液体以及乳房中的母乳。这有助于通过多吸吮促进妈妈的泌乳量，并能纠正乳头混淆。同时使破损的乳头得到充分休息，加速伤口愈合。

另外，强调一下，掌握正确的哺乳姿势有助于保护乳头。

（七）现在需要给宝宝补钙吗?

在宝宝吃奶量正常的情况下，不需要给宝宝额外补充钙剂。根据2016年中国营养学会发布的最新版《中国居民膳食营养素参考摄入量》，0～6月龄宝宝每天钙的适宜摄入量为200毫克。

每100毫升母乳中的含钙量为30毫克。配方奶粉中的含钙量存在一定差别，平均为每100毫升配方奶含钙40～60毫克。按照上面提到的标准，0～6月龄宝宝每天摄入200毫克钙即可满足身体需要，也就是说，半岁以内的宝宝每天的吃奶量达到700毫升即可满足身体对钙的需要量。由于配方奶粉中的钙含量高于母乳中的钙含量，所以即使配方奶粉中钙的吸收率略低于母乳，只要每天吃奶量达到700毫升，就可以满足宝宝身体对钙的需求了。

（八）宝宝还会溢奶，并且吐出来的是有点酸臭味的白色奶块，怎么办呢？

先说说溢奶，这个现象几乎一半以上的宝宝都经历过。溢奶的频率通常在2~4个月时达到高峰，到7~8个月时逐渐减少，绝大多数宝宝在1岁以后才不再溢奶。

再说说"吐出来的是有点酸臭味的白色奶块"。这要看距离上一次吃奶有多长时间。如果在上次吃完奶后短时间内溢奶，并吐出"白色奶块"，说明吐出的白色奶块之前是一直停留在胃中尚未充分消化的母乳，是母乳中的蛋白质遇到胃酸后凝固结块而成的。原因可能有二：一是宝宝的胃这段时间在"罢工"，有点儿消化不良；二是上一顿喂奶有点儿过量，超出了宝宝的消化能力。

如果在上次吃完奶后挺长一段时间才溢奶，并吐出"白色奶块"，属于正常情况下母乳中蛋白质遇到胃酸凝固结块。建议爸爸妈妈不要偷懒，喂奶后认真拍嗝，保持竖抱至少30分钟，再将宝宝放平躺下。同时注意刚喂完奶之后不要立即给宝宝更换尿不湿，每次喂奶量不要过多。

有的溢奶是宝宝吃完奶后活动时动作太大造成的。踢腿、扭动，腹部用力过猛，会导致腹内压突然增高，使之前吃的奶倒流出来，这属正常现象。对于这一类宝宝，建议在吃完奶的1个小时以内，用包被包裹宝宝，对其活动范围稍作限制，但要避免限制过度。

如果频繁出现这种情况，提示宝宝可能存在"胃食管反流病""幽门狭窄"等病理情况，建议前往医院就诊。

（九）如何判断宝宝的胃容量？

这里介绍一个"拳头法则"。正常情况下，宝宝的胃容量比自己的拳头稍大一些。而现实中，很多爸妈喂给宝宝的奶远超过这个量。传统观念上，我们都希望宝宝长得白白胖胖的，总是想给宝宝多喂一口奶。这就让宝宝的胃容量不断变大，同时增加了溢奶的发生频率。

四、宝宝喂养评价

通常医院会在宝宝满2月龄或者满3月龄时给他进行一次常规体检。爸爸妈妈也可以在家自行给宝宝测量身长、体重和头围。身长需要让宝宝躺着进行测量。头围的测量一般使用软尺绕头一周，需要注意前面经过宝宝的眉心，后面经过宝宝后脑勺凸起的地方，这样才能量得准确的头围。测得数值后，做好记录，与宝宝满月体检时的数值进行对比。

如果宝宝的身长、体重或头围的增长没有达标或者超过标准，应该带着宝宝到医院咨询医生，并请医生给予喂养建议。不建议妈妈们跟着感觉走，觉得宝宝没吃饱就加奶粉，或者觉得宝宝长得太胖就少喂一顿奶。

2月龄宝宝的生长发育指标

项目		男宝宝	女宝宝
体重	平均值（千克）	5.6	5.1
	正常范围（千克）	4.3～7.1	3.9～6.6
	增速（克/周）	200～250	200～250
身长	平均值（厘米）	58.4	57.1
	正常范围（厘米）	54.4～62.4	53.0～61.1
	增速（厘米/月）	3.5～4.0	3.0～3.8
头围	平均值（厘米）	39.1	38.3
	正常范围（厘米）	36.8～41.5	35.8～40.7
	增速（厘米/月）	1.0～2.3	1.0～2.3

五、医生说：乳头混淆

乳头混淆，是指宝宝用奶瓶吃奶后不愿意吃妈妈的乳头。把妈妈的乳头和奶瓶的奶嘴给"搞混了"。

（一）吃奶嘴和吃乳头的区别

吃乳头时，宝宝需要通过舌头和下巴的协调运动来吸吮得到母乳。

第一步，宝宝张大嘴巴含住乳头和大部分乳晕。

第二步，宝宝的舌头伸平顶住乳房，用力吸吮，口唇包住乳房，在口腔和乳房之间产生负压。

第三步，宝宝的牙龈规律地按压乳晕下方的乳腺管开口，宝宝的舌头也同时前后移动，从乳头和乳晕中吸吮出母乳。

吃奶嘴时，由于重力的作用，奶水可以很轻松地从奶瓶中流出，使宝宝无须通过整个口腔的协调运动来吸出奶水。

第一，宝宝无须张大嘴含住大部分奶嘴。

第二，宝宝的舌头无须顶住奶嘴和用力吸吮。

第三，宝宝不需要使用牙龈按压奶嘴，只需要用嘴唇轻轻吸吮即可吃到奶水。

第四，若奶水从奶嘴流出的速度过快，宝宝会上抬舌头顶住奶嘴来阻止奶水流出。

第五，奶水会不间断地从奶嘴流出，因此使用奶瓶喂奶时宝宝没有暂停休息。

（二）吃奶嘴和吃乳头哪个更好

宝宝适应奶嘴的速度会明显快于适应乳房。当宝宝习惯了用奶嘴吃奶后，再更换为乳房亲喂就会出现以下的状况：不愿意吃妈妈的奶，或者吃妈妈的奶但很容易损伤乳头。这是因为：

（1）宝宝并不张大嘴来含住乳头和大部分乳晕，而只吸吮乳头。这会导致宝宝吃不到足够的母乳，同时会损伤妈妈的乳头。

（2）适应奶嘴的宝宝接受乳房哺乳时会习惯性地抬起舌头，在吸吮的同时将乳头推出口腔。

（3）宝宝已经习惯了奶快速从奶嘴流入口中，而妈妈的乳房需要吸吮1～2分钟来刺激泌乳反射，才会有较多的母乳流入口中。

按照以上的描述，是不是说明奶瓶喂奶比乳房亲喂更好呢？

答案是一半对，一半错。

奶瓶喂奶的确不需要过多的技巧，并且更加省力。然而，已有的研究通过对比早产儿使用奶瓶喂奶和乳房亲喂，发现乳房亲喂对宝宝有以下好处：

（1）乳房亲喂时，宝宝的呼吸频率和心率都更加平稳。

（2）乳房亲喂时，宝宝可以更好地控制母乳的流速，根据自己的意愿进行有规律的吸吮、吞咽或者暂停。而奶瓶喂奶时，过快的流速会让宝宝有压迫感，只能不停地吞咽，无法得到适当的休息。

（3）乳房亲喂时，宝宝在用力吸吮的同时锻炼了口腔肌肉群，同时对牙龈有一定的刺激，这会为日后的生长发育打下基础。

（三）预防乳头混淆

对于乳头混淆，预防比纠正容易得多。宝宝出生后3～4周之前，也就是在宝宝熟练掌握通过乳房吃奶之前，尽量避免奶瓶喂奶（配方奶粉或母乳）。即使纯母乳喂养，有时也会因无法亲喂，需要提前挤出母乳并适当保存，而使用奶瓶喂奶，因此妈妈应该掌握奶瓶喂奶替代法。推荐用以下一些方法来替代奶瓶喂奶。

1. 用勺子喂奶

帮助宝宝抬起上半身坐在妈妈的大腿上以预防呛咳，用小勺盛满奶，用勺尖碰触宝宝的下嘴唇。等宝宝张开嘴后，不要急于把勺中的奶倒入宝宝的嘴里，而是耐心等宝宝按照自己的节奏将奶咽下去。

有以下情况的宝宝可以使用该方法：

（1）宝宝不会正确含住乳头和乳晕。

（2）宝宝有乳头混淆。

（3）年龄稍大的宝宝拒绝奶瓶。

2. 注射器乳头喂奶

在纠正乳头混淆的过程中，在宝宝含住乳头时，可以将除去针头的针管头部从宝宝嘴角插入嘴中，轻轻推动针栓，将奶水推入宝宝口中，以激励宝宝继续吸吮乳头。

有以下情况的宝宝可以使用该方法：

（1）宝宝不会正确含住乳头和乳晕。

（2）宝宝有乳头混淆。

（3）年龄稍大的宝宝拒绝奶瓶。

3. 使用哺乳辅助器

哺乳时，将细导管贴在乳头上，使宝宝吸吮乳头时可以轻易吸到容器中的液体以及乳房中的母乳。这有助于通过多吸吮增加妈妈的泌乳量，并纠正乳头混淆。

有以下情况的宝宝可以使用该方法：

（1）宝宝会正确含住乳头和乳晕，但吃奶量偏少。

（2）宝宝不会正确吸吮。

（3）一侧乳头皲裂。

（4）每晚入睡前给宝宝增加奶量，以减少饿醒次数，延长整晚睡眠时间。

（四）纠正乳头混淆

一段时间内需要完全中断奶瓶喂养。

在乳房亲喂之前和之后多与宝宝进行肌肤的亲密接触，让宝宝恢复对妈妈乳房的熟悉程度。

在宝宝还未哭闹之前就进行哺乳，等宝宝饿到哭闹后就会更加没有耐性和心情吸吮乳头了。

重新学习含接乳头的正确方法：将宝宝抱在怀中，让宝宝的脸靠近乳房，鼻子对准乳头。当宝宝张大嘴、舌头伸平时将乳头和大部分乳晕放入宝宝嘴中。

婴儿常常模仿大人的面部表情。妈妈可张大嘴给宝宝进行示范，引导宝宝张大嘴含住乳头和乳晕。哺乳前，妈妈先对乳房进行按摩，刺激泌乳反射，使宝宝吸吮儿口后就能吃到母乳。

第四章
第3个月（2月龄）孩子的喂养

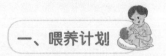
一、喂养计划

（一）发育特点

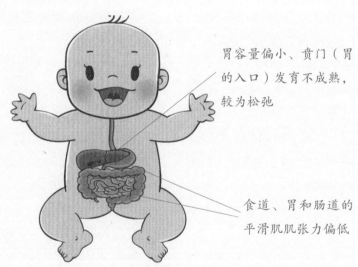

胃容量偏小、贲门（胃的入口）发育不成熟，较为松弛

食道、胃和肠道的平滑肌肌张力偏低

与成年人相比，宝宝分泌的消化酶相对较少。其中，宝宝消化蛋白的能力仅为成年人的1/5左右。

肠道发育不完善，肠道上皮存在空隙，大分子蛋白可直接通过。当宝宝的消化系统无法彻底消化来自牛奶的大分子蛋白时，大分子蛋白可通过肠道上皮空隙进入血液，引起过敏。

不能完全吸收食物中的脂肪。脂肪会以一定比例混杂在粪便中排出体外。在正常的足月儿中，约有10%的食物脂肪从粪便中排出，而在早产儿中，这个比例为10%～30%。

（二）母乳喂养原则

1. 从按需哺乳向按时哺乳过渡

第3个月宝宝的喂养原则是从按需

哺乳逐渐过渡到按时哺乳。进入第3个月，宝宝的胃容量会进一步增大，每次的吃奶量也随之增加。这个阶段的宝宝可以固定每天的喂奶时间和喂奶次数，进行按时哺乳，通常两次喂奶之间间隔3小时左右。需要强调的是，从按需哺乳到按时哺乳需要很长时间的过渡，也许整个第3个月都处在调整阶段。按时喂奶并不是必须达到的目标，切不可心急。这个月每天的吃奶量为500～750毫升。

2. 坚持夜奶

夜间的哺乳仍不能断，但是随着宝宝长大，夜间哺乳次数可能会有所减少。有些宝宝可能会睡大觉（5～6小时），这是正常的现象，不要将宝宝叫醒喂奶。

3. 补充维生素D

每日补充400国际单位维生素D。添加时机可选在吃奶前或两奶之间，每天固定在某顿奶之前或两奶之间添加，避免吃重了或漏吃了。

（三）喂养时间

日	06:00	09:00	12:00	15:00	18:00
夜	21:00	02:00—04:00			

在第3个月，我们给出了一个喂养时间的参考，妈妈们可以尝试按此调整喂奶时间。这样做的好处有很多：比如后半夜只需一顿奶，有利于妈妈和家人的休息；22点到凌晨2点之间生长激素分泌高峰期尽量让宝宝处于睡眠中；一日三餐的时间点都可以吃奶，利于后期调整宝宝的饮食规律。在此再次强调，想要达到这样按时哺乳需要很长时间的过渡，也许需要持续1～2个月甚至更长时间，妈妈们不要心急。

这时，妈妈们可能想知道如何调整喂养时间。下面有个小方法，大家可以尝试。如果宝宝在早上7点多吃了奶，等到9点的时候宝宝可能还没有饿，此时妈妈可以给宝宝吃奶，让宝宝吃饱，这样再下一顿奶可能就能离中午12点比较接近了。如果宝宝吃饱后到下次饿之间没有3个小时，那么就要适当增加一两顿奶了，千万不能饿着宝宝。

二、母乳保障计划

如果能持续给宝宝3～6个月的母乳喂养，你可以从中得到更多的益处。这是因为连续3～6个月分泌母乳，可以帮助你有效消耗怀孕期间储存的多余脂肪。当你坚持度过了母乳喂养的前3个月，成功克服了早期影响母乳喂养的一些困难，如乳房胀痛、乳头皲裂等，你会发现母乳喂养比喂配方奶实在方便太多了！比如，每次喂奶不需要清洗和消毒奶瓶，出门不需要随身携带一大堆冲配方奶的工具，宝宝很少发生便秘，大便没有特殊的臭味，等等。同时，宝宝两次吃奶间隔会明显延长，还给你更多的自由。

（一）饮食

进入第3个月，很多妈妈都已经达到了母乳供需平衡。当人体利用原料，源源不断合成母乳后，哺乳妈妈对各种营养素的需求也趋于稳定。有研究显示，钙、镁、锌、维生素B_6、维生素B_1、叶酸缺乏在哺乳妈妈中最为常见。因此，我们给产后第3个月的哺乳妈妈们做个一天的饮食示范，妈妈们可以根据自己的喜好合理搭配。

早餐：1个青菜包，1碗二米粥，1个煮鸡蛋。

上午加餐：1根香蕉，2个核桃。

午餐：2两米饭，肉片菠菜汤（菠菜提前用水焯好后将水倒掉备用，搭配猪肝做汤），松仁玉米，番茄炖牛肉。

下午加餐：200克酸奶，1个苹果。

晚餐：2两面条，2两虾，2块排骨，凉拌黄瓜。

（二）休息

宝宝夜晚的睡眠时间进一步延长，妈妈们终于可以少一点"熊猫眼"，告别"夜猫子族"了。不过，别开心得太早。很多宝宝的睡眠会有所反复，可能前几天表现特别不错，而之后就又回到过去黑白颠倒，晚上不睡、白天闹觉的状态了。珍惜一切机会增加睡眠仍是这个阶段哺乳妈妈休息方式的主旋律。

（三）情绪

妈妈逐渐适应了和宝宝24小时的互动模式。无论你的宝宝是"小天使"还是"小恶魔"，进入第3个月后，之前手足无措、严重缺觉，甚至心力交瘁的你都重新获得了力量，开始更多地享受和宝宝在一起的幸福时光。

有时候，妈妈们会因为宝宝这个月的体重和身长增长较上一个月减少而变得闷闷不乐，或因为不再经常有"胀奶"的感觉而担心，害怕因为自己母乳不够而造成宝宝营养不良。

有时候，妈妈们会因为宝宝的"后脑勺"出现一圈枕秃而担心宝宝缺钙。

有时候，妈妈们刚为宝宝能睡整觉而开心雀跃，而好景不长，没几天宝宝又恢复到之前没日没夜的"扰人模式"。

······

以上这些妈妈们担心的问题都能在本书中找到科学的答案。经过了"魔鬼式训练"的前2个月，每一个坚持母乳喂养的妈妈已经升级为"超级妈妈"，为自己点个赞吧。很多的不开心和担心其实都是不必要的，和之前相比，黑夜之后的曙光已经在向你招手了。

三、喂养中的常见问题

（一）什么是牛奶蛋白过敏？

妈妈们一定不会对"牛奶蛋白过敏"这个词陌生。牛奶蛋白过敏属于过敏的一种，是宝宝的免疫系统对于牛奶蛋白的病理性反应。宝宝的免疫系统可以识别出"自我"和"非己"抗原，对于"自我"抗原形成天然免疫耐受，而对"非己"抗原产生排异作用，引发超敏反应，就是我们通常所说的过敏。而牛奶蛋白过敏就是免疫系统把正常摄入的牛奶蛋白误判成入侵身体的敌人，随后引发一连串免疫反应来对抗这个外来"敌人"，引起皮疹、腹泻、哮喘等症状。

科学研究发现，发生牛奶蛋白过敏的宝宝消化系统黏膜表面的sIgA明显不足，而母乳的一大优点就是含有大量

sIgA，因此，纯母乳喂养的宝宝不摄入牛奶蛋白，几乎不会发生过敏，而人工喂养的宝宝的过敏发生率较高。

牛奶蛋白过敏通常会出现消化道症状、皮肤过敏症状以及呼吸道症状。消化道症状包括经常吐奶、腹泻、肚子鼓鼓的、大便带血丝等；皮肤过敏症状包括反复发作的湿疹、嘴唇周围皮肤红肿、眼睛周围红肿等；呼吸道症状包括频繁打喷嚏、流鼻涕，严重者可导致呼吸困难等。

（二）我的宝宝是不是牛奶蛋白过敏呢？

如果宝宝出现了以上列出的某个或多个症状，需要前往医院就诊。医生通常会给宝宝进行体格检查和便常规检查，询问你的家庭成员之前是否发生过过敏的情况，有的医生会给宝宝进行过敏原筛查。若能排除乳糖不耐受，对于纯母乳喂养的宝宝，医生会建议在妈妈的饮食中避免各种奶制品；对于配方奶粉喂养的宝宝，医生会建议更换深度水解奶粉或者氨基酸奶粉来观察宝宝的过敏症状是否有所缓解。一段时间后，医生可能会让你在饮食中重新加入含牛奶蛋白的食物，看看宝宝的过敏症状是否重现。以上这些就是判断宝宝是否对牛奶蛋白过敏的全过程。有时候，为了节约时间和成本，可能会仅根据宝宝的过敏原检查结

果来判断是否存在牛奶蛋白过敏。

对牛奶蛋白过敏的宝宝，由于存在交叉过敏现象，通常也会对其他动物乳汁中的蛋白质过敏，如羊奶、马奶等。除了牛奶蛋白，鸡蛋、花生中所含的蛋白质也是常见的婴儿过敏原，因此，哺乳妈妈在饮食中需要限制花生、牛奶、鸡蛋、海鱼、贝壳等食物。

有一些纯母乳喂养的宝宝，出生后前几天由于妈妈没有奶或奶很少，所以给宝宝喂了少量的配方奶。研究发现，即使只喝过一点配方奶，也可能会影响宝宝的免疫系统发育、肠道菌群定植，并造成牛奶蛋白过敏，引发湿疹、呕吐、腹泻甚至哮喘。因此，WHO、美国儿科学会一致推荐出生后纯母乳喂养作为预防婴儿早期过敏的重要方法。在此，提醒妈妈们，在母乳下来前尽量不要给宝宝喝配方奶。

（三）宝宝出现了牛奶蛋白过敏，妈妈应该怎么办？

宝宝一旦被诊断为牛奶蛋白过敏，妈妈们不用特别担心。研究结果显示，部分牛奶蛋白过敏的宝宝会在1岁左右恢复正常，而绝大部分宝宝会在3岁之前恢复正常。被诊断为牛奶蛋白过敏的宝宝在恢复正常之前，妈妈们应该注意什么呢？

对于纯母乳喂养的宝宝，医生会

建议妈妈在饮食中避免各种奶制品的摄入，不仅是牛奶，还包括酸奶、奶酪甚至含奶的冰淇淋等，一段时间后观察宝宝的症状是否减轻。如果确定需要避免奶制品的摄入，妈妈们需要注意在饮食中增加其他含钙量较高的食物以及优质蛋白。另外，如果给宝宝选择益生菌，需要挑选辅料中不含奶的种类，以免在服用益生菌的同时摄入少量牛奶蛋白，引起过敏。

对于配方奶粉喂养的宝宝，医生会建议为宝宝更换奶粉。过敏通常会出现交叉反应，即牛奶蛋白过敏的宝宝通常也对大豆和羊奶过敏。深度水解奶粉和氨基酸奶粉是目前比较推荐的针对牛奶过敏宝宝的专用奶粉，它的原理是将牛奶蛋白部分或完全水解为更小的蛋白质甚至氨基酸，与牛奶蛋白相比，它们引起过敏的概率大大降低。

（四）什么是乳糖不耐受？

乳糖不耐受是由于宝宝的胃肠道无法消化配方奶粉或母乳中的乳糖而造成的消化系统不适等一系列症状。先天性的完全乳糖不耐受非常少见，而相对乳糖不耐受在宝宝中更为常见。

乳糖不耐受的常见症状包括：频繁放屁、腹泻、频繁吐奶、湿疹、爱哭闹、增重缓慢等。如果宝宝出现以上症状，建议带宝宝去医院就诊。如确认是乳糖不耐受，在喂奶前补充少量乳糖酶即可减少相应症状。

（五）牛奶蛋白过敏和乳糖不耐受有什么区别？

在很多育儿的书籍、学习资料、广告和网页上都会出现牛奶蛋白过敏或乳糖不耐受的名字，而这两种完全不同的生理机制却常常被大家混淆。牛奶蛋白过敏和乳糖不耐受均是人体对奶制品中某种成分的特殊反应。其中，乳糖不耐受比牛奶蛋白过敏更为常见。

牛奶蛋白过敏主要由免疫系统参与，是人体免疫系统对于牛奶蛋白产生的排异反应，可通过避免牛奶蛋白摄入来减轻症状。

乳糖不耐受的相关生理机制中并没有免疫系统的参与，简单来说就是人体不能完全消化乳糖。仔细观察就会发现，当宝宝每次吃完奶后就会出现放屁多、肚子胀、腹泻等消化道症状。补充乳糖酶，可以帮助身体完全消化乳糖，即可使症状减轻甚至消失。

（六）如何判断婴儿肠绞痛和烦躁引起的哭闹？

所有的爸爸妈妈都会经历宝宝的哭闹。不过有的哭闹貌似持续时间会更久一些，哭得会更凶一些。近年来"婴儿肠绞痛"这个词比较流行，流行到只要宝宝哭闹，家长就会误认为是肠绞痛引起的。

医生对于肠绞痛的诊断通常会比网上描述的更为严格：宝宝哭闹的表现，每次持续3小时以上，每周至少有3天，至少持续3周；除此以外，并没有其他的病因或症状。借用一些家长比较通俗的话讲，就是"无缘无故地哭""整宿整宿地哭""哭得脸红脖子粗，都快背过气去了"，等等。

下表列出了肠绞痛引起的哭闹和普通哭闹的区别。

肠绞痛引起的哭闹和普通哭闹的区别

	肠绞痛引起的哭闹	普通哭闹
表现	哭闹的时间较为固定，不分场合，哭闹时间较长，可能会伴有五指紧握、全身肌肉紧张，普通安抚无效	哭闹出现的时间不固定，但每天哭闹的频率较高，每次哭闹的持续时间有短有长
干预方法	用手掌顺时针给宝宝揉肚子； 握住宝宝的双下肢做类似骑自行车的动作； 让宝宝保持俯卧位趴在床上； 短期服用益生菌，调节肠道菌群； 短期服用一种帮助肠道消除气泡的表面活性剂，如"西甲硅油"； ……	抱抱孩子； 用手掌在宝宝的后背上画圈； 轻轻拍背； 摸摸宝宝的耳朵和颈后皮肤； 在宝宝的耳朵旁吹气； 轻轻摇晃宝宝； 轻声哼歌；

（七）益生菌对人体到底有什么好处？

出生前，胎儿的胃肠道处于无菌状态，也就是说其中不存在任何微生物。出生后，肠道内益生菌菌群的建立对于宝宝的整体健康格外重要。

益生菌有助于保护肠道屏障，减少过敏的发生；有助于提高营养的吸收率；有助于分泌黏液，预防便秘的发生；有助于制造人体需要的内源性维生素（维生素K和维生素B_{12}）。

（八）怎样帮助益生菌定植在宝宝的体内呢？

由于母乳中特有的低聚糖可以作为双歧杆菌的"良好食物"，使得母乳喂养的宝宝肠道中的益生菌以双歧杆菌为主。而对于人工喂养的宝宝而言，由于缺乏这种特殊的低聚糖，使得肠道中双歧杆菌的数量远低于母乳喂养的宝宝。因此，坚持母乳喂养有助于益生菌定植在宝宝体内。

除了喂养方式以外，分娩方式（剖宫产或阴道产）、辅食添加、生活环境、腹泻、便秘等因素都会影响宝宝肠道内益生菌的种类和数量。

（九）宝宝嘴里长了白色的东西，擦不掉，应该怎么办？

这是宝宝长了鹅口疮，又称白色念珠菌感染，通常为白色、片状，长在舌头和口腔颊部黏膜上，不容易刮掉。

白色念珠菌是一种真菌，最喜欢在温热、潮湿、阴暗的酸性环境中生长。口腔黏膜、阴道、皮褶处、乳垫以及经常潮湿的乳头，是这种真菌最喜欢的生长繁殖环境。白色念珠菌怕热、怕碱，可以使用制霉菌素或碳酸氢钠（小苏打）溶液涂抹宝宝的患处，同时给宝宝常用的小毛巾、奶瓶等进行高温消毒。

宝宝的嘴里长了鹅口疮，提示妈妈很有可能也受到了感染。哺乳妈妈如果还同时出现以下情况，说明你的乳头可能感染了白色念珠菌：

（1）乳头非常疼，有灼烧感；或者非常痒，乳头发红；或乳头周围出疱疹。

（2）喂奶时或喂奶后觉得乳房特别疼，尤其在泌乳反射之后疼痛感更加明显。

（3）试过各种治疗方法，乳头疼痛并没有得到缓解。

如果出现了以上症状，妈妈需要经常更换乳垫，保持乳头干燥；将内衣和贴身衣物进行高温消毒；在乳头处涂抹制霉菌素或碳酸氢钠（小苏打）溶液，每次哺乳前用清水冲掉即可。

（十）宝宝晚上还要起来吃很多次夜奶，宝宝会不会因为睡不好而影响发育呢？

相比于前2个月，宝宝的身体大了一圈。随着胃容量和口腔肌肉力量的不断增大，宝宝每顿的吃奶量也有了明显增加。在体内的两种激素——褪黑激素和皮质醇的作用下，这个时期的宝宝已经逐渐可以区分白天和夜晚，白天醒着的时间变长，夜晚的一次睡眠时间也有所增加。

宝宝的浅睡眠时间有所减少，浅睡眠时期的不自主动作也有了明显减少，而深睡眠时间有所增加。但此时期大部分宝宝还做不到"睡整觉"，夜间会醒来数次吃奶，少则一两次，多则五六次。宝宝的睡眠周期较成人短，通常1～1.5小时为一个完整周期。也就是说，当宝宝睡了1～2小时醒来吃奶，并不会影响宝宝的睡眠以及生长激素的分泌。爸爸妈妈不用为此担心。而对于少数可以一觉睡到天亮，一次睡眠持续时间超过6个小时的宝宝，建议在睡4～5小时的时候喂一次迷糊奶，补充营养，为此时期快速的生长发育提供充足的原料。

（十一）宝宝不认真吃奶，该怎么办？

从第3个月开始，宝宝的视力越来越好，随着颈椎和颈部肌肉的逐渐完善，宝宝已经逐渐能够抬头和转头，观察周围更大范围的世界。这就导致喂奶时，尤其在白天喂奶时，宝宝会经常转移注意力，不认真吃奶。有很多宝宝因为白天不专心吃奶，导致在白天没有吃饱，因此夜晚会经常醒来"补充"白天没有吃够的母乳，造成夜醒增多，影响宝宝和大人的休息。而另一部分宝宝随着夜晚睡眠时间越来越长，变成了妈妈的"天使宝宝"。

宝宝长大了，对周围的声音、色彩、人都有强烈的好奇心，一些轻微的动静都能吸引宝宝的注意力。宝宝吃奶时，关上门，告知家人要喂奶了，不要过来说话或者弄出大的声响，尽量营造安静的环境。妈妈喂奶时也不要和宝宝说话，尽量不要吸引宝宝的注意力。

如果宝宝仍然不认真吃奶，那就过一会儿再喂，陪宝宝玩一会儿，早吃一会儿或晚吃一会儿影响不会特别大。

（十二）宝宝夜里有时隔很久都不起来吃奶，而妈妈乳房胀满了，此时该怎么办？

对于一觉能睡6个小时以上的"天使宝宝"，需要在他睡4～5个小时的时候喂一次迷糊奶，以补充生长发育所需的原料。

对于睡觉时间保持在4～5小时的宝宝，可以不用叫醒喂奶，而是由妈妈自行将母乳挤出或吸出，保证夜间频繁排空，以维持充足的泌乳量。吸出的母乳应放入冰箱进行保存。记得回到床上睡"回笼觉"之前，喝一杯水补充水分。

宝宝每天的睡眠时间并不固定。有时候妈妈刚把母乳挤出来一会儿宝宝就醒了。对于这种情况，先进行母乳亲喂。如果宝宝没吃饱，再将之前挤出来的母乳加热后喂给宝宝。

当然，以上都是大原则，还需要根据实际情况来具体分析。别忘了，每个宝宝都是独一无二的，没有人比你更了解你的孩子。

（十三）宝宝已经3个月大了，一晚上总得起来三四回喂奶。是不是宝宝饿醒了？可以通过睡前加一顿奶粉来减少宝宝夜醒吗？

对于这个阶段的宝宝，不建议在睡前通过增加一顿奶粉来减少夜醒。这是因为：

第一，母乳是所有食物中最适合宝宝的完美食物，配方奶粉没有母乳那样容易消化，对胃肠道的负担比较大。睡前喂一顿配方奶，的确可以让他相对较长一段时间不会饿，但这会增加胃肠道的负担，更容易造成宝宝腹胀、腹痛。与夜醒喂奶相比，腹胀、腹痛更加影响宝宝和大人的睡眠。

第二，宝宝的睡眠周期较成人短，通常1～1.5小时为一个完整周期。也就是说，当宝宝睡了1～2小时后醒来吃奶，并不会影响宝宝的睡眠以及生长激素的分泌。爸爸妈妈不用为此担心。

第三，在夜间哺乳，妈妈的催乳素分泌会达到一个小高峰，催乳素是我们熟悉的促进乳汁分泌的一种激素。夜间哺乳，会引起催乳素的大量分泌，继而保障充足的泌乳量。

四、宝宝喂养评价

3月龄宝宝的生长发育指标

项目		男宝宝	女宝宝
体重	平均值（千克）	6.4	5.8
	正常范围（千克）	5.0～8.0	4.5～7.5
	增速（克/周）	150～200	150～200
身长	平均值（厘米）	61.4	59.8
	正常范围（厘米）	57.3～65.5	55.6～64.0
	增速（厘米/月）	3.0	2.7
头围	平均值（厘米）	40.5	39.5
	正常范围（厘米）	38.1～42.9	37.1～42.0
	增速（厘米/月）	1.4	1.2

五、医生说：母乳喂养与脱发

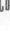

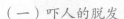

（一）吓人的脱发

宝宝出生后，很多妈妈都会开始明显脱发，尤其在产后3个月左右最为严重。有的哺乳妈妈会担心这是否与喂奶有关系，这里可以明确地告诉你与产后脱发有关的两个事实：

（1）产后脱发与哺乳没有关系；

（2）产后脱发只是暂时的，通常在产后6～12个月会长出新的头发，并逐渐恢复原先的发量。

（二）产后为什么会脱发

没有怀孕时，我们的大部分头发（85%～90%）都处于生长期，而10%～15%处于休眠期。在休眠期的末尾，头发会自然脱落，也就是我们洗头、梳头时就会脱发。

怀孕期间，激素水平发生改变，使更多的头发毛囊进入生长期，因此这个时期孕妇的脱发量明显减少，头发较之前更加浓密。

孩子出生后，妈妈的激素水平恢

复至未怀孕时的正常水平，这时很多处于生长期的毛囊会进入休眠期，继而出现大量脱发。

妈妈们都有所体会，在怀孕期间头发生长较为迅速，同时脱发数量明显减少。实际上，产后脱发只是我们的身体恢复孕前水平（孕前发量）的自我调整之一。

经历了产后脱发，还有很多妈妈被断奶脱发所困扰。别担心，这与断奶造成的体内激素水平波动有关，通常在断奶几个月后会恢复到正常水平。

小贴士

什么程度的脱发需要就医

超过1年的持续大量脱发，需要去医院就诊。这种脱发有可能是身体出现以下问题的信号：

体内铁元素缺乏；

产后抑郁；

甲状腺功能减退。

（三）如何应对产后脱发

使用正品洗发水和护发素，有条件的可以给头发做次护理。

可以尝试换个短发造型，或将长发适当剪短，尤其是修剪分叉的发梢。

刚洗完头，头发还没干的时候，不要梳头。

每天补充复合维生素。

保证营养，不要为了减肥而节食，为了宝宝和自己每天补充丰富的营养。重点补充必需脂肪酸（坚果、橄榄油等富含必需脂肪酸）、维生素B_{12}（鱼、奶制品、鸡蛋等维生素B_{12}含量丰富）、铁（动物肝脏、牛肉、羊肉等含铁丰富）等，防止因缺乏某种营养素而造成更严重的脱发。

哺乳期间不要烫、染头发，理发店常用的"药水"会对头皮和头发造成进一步的损伤。同时，一些有机溶剂还会乘虚而入，透过皮肤进入我们的血液，再通过母乳传输给我们的宝宝。

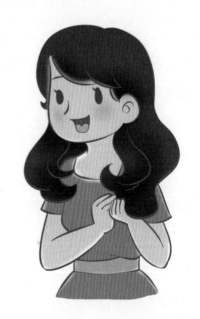

第五章
第4个月（3月龄）孩子的喂养

一、喂养计划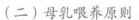

（一）发育特点

更加容易被周围的各种事物分散注意力

当宝宝认识到原来世界如此多姿多彩时，他就很难在吃奶时做到"两耳不闻窗外事"了。白天吃母乳时的注意力分散对宝宝吃奶量的影响很大，这样一来，到了晚上宝宝就会经常觉得饿，容易夜醒"要奶吃"

对手的控制更加成熟，饿了或者无聊的时候会把手指伸进嘴里吸吮。如果此阶段不注意宝宝的手部卫生，病菌容易通过手进入宝宝的身体，引起腹泻

具有呕吐反射和推舌反射，因此过早给宝宝添加辅食，宝宝会用舌头把食物顶出来，或者出现干呕

（二）母乳喂养原则

1. 按时哺乳

第4个月的喂养原则以按时哺乳为主。经过前一个月的过渡，很多宝宝已经很适应按时哺乳了。一般两次喂奶间隔为3～4小时。也有的宝宝还未建立按时哺乳的规律，

妈妈们不要心急，还是要以宝宝的需要为主。这个月每天的吃奶量平均为800～1000毫升。

2. 坚持夜奶

为了满足宝宝的营养需求，仍然需要坚持夜奶。但合理的时间安排可以让后半夜起来喂奶的次数减到最少。

3. 补充维生素D

每日补充400国际单位维生素D。添加时机可选在某顿奶之前或两顿奶之间。

（三）喂养时间

日	06:00	09:00	12:00	15:00	18:00
夜	21:00	02:00—04:00			

在第4个月，由于很多妈妈需要准备重返职场，我们根据妈妈的上班时间给出了一个喂养时间的参考，妈妈们可以尝试按此调整喂奶时间。考虑到妈妈在家的时间很有限，这个阶段需要妈妈亲喂和用奶瓶喂"存奶"相结合。

1. 亲喂

很多宝宝起床时间比较早，妈妈们可以在宝宝早上刚睡醒时给宝宝亲喂一次，这也可以帮助妈妈排空储存了一夜的母乳；中午如果有机会，可利用休息时间回家亲喂一次；下班后可以在晚饭后、睡觉前和半夜各亲喂一次。

2. 用奶瓶喂"存奶"

上午和下午可以请其他照顾者给宝宝喂"存奶"。

二、母乳保障计划

（一）饮食

哺乳妈妈有什么需要忌口的吗？

其实绝大多数妈妈不需要对饮食有什么限制，妈妈们可以通过摄入不同的食物来补充丰富的营养，摄入不同味道的食物可以通过母乳让宝宝得到不同的味觉体验。

在宝宝生命的最初6个月内，如果纯母乳喂养的宝宝有肠道不适，甚至出现一些过敏的症状，很有可能是由于妈妈饮食中摄入了一些可能引起宝宝过敏或肠道不适的食物。

当宝宝肚子不舒服的时候，妈妈需要关注的食物主要有奶制品、豆制品、海鲜和一些"产气"蔬菜（容易造成胀气的蔬菜）。

小贴士

为什么妈妈吃东西会影响宝宝呢

尽管宝宝每天只吃母乳，但由于妈妈们摄入了一些潜在的过敏原，它们会随血液进入母乳，而母乳在通过宝宝的肠道时，其中少量的过敏原会通过微小的缝隙经肠壁进入血液，继而被血液中识别"外来入侵者"的免疫细胞和分子包围攻击，引起过敏症状和肠道不适。

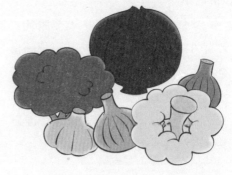

"产气"蔬菜

花、花菜、紫甘蓝、洋葱、大蒜等，部分人食用后可能会引起肠道产气，因此如果宝宝出现了肚子胀气的情况，妈妈可以先不吃这些食物。

对于含有咖啡因的饮品，比如咖啡、浓茶，妈妈尽量不要大量饮用。这类富含咖啡因的饮料对宝宝的影响因人而异，有的宝宝耐受力强，即使妈妈饮用了这些饮料也对宝宝没有任何影响。而有的宝宝则会表现得比平时更加兴奋、不易入睡，甚至哭闹。因此，对于妈妈来说，这些饮品不是禁品，馋的时候偶尔喝一点儿也没有问题。

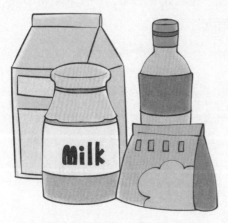

奶制品

纯母乳喂养的宝宝如果出现过敏，妈妈可以尝试先不吃各类奶制品。奶制品中容易引起过敏的成分——β球蛋白在血液中停留的时间较长，所以妈妈们一般需要停止摄入各类奶制品10天左右，才能消除潜在过敏原造成的影响。

一些富含硫元素的蔬菜，如西蓝

（二）休息

为了迎接即将到来的职场生活，这个月哺乳妈妈的休息原则就是"倒时差"，逐步将昼夜颠倒的生活调整到朝九晚五的工作生活，你不再享有熬夜之后睡懒觉的特权，因为不论你晚上甚至凌晨几点入睡，第二天早上8点或9点，你都要坐在办公室里开始一天的工作。

"倒时差"的前几天，早睡的计划有可能难以实现，不妨从戒掉睡懒觉开始。每天早上6点起床，坚持不睡"回笼觉"，到了晚上，每天比前一天早睡半小时。这样坚持下去，早睡早起自然就不成问题了。

（三）情绪

进入第4个月，很多妈妈的产假即将或已经结束。如何做一个边上班边喂奶的"超级妈妈"，是一个对宝宝和妈妈来说都很重要的课题。

平衡工作和哺乳并不像想象中的那么容易。你可能会对吸奶器又爱又恨，你也可能会经历重要场合漏奶的尴尬局面，你还可能需要处理与上司、同事甚至身边亲人的复杂关系，你有可能会因为各种因素而打算放弃母乳喂养而不得已接受配方奶……数不清的问题，理不清的关系，各种挑战跟商量好了似的一起跑到你面前。那么，如果你决心要做一个边上班边喂奶的"超级妈妈"，请坐好，深呼吸，以下的"定心丸"都是为你准备的。

1. 思想决定行动

（1）下定决心，坚定无论遇到什么困难都要坚持哺乳的信心。心中牢记母乳喂养给宝宝和你自身带来的好处。每当遇到困难时，想想因为你的努力才为宝宝带来了最完美的食物，同时送给自己一个微笑，送自己一份礼物就更棒了。

（2）避免被一些假设性的问题困扰，比如"如果宝宝不用奶瓶吃怎么办？""如果上班时间不能亲喂，宝宝哭闹怎么办？""如果使用吸奶器，吸奶量太少不够宝宝吃怎么办？"……这些问题都是合情合理的，都有解决方法，因此，一定不要让这些未来可能出现的假设性问题一直困扰你，扰乱你坚持母乳喂养的信心和决心。在产假结束前，不要让它们"抢"走你和宝宝一起相处的宝贵时光。

2. 不打无准备之仗

（1）准备上班期间坚持哺乳的工具。准备一个"背奶包"，里面需要包含吸奶、挤奶、存奶、防止漏奶等的一切用品。

①吸奶装置（手动或电动吸奶器）；

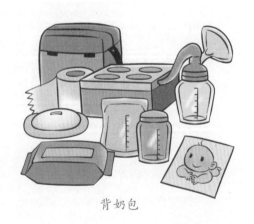

背奶包

②挤奶用品（保证手部清洁的用品，包括肥皂、湿巾、餐巾纸）；

③储奶容器（奶瓶或一次性母乳保存专用袋）；冰冻奶的装置（有制冷或保温效果的冰袋，单位有冰箱更好）；

④一张宝宝的照片（可以帮助你更快地引出"奶阵"）。

（2）帮助宝宝适应奶瓶。与形成乳头混淆的小月龄宝宝不同，很多月龄较大的纯母乳喂养宝宝一开始接触奶瓶时，或多或少都会有所抵触。家长要想办法帮助宝宝接受奶瓶和奶嘴。

建议当宝宝出现饥饿的早期表现时就开始用奶瓶进行喂奶。早期表现包括伸舌头到处舔、张嘴巴、来回扭头等。宝宝开始哭闹是需求得不到满足时情绪受到影响的表现，此时部分宝宝对奶嘴的拒绝程度会提高。

使用奶瓶喂奶前用温水冲洗奶瓶和奶嘴，使其与人体温度接近。

用带有妈妈味道的衣物包裹奶瓶。

喂奶前滴一滴母乳在奶嘴上。

耐心等宝宝主动张开嘴含住奶嘴。

模仿喂母乳时的姿势用奶瓶给宝宝喂奶。

不要强迫宝宝把奶瓶中的奶喝光。

如果宝宝仍然拒绝奶嘴，可改用勺子来喂奶。

（3）学会使用吸奶器吸奶，或掌握手挤奶的技巧。选购一款有质量保证的吸奶器，或掌握手挤奶的技巧，是休完产假成功坚持哺乳的关键。在家提前练习使用技巧，可以大大减轻日后在工作单位手忙脚乱吸奶、挤奶的心理压力和困扰。

吸奶器分为电动吸奶器和手动吸奶器，又分为单侧吸奶器和双侧吸奶器。由于不同品牌的吸奶器使用和操作方法各异，因此使用前需仔细阅读说明书。

小贴士

使用吸奶器的注意事项

每次使用吸奶器后都需要对吸奶器进行消毒，防止细菌滋生，避免乳房受到细菌或真菌的感染。

持续吸奶时间不要过长（5～10分钟即可），持续的负压会损伤柔嫩的乳晕，同时会给身体一种产奶量不足的信号。

为了维持产奶量，应模拟之前在家时给宝宝哺乳的频率，平均3～4小时手挤或吸一次奶。

要记得每天回家后尽可能保证亲喂。因为亲喂是最有效的排空乳房、刺激乳腺分泌的方法。

相比而言，手挤奶更为便捷，需要的工具更少，造成乳头损伤、感染的概率更小，还可以提前发现乳房是否存在乳块。

（4）提前准备一些备用母乳，冷冻保存，以备不时之需。

①保存容器。母乳应保存在带盖的硬质塑料或玻璃器皿中，或不含双酚A（BPA）的奶瓶中，或保存在一次性母乳保存专用袋中进行冷冻或冷藏。常见的玻璃奶瓶和塑料奶瓶的优缺点如表：

②保存时间和温度。下表是我国儿童保健技术规范给出的母乳保存时间建议。

常见不同材质奶瓶的优缺点

奶瓶	优点	缺点
无色玻璃奶瓶	耐高温	较重，不耐摔
聚丙烯（PP）塑料奶瓶	不含双酚A、轻巧、不易碎裂、耐热性好	透明度较差。反复消毒后易磨损老化，若表面有细微的坑纹，容易藏细菌，则需更换
聚苯砜（PPSU）塑料奶瓶	不含双酚A、轻巧、不易碎裂、耐热性好	价格最为昂贵。反复消毒后易磨损老化，若表面有细微的坑纹，容易藏细菌，则需更换。与PP、PES材料相比，透明度更高，更耐高温，更换周期更长
聚醚砜（PES）塑料奶瓶	不含双酚A、轻巧、不易碎裂、耐热性好	价格昂贵。反复消毒后易磨损老化，若表面有细微的坑纹，容易藏细菌，则需更换。这种材料的透明度、耐高温度、更换周期和价格均介于PP与PPSU之间

注意：无论使用何种容器，都应保证容器是干净、经过消毒的。

不同温度下的母乳保存时间

保存地点	保存温度	保存时间
室内	19~26 ℃	4小时以内（最佳）4~6小时（可接受）
冰箱冷藏室	4 ℃以下	48小时以内（最佳）3~8天（可接受）
冰箱冷冻室	-20~-18 ℃	3个月以内（最佳）6~12个月（可接受）

买奶瓶都要看什么

买玻璃奶瓶时一般选择无色的。要谨慎选择带颜色的玻璃奶瓶，以防材料中含有铅等重金属。

买塑料奶瓶时应选择不含双酚A的。通过以下方法可以初步识别塑料奶瓶是否含有双酚A：

（1）观察奶瓶包装，若有聚碳酸酯（PC）的字样，则可判断为含双酚A。

（2）观察奶瓶瓶体上的三角标志，若中间的数字为"7"或"58"，则可判断为含双酚A。

（3）通过视觉判断，如果瓶体通身透明度非常高，就要怀疑该产品可能含有双酚A。

已解冻的母乳可在冰箱冷藏室中保存最多24小时，不可存放在室温中，不可重新冷冻保存。解冻后的母乳如果没有吃完，就应丢弃，不可留到下次喂给宝宝。

④如何解冻和加热母乳。将从冰箱冷冻室中取出的冷冻母乳放在冷藏室进行解冻，一般24小时内即可解冻。解冻后进行隔水加热（50℃以下），将母乳加热至37～42℃。喂奶之前将母乳滴在手腕内侧的皮肤上，这部分皮肤对温度非常敏感，可以方便判断奶温是否适合宝宝。

不要在炉子上直接加热母乳，这会造成局部温度迅速升高破坏营养成分，并有可能烫伤宝宝。

③保存母乳的注意事项。各种容器保存母乳时都不宜装得太满，应留出一定空间，防止冷冻后体积膨胀。

将需要保存的母乳放在冰箱靠里的位置，不要靠近冰箱门，防止因频繁开关门造成温度波动而导致母乳变质。

冷冻母乳时，每份母乳量不要太多，一般100～150毫升为宜。

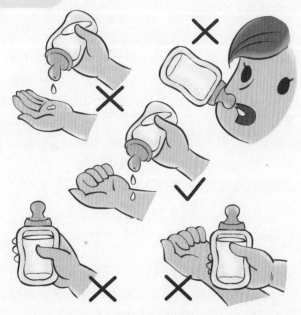

判断奶温的方法

不要使用微波炉加热母乳。

轻轻摇晃加热好的母乳，这有助于温度均衡，同时可将上层浮着的脂肪层与下层母乳混匀。不要使劲快速摇晃母乳，以免破坏母乳中的活性物质，快速摇晃还会产生大量泡沫，使宝宝吃进过多空气，引起或加重溢奶。

小贴士

正确认识脂肪酶

母乳中含有脂肪酶，它能够帮助宝宝消化脂肪，减轻消化负担，对宝宝大有好处。但是，当母乳中脂肪酶含量较高，而母乳又是被挤出来保存的时候，脂肪酶会分解母乳中的脂肪，其代谢产物会加速母乳的变质。表现出来的情况就是刚挤出的母乳无任何异味，在冰箱冷藏或冷冻后会发出酸臭味。

为了预防这种情况的发生，妈妈们在正式冷藏或冷冻母乳前应先准备一些"试用母乳"，将其冷冻1周左右后进行解冻，判断母乳是否变质。如果母乳中脂肪酶含量较高，建议在之后每次冷藏或冷冻储存母乳前，先用隔水加热的方法加热母乳使脂肪酶失去活性。脂肪酶和其他酶类一样，是蛋白质的一种，通常加热超过45℃即可失去活性。

⑤判断母乳是否变质。通常情况下，母乳静置一段时间后，无论是否冷藏或冷冻，都会出现分层。其原因是母乳中成分的密度不同，密度较小的脂肪会集中在上层，颜色偏黄；密度较大的水分，以及溶于水的乳糖和蛋白质会集中在下层，颜色偏清亮。因此，不要通过是否分层来判断母乳有没有变质。

真正变质的母乳会有肉眼可见的絮状沉淀，同时会发出一种酸臭味，少数情况下甚至会出现类似凝固型酸奶的结块。这通常是由于：存奶容器消毒不彻底；挤奶或吸奶过程中混入了大量的细菌（母乳中有溶菌酶，少量的致病厌氧菌会被清除，而少量非致病性需氧菌会进入宝宝肠道，有助于肠道正常菌群的维持）；储存温度和时间超出推荐的范围；母乳中脂肪酶含量较高。因脂肪酶含量较高导致的母乳变质比较少见，当排除了前3种原因之后，才会考虑这种原因的可能。

（5）选择合适的人帮你照顾宝宝，并在产假结束前教会他所有关于母乳喂养的事情。这个人可以是宝宝的爷爷奶奶、姥姥姥爷，也可以是保姆，最重要的要求是：这个人需要具有足够的责任心和耐心。但要记住，相对于妈妈来说，他可能对宝宝不够了解，对母乳喂养的专业知识认识不够多，所以在产假结束前，需要教给他包括如何用奶瓶喂奶、如何加热存奶、如何判断温度、如何消毒奶瓶、如何拍嗝、如何判断母乳变质等各种知识。

掌握了以上技巧，回归职场坚持哺乳这个艰巨任务，你就已经完成了一半。

以下16条贴士送给你，帮你更好地适应边工作边喂奶、忙碌而有成就感的生活。

1. 创造各种机会增加母乳亲喂

根据哺乳妈妈的工作种类和到单位的距离，可以机动性地增加亲喂的机会。比如居住地离单位很近，可以利用中午休息的时间回家喂奶；当宝宝大一些时，可以请家里人带宝宝到离单位很近的地方，甚至开车到单位楼下，提供一个方便、隐蔽的环境给宝宝喂奶；可以尝试将一些工作带回家完成，等等。

2. 放松心态

当你回归工作后，经常会遭遇各种不符合预期的情况。既有来自宝宝的，也有来自工作的。比如本来在家已经习惯吃奶瓶的宝宝突然不吃奶了，又

比如单位临时通知要出差一周，等等。要记住，随着宝宝的不断长大，宝宝的需求也在不断改变。不要让这些突如其来的状况动摇了你坚持母乳喂养的信念。每克服一个困难，都值得为自己鼓掌，因为你已经为宝宝提供了你能给他的最好礼物——母乳。

3. 选择一个合适的人帮你照顾宝宝

在确认他已经掌握了照顾宝宝的基本知识之后，每天回家和这位照顾者交流宝宝一天的情况，如果他可以记录宝宝一天当中的各种活动那就最好了。完整地记录宝宝吃奶、大便、洗澡、晒太阳、补充营养素的量和时间，对于掌握宝宝的健康状况非常必要。以下给出一个宝宝日常照顾记录的例子可以供各位妈妈们参考。

宝宝一日活动记录表

项目	上午 （07：00—12：00）	下午 （12：00—18：00）	日间合计
吃奶	07：00点150毫升	12：00 150 毫升 15：00 150 毫升	450 毫升
大便	0次	1次	1次
睡觉	09：30—11：30	13：00—15：00	4小时
户外活动	08：00—09：00	16：00—17：00	1小时40分
维生素D	0粒	1粒	1粒

4. 熟练用吸奶器吸奶或用手挤奶

每天清晨是吸奶的最好时机，因为经过一夜的"酝酿"，妈妈的乳房里充满了母乳，即使吸出150毫升，等宝宝醒来吃奶时还有余量来喂宝宝。

上班后，在工作期间尽量抽时间多次吸奶或挤奶，这样可以保证充足的奶量。

5. 在上班之前再多亲喂一次

上班之前给宝宝喂一次奶，可以一定程度缓解宝宝即将离开妈妈的焦虑，也能帮助妈妈排空乳房，为下一次吸奶或挤奶做好准备。

6. 与领导交流，得到领导支持

领导也是因人而异的，不要将所有的内心独白都坦白给领导。一方面，让领导明白你每天除了工作还要兼顾宝宝，非常辛苦；另一方面，让领导了解你有完成好工作的决心，不会因为有了宝宝而懈怠、严重影响工作。

7. 在单位寻找一个可以方便吸奶或挤奶的隐蔽场所

在单位找到一个隐蔽的地方，可以是某一个独立办公室，也可以是大办公室用帘子遮住的某一角落，又或是卫生间。目前，我国并没有明文要求工作单位必须备有"母婴室"。大部分哺乳妈妈可能需要委屈自己，在拥挤、狭窄的地方吸奶或挤奶，或选择在卫生间完成。

8. 回归工作的第一周对于妈妈的挑战最大，可以尝试将回归工作的那一天调整为周三

每个周一都是告别周末，迎接工作的第一天。对于马上休完长假的哺乳妈妈来说，如果回归工作的日子定在周一，则在这之前的周末两天都会在焦虑中度过。如果将回归的日子推后两天定在周三，至少可以过一个舒适的周末。同时，在第一天的工作结束后，你会发现再坚持两天就能迎来又一个周末，这感觉会比还剩四天要轻松得多。

9. 早起半小时，让每天早上都变容易一点点

相比产假的时光，上班以后，时间就不属于自己，而被严格"锁定"了。因为有了宝宝，起床后到离开家上班之前，很可能会出现各种突发情况，这就增加了迟到、没有时间打扮自己而蓬头垢面去上班的风险。为了避免这种情况的发生，可以提前一点起床，让自己面对各种情况时游刃有余，同时也可以向领导"证明"自己不是一个因为有了宝宝就对工作懈怠的员工，尽可能减少领导的疑虑，也让自己变得更加自信一些。你会发现，这一天因为早起，似乎变得容易了那么一点点。

10. 前一天晚上做好准备工作

提前准备好第二天上班时的穿着，预备好背奶包，准备好新一天工作需要的各种资料，以及其他可能的各种物品，避免第二天为了找某件衣服、搭配某双鞋而耽误时间，或因为忙乱忘带资料，等等。

11. 尽可能每天按时上床睡觉

按时上床睡觉，保证充足睡眠，才能应对繁忙的工作和照顾宝宝的双重压力。充足的睡眠既可以减轻压力，补充体力，又可以防止因心理压力过大造成的母乳量减少。按时睡觉还可以保证宝宝吃到足够的母乳。

12. 与同事搞好关系，得到同事的支持

同事是与你每天相处8小时的伙伴，是你遇到困难离你最近可以伸出手帮助你的人。不要忘了，在你休产假的时间里，你无法完成的那一部分工作都是同事帮助你完成的。要感谢每一位帮助过你的同事，也一定要尽力提供你的帮助给他们。

13. 周末与宝宝在一起时，尽可能保证亲喂

当作你补偿宝宝也好，或是补偿你自己对于宝宝的相思之苦也好，周末的宝贵时间多留一些给宝宝。一周5天工作日都没怎么和妈妈在一起的宝宝需要妈妈更多的关注和爱护。由于妈妈不在家时，宝宝都是通过奶嘴来吃母乳，所以周末建议保证亲喂来享受和宝宝的"二人时光"。

14. 坚持并享受夜奶

4个月的宝宝大部分还无法做到晚上睡整觉。尽管妈妈白天上班很辛苦，但这个阶段还是要夜间喂奶，这既可以弥补白天无法亲喂给宝宝带来的情感缺失，又可以通过夜间催乳素分泌旺盛的原理刺激母乳分泌。这是保障母乳量的重要方法之一。

15. 晚上喂奶睡眠不足，白天工作起来无精打采，哺乳妈妈可酌情喝咖啡

咖啡是美国儿科学会允许哺乳妈妈饮用的饮品。根据英国食品标准局提供的建议，大部分哺乳妈妈是可以适度喝咖啡的（每日咖啡因摄入量不超过200毫克）。尽管婴儿通过母乳接触到的咖啡因剂量只有母体剂量的1%左右，但小宝宝对咖啡因的耐受度具有较大的个体差异。当你喝完咖啡后，发现宝宝在吃奶后比平时烦躁、容易哭闹、不易入睡，说明他对母乳中的咖啡因过于敏感，如果是这样的话，建议妈妈就不要喝咖啡了。尤其是早产儿、正在生病的宝宝和过敏体质宝宝的妈妈更不宜喝咖啡。这里给出一些饮料含咖啡因的参考量：1罐355毫升可口可乐含咖啡因37毫克，1中杯星巴克咖啡含咖啡因200毫克。

16. 不要太过执着于纯母乳喂养，如果有特殊情况或困难，配合部分配方奶粉喂养也是可行的

临时出差，或者有无法避免的应酬等，导致一次或几次母乳中断，或者工作后母乳量逐渐减少，之前的存奶又不够。这些都很正常，不要给自

已增加不必要的内疚感。此时可以用配方奶粉代替某次母乳。

亲爱的哺乳妈妈，你要知道，已经过去的这一段时光里，因为你的坚持，宝宝已经收到了你作为母亲在这个阶段能给予他的最好礼物——母乳。每多喂一天母乳，你的宝宝就多得到一份健康。你的所有辛苦都是值得的！即使因为各种不可控制的原因，让你无法保证进行纯母乳喂养，你带给宝宝的母乳已经帮助他减少了很多疾病的风险，带给了他完美的营养成分和足够的安全感。

三、喂养中的常见问题

（一）妈妈可以运动减肥吗？

运动量适中的锻炼是可以的。多项国内外研究显示，哺乳妈妈进行运动量适中的锻炼不仅可以加速身材恢复，还有助于降低血脂、增强胰岛素敏感性、改善心情等。

那什么是运动量适中的锻炼呢？运动量适中的锻炼也称中强度运动，是指运动时心率处于最大心率的50%～70%水平。最大心率可以用220-年龄来计算。

例如，一个30岁的妈妈最大心率为220-30=190次/分，中强度运动可以使心率保持在95～133次/分。一般推荐的中强度运动包括快步走、骑自行车、爬山、打乒乓球、练瑜伽、跳广场舞等，持续运动半小时至1小时，以身体略微出汗为宜。

举个例子，快步走根据速度的不同每小时消耗的热量从150～250千卡*不等。按照平均值200大卡计算，连续坚持1个月，可以消耗1千克脂肪。

这里需要注意的是：

（1）正在坐月子的妈妈们，由于子宫还没有完全恢复，所以不建议进行中强度以上的运动，以防子宫脱垂。

（2）建议在运动前先喂一次奶，并换上运动型内衣，防止因运动加速乳房下垂或导致乳房受伤。

（3）尽量避免重复性的上肢负重运动，如举哑铃、搬重物等，防止乳腺管堵塞。

（4）运动期间注意补充水分，防止因出汗导致机体失水，对泌乳量造成影响。

（二）运动会不会影响母乳的口味？奶会变酸吗？

中强度运动对奶的成分并没有

---

* 千卡，又称大卡，1千卡=4.18焦耳。

明显影响。高强度的运动会使母乳中的乳酸含量一过性升高，停止运动1小时后，乳酸含量又会回到正常水平。

各类运动之后，建议妈妈们不要立即喂奶，因为即使中强度运动也会使皮肤出汗，当宝宝接触乳房皮肤时会受到汗味的影响而拒绝吃奶。运动之后休息半小时至1小时，可以用温水清洁乳房皮肤，然后再喂奶。

如果进行高强度运动，还需要注意先将乳酸含量较高的母乳挤出5~10毫升后再喂奶。

（三）宝宝刚睡了几天整觉就又开始夜里醒好多次，这是什么情况呀？

第4个月的宝宝中有一部分已经可以做到真正意义上的"睡整觉"了，即连续睡眠5~6小时。但是，妈妈们可不要天真地认为宝宝从此就会一直乖乖地"睡整觉"，成为一个人人羡慕的"天使宝宝"。事实上，这个阶段的宝宝会出现"睡眠倒退"，即一周前可以每晚连续睡5~6小时，一周后每晚则会醒2~3次。造成"睡眠倒退"的原因可能是出牙、白天与妈妈相处时间减少、溢奶、辅食添加过早等。妈妈们不必太过担忧这个问题，大部分宝宝都会出现这样的现象。

（四）怎么看待给宝宝建立作息规律这件事？

必须确定地说，需要给宝宝建立作息规律。建立规律的最主要目的是更好地养育宝宝，而不是为了大人省事。

宝宝的需求其实很简单，他需要的只是吃、喝、排泄、玩耍和安全感。但是每个孩子都是独一无二的，并没有一个全世界通用的规律告诉你宝宝的需求是什么表现，如何满足宝宝的各种需求。

1. 建立作息规律的好处

①可以将与孩子的相处变得更加容易和简单，你会了解宝宝什么时候该吃饭，什么时候该睡觉，睡觉前该做些什么，等等。

②宝宝自己有一套日常活动规律，相比于各种突发状况，他们更喜欢规律的事情。对接下来自己熟悉的事情会更加配合，比如洗澡、吃饭、睡觉等。

③当妈妈休完产假，白天需要把孩子留给其他家长或保姆时，如果其他家长或保姆比较了解孩子的饥饿、困倦、玩耍等需求并能很好地满足他，会使原本艰难的过渡期变得更加容易。

2. 如何建立作息规律

从第4个月开始，就可以逐渐给宝宝建立作息规律了。吃奶、睡眠的时间都逐渐固定，可帮助宝宝建立每天的作息规律。

①观察并记录宝宝每天吃奶的次数和时间。连续观察一周，记录宝宝每次吃奶、排便、洗澡、入睡的时间和睡眠时长，了解宝宝每天的自然规律。

②当宝宝每天的吃奶次数比较固定时，尝试按照宝宝的自然规律进行每一次喂奶。需要注意的是，不要刻板地按照所谓的"宝宝作息表"照顾宝宝，他的需求应当放在第一位，而不是"宝宝作息表"。比如，尽管一小时之前刚刚喝过奶，宝宝又出现了饥饿的表现，如开始吃手、嘴巴弄出吸吮的声音、来回转头寻找东西，一段时间后开始哭闹等，即使还没有到"宝宝作息表"规定的下一次喂奶时间，也应该马上给宝宝喂奶。

③当宝宝每天的晚间入睡时间和睡眠时长比较接近时，尝试按照某一固定时间进行哄睡。

夜间入睡时间在20—21点最为合适。为了能帮助宝宝更好、更顺利地入睡，需要逐步建立"睡前程序"，即每天晚上各种活动结束后，给宝宝洗澡或用热毛巾轻轻擦脸和全身，将卧室灯光调暗，用乳液给宝宝进行按摩，一边按摩一边告诉宝宝要睡觉了。按摩结束后给宝宝听音乐和喂奶。这一套程序不是固定不变的，每个妈妈可以根据自己的情况制订一套适合自己和宝宝的"睡前程序"。重点是每天坚持完成一整套"睡前程序"，通过不断重复训练让宝宝尽快形成自己的睡眠规律。

科学链接　宝宝睡眠够不够

当宝宝成长到一定月龄时，外界的各种刺激越来越吸引宝宝的注意。为了能更好地探索这个丰富多彩的世界，宝宝总有看不尽、听不够、玩不够的感觉，因此在白天哄睡宝宝的难度越来越大。除了昼夜不分的新生儿以外，在3岁之内，白天的小睡对于各月龄宝宝来说都是十分必要的。根据月龄不同，宝宝白天的睡眠时间从1小时到5小时不等。

各月龄宝宝的睡眠时间

年龄	建议睡眠量/小时	酌情适用/小时	不建议睡眠量/小时
0~3个月	14~17	11~13或18~19	<11或>19
4~11个月	12~15	10~11或16~18	<10或>18
1~2岁	11~14	9~10或15~16	<9或>16

注：美国国家睡眠基金会建议。

（五）奶睡的习惯好吗？

奶睡，不是指睡前吃一顿奶，而是特指在吃奶的过程中逐渐入睡，也有的妈妈将其形容为"含着乳头就睡着了"。典型的奶睡过程中，宝宝吃到的奶量很有限，总是吃几口奶就不动了，拍拍宝宝后背，他继续象征性地吃几口，然后就入睡了。

宝宝在睡觉前吃奶十分常见，这并不是被妈妈"惯坏"的。对于宝宝来说，妈妈的乳房不仅仅是可以吃奶消除饥饿感的地方，更多的是寻求安全感和舒适感的地方，因为这里有熟悉的妈妈的味道。我们成人在睡觉前会做一些让自己放松的事情来帮助更好地入睡，比如看书、看电视、听歌、躺在舒适柔软的床上等等。其实，宝宝睡前吃奶也是同样的道理。

关于奶睡有很多不同的观点，公说公有理，婆说婆有理。奶睡不能仅仅以是一种好习惯或者坏习惯做简单评价，更多的是对一种教养方式的选择和探讨。

很多坚持奶睡的妈妈都表示，

当宝宝成长到某一阶段后，他会自然停止奶睡的。支持奶睡的观点，主要是从心理、安全感的建立等方面来说的。但从营养学、口腔卫生，以及思维定式的建立来说，我们不太建议稍大月龄的宝宝"含着乳头入睡"。这是因为：

（1）4~8月龄起，宝宝开始出牙。当乳牙遇到随辅食进入口腔的细菌之后，奶睡就为牙菌斑提供了天然而丰富的营养基，继而腐蚀牙釉质。因此，我们建议宝宝出牙并添加辅食之后，就要开始给宝宝断奶睡了。

（2）4~6月龄起，宝宝的自我意识逐渐增强。每天固定的奶睡会让宝宝形成思维定式，误将夜奶当成睡觉前必须完成的一项流程。1岁以内的宝宝最不喜欢的是变化，最喜欢的是不变。

（3）对于习惯奶睡的宝宝，建议在睡前喂一次母乳，趁宝宝仍然清醒、吸吮速度减慢的时候，停止哺乳。此时宝宝很可能会闹脾气，妈妈可以先用小勺给宝宝喂一口白开水，减少口腔中的母乳残留。随后，妈妈可以通过抱着宝宝，增加皮肤接触，轻轻抚摸耳后、颈后、后背皮肤，使用安抚奶嘴，给宝宝平时喜欢的玩具，跟他轻声说话等方法，来转移宝宝对乳房的注意力。

（六）应该怎样给宝宝戒掉奶睡？

妈妈们可以通过"逐步脱离奶睡法"来加速这个过程。这个方法可以简述为：

1. 让宝宝在奶睡中感受到充分的舒适和安全

每一次喂奶时，包括夜晚睡觉时或白天午睡时，如果宝宝不想睡在他自己的小床里，不要强迫让他一个人入睡。你的目标就是让宝宝每一次入睡前都能感受到舒适和安全。如果宝宝缺乏舒适和安全感，直接后果就是很难入睡。

2. 喂奶至宝宝睡着逐渐转变为喂奶至宝宝快要睡着

当宝宝已经习惯边吃奶边入睡之后，可以尝试入睡前喂奶至他即将入睡的时候（闭上眼睛，呼吸开始变慢变沉，停止吞咽）让他离开你的乳房，独自入睡。

3. 从喂奶至快要睡着逐渐转变为喂奶至快要睡着前身体开始完全放松的状态

在上一个阶段顺利过渡之后，可以尝试入睡前喂奶至宝宝还在清醒但身体已经完全放松的时候让他自己入睡。入睡前给宝宝一个吻，告诉他你就在他身边。同时，可以把一件有妈妈气味的贴身衣物放在宝宝身边。

4. 逐渐转变为停止奶睡

当宝宝已经能接受清醒的时候离开妈妈独自入睡，就可以逐渐停止喂奶了。但在入睡前，妈妈需要帮助宝宝完成整个入睡前程序：每天按时洗澡或洗脸，清洁牙齿；安静地躺在床上；灯光调暗；躺在妈妈的怀里；妈妈亲吻宝宝，对他说晚安。可以给宝宝一个他喜欢的毛绒玩具。这个阶段要让宝宝明白已经到了该睡觉的时候，睡觉前需要做什么样的事情，每一步都在宝宝的预期之中。对于年龄稍大的宝宝，可以适当征求他希望让哪一个玩具陪他一起睡觉。如果宝宝不想关灯或不想关门，都可以适当满足他。注意：不要因为一些细节影响孩子入睡前的情绪。

宝宝对于整个方法适应过程的长短因人而异，但需要注意坚持"逐渐转变"，让宝宝适应一个阶段后再逐渐进入下一个阶段，而不是生硬地强迫宝宝接受。

（七）我的宝宝有每天晚上都吃2～3次夜奶的习惯，什么时候应该断夜奶？

到了第4个月，有一部分"天使宝

宝"可以睡整觉了，一晚上能睡5～7小时。还有大部分宝宝则不然，到1岁之前仍然要每晚醒来2～3次吃奶。通常情况下，我们把晚上睡眠过程中起来喂奶简称"夜奶"。目前，对于是否断夜奶，什么时候断夜奶，存在着截然相反的观点。有的说夜奶无论从心理上、情感上，还是从营养方面讲，都对宝宝有好处，应当坚持按需夜奶。有的认为夜奶会影响宝宝、妈妈甚至全家人的睡眠，并会让宝宝养成不好的睡眠习惯，因此需要尽早戒掉。

我们认为：每个宝宝都是独一无二的，每个宝宝的需求和情况都不完全一样，对于断夜奶这个问题，并不能一分为二简单暴力地进行回答。通常情况下，夜奶分为以下3种情况：

1. 宝宝饿醒了要吃奶

对于白天不好好吃奶的宝宝，通常容易夜间饥饿，醒来想吃奶。这种情况多见于第4个月以后，随着宝宝能自主抬头和视力的不断发育，宝宝的视力范围会大幅度增加。宝宝会发现更多有趣的东西，而在吃奶的时候则容易被周围环境影响。通常宝宝入睡后的第一觉时间最长，有2～3小时。宝宝醒来的时间距离上一次喂奶的时间如果超过2小时，在排除其他由于环境过热、过冷、换尿布、出牙痛等情况后，则很有可能是饥饿引起的。这种情况，要给宝宝喂奶。

2. 宝宝因不舒适醒来，找妈妈的奶来寻求安全感和舒适感

由于各种外界或自身原因引起的不舒适，比如太热、太冷、出牙痛（通常在夜间更为剧烈）、突然的声响惊醒等等，宝宝一醒来就会寻找自己认为最安全、最舒适的地方，那就是妈妈的怀抱。如果距离上一次喂奶时间不足2小时，同时可以找到较为明确的导致宝宝不适的原因，不需要喂奶，而是要去除引起宝宝不适的因素。比如炎热的夏天，家里可以将空调温度调至25～27℃；寒冷的冬天，由于北方家庭普遍有暖气，不要给宝宝穿过多的衣物，以宝宝脖子周围、手心、脚心不发热为宜；南方家庭可以适当使用电暖气、空调来取暖，不建议给宝宝使用电褥子；出牙痛常出现在即将出牙的阶段，通常宝宝哭闹比较剧烈，同时部分宝宝会用手拉扯耳朵，使用冷藏过的磨牙胶、用干净纱布蘸冰水擦拭牙龈，都可以起到缓解疼痛的作用。

3. 还有一种夜奶叫"妈妈觉得你饿醒了想吃奶"

这种夜奶比较常见，而且对于宝宝并没有任何意义。通常在宝宝浅睡眠的时候会出现疑似睡醒哭闹。当宝宝距离上次喂奶不足2小时，能看到面部和四肢活动，可能会有哭闹，但持续3～5分钟就又会睡着了。如果此时把宝宝抱起来给他喂奶，会打断宝宝的正常睡眠节律，影响自己和宝宝的睡眠质量。

科学链接　什么是浅睡眠

正常人的睡眠是有一定节律的，根据期间人体脑电波的不同通常分为5个阶段，这5个阶段交替反复出现，直至清醒。其中阶段1和阶段2可以理解为浅睡眠，浅睡眠期间会有一些身体动作，如蹬腿、眼球缓慢转动、暂时哭闹等。之所以称之为浅睡眠，是因为这个阶段的睡眠容易被外界环境中断，如响声、过冷或过热、抚摸、移动等。爸爸妈妈们需要学会区分宝宝处在浅睡眠还是深睡眠当中，如果是浅睡眠，要减小周围环境的噪音、避免过于剧烈的移动，帮助宝宝顺利进入深睡眠。

（八）如何逐步减少夜醒次数？

宝宝的频繁夜醒会影响哺乳妈妈乃至全家人的睡眠。睡整觉其实跟抬头、会坐、走路一样，是宝宝发育过程中的里程碑，而每个宝宝完成睡整觉的时间差别较大。一觉睡到天亮的"天使宝宝"谁都想拥有，以下介绍一些帮助高需求宝宝减少夜醒次数的方法：

1. 找到并消除可能引起宝宝夜醒的一些因素

（1）出牙。宝宝从3～6个月开始会出现出牙痛，同时伴有频繁流口水，还有的宝宝会因为出牙痛引起的牵涉痛感而频繁拽耳朵来缓解不适感。出牙痛在晚上会更加明显。有的宝宝会通过吃奶来缓解疼痛，哺乳妈妈也可以通过使用手指按摩宝宝牙龈，或用在冰箱冷藏过的磨牙胶来帮助宝宝缓解不适感。

（2）室温。将室温调节到合适的温度。通常1个月以上的婴儿适宜的室温范围是20～24℃。妈妈也可以通过以下方法判断宝宝适宜的温度。如摸摸宝宝的脖子后部，如果偏热甚至有汗，说明温度偏高；摸摸宝宝的手心，如果偏冷，说明温度偏低。室温过低或过高都有可能引起宝宝入睡困难或频繁夜醒。

（3）辅食。刚开始添加辅食，或新增一种辅食时，有的宝宝可能会出现胃肠道不适。不要在傍晚之后给宝宝添加辅食，而应以母乳或配方奶为主，以减轻宝宝的胃肠道消化负担，降低胃肠道不适引起入睡困难或频繁夜醒的可能性。

（4）湿疹。对于过敏引起湿疹的宝宝，由于不适感明显，容易造成入睡困难或频繁夜醒。对于没有发生渗出或已经出现结痂的湿疹宝宝，应当在睡觉前做好保湿工作；对于已经出现渗出和破溃但并无感染的湿疹宝宝，应当在睡觉前遵医嘱给予炉甘石洗剂或氧化锌软膏和保湿；对于出现感染的严重湿疹宝宝，应当在睡觉前遵医嘱给予抗生素软膏、氧化锌软膏和含激素软膏，缓解不适感。

（5）溢奶。对于奶睡的宝宝，要注意睡着之后可能出现的溢奶。妈妈和其他照顾者在宝宝入睡后半小时之内需要注意宝宝是否出现溢奶，如果出现需要及时处理。

（6）疾病。一些疾病包括耳朵感染和感冒可能会影响宝宝的睡眠。有时候，频繁夜醒有可能提示宝宝出现了某些疾病。需要妈妈和其他照顾者多加留意。

（7）白天与妈妈接触的时间较短。不少宝宝在妈妈休完产假，重返工作后，夜醒会比之前更加频繁，很多是因为宝宝希望补偿与妈妈之间的亲密交流。有的妈妈并没有外出工作，但因为家务繁忙，平时并没有很好地和宝宝在一起享受"二人时光"，宝宝也容易夜醒。

2. 白天多喂奶，睡前多喂奶

白天增加喂奶频率，让宝宝在白天清醒的时候尽可能多吃一些奶。白天喂奶时与宝宝单独在一个房间里，减少外界刺激，让宝宝专心吃奶，可以使宝宝吃奶量增加。在傍晚之后喂奶要注意尽可能让宝宝吃到脂肪含量偏高的后乳，以增加能量摄入，减少因饥饿引起的夜醒。

3. 妈妈睡觉前再喂一次奶

有可能宝宝已经睡着了，妈妈还需要处理其他事情。当妈妈准备上床睡觉前，可以给宝宝再喂一次奶，宝宝很有可能在并未完全清醒的状态下吃奶。这样会延长距离下一次宝宝醒来吃奶的时间，帮助妈妈延长睡眠时间。

4. 当宝宝表现出困倦时早一点哄睡

当宝宝过度疲劳，或常说的"困过劲儿"了时，会很难入睡。当宝宝出现困倦的表现时，妈妈就要尽早哄宝宝睡觉了。困倦的表现包括打哈欠、揉眼睛、拉耳朵、把头埋进妈妈的怀里、开始哭闹等。

5. 减少接触乳房的机会

夜间每次喂完奶后，将宝宝抱回他的小床上，如果同床睡，可以将宝宝抱到离自己稍微远一点的地方。同时穿上衣服，避免宝宝随时碰到乳房，随时能吃到奶。

6. 请爸爸来帮忙

如果宝宝夜醒不是为了吃奶，而是为了寻求安全感，他很可能也会接受来自爸爸的安全感。可以抱抱他，或仅仅是躺在旁边轻轻地拍他。

7. 对大月龄的宝宝（一岁半以上）说"不"或者"等一会儿"

年龄大一些的宝宝可以理解简单的语言，在宝宝提出夜奶的要求时，可以对他说"不"或者"等一会儿"，有的宝宝很可能在这一次喂奶之前就睡着了。

8. 用其他的方法代替夜奶

当宝宝需要夜奶时，可以用其他的方法来暂时代替，如轻轻地捏脊、按摩背部皮肤，或者抱着宝宝，轻轻哼歌给他听。这些方法都有可能减少夜奶的次数，而让宝宝在这一次喂奶之前逐渐入睡。

（九）妈妈吃了巧克力，宝宝拉出了酸臭味的大便，这是怎么回事？

有的妈妈在哺乳期间吃了巧克力，之后发现宝宝的大便发出一股酸臭味。其实，这与巧克力中的一种物质——可可碱有关系。可可碱与咖啡因结构和性质相近，会引起心跳加速、胃肠道蠕动加快等。如果妈妈吃了一定量的巧克力，其中的可可碱会从胃肠道吸收入血，继而通过乳汁喂给宝宝。宝宝吸收了可可碱，胃肠道蠕动会加速，使得母乳中的乳糖在小肠中尚未与乳糖酶充分反应，也就是说乳糖还没有完全被消化，就进入了大肠。进入大肠的乳糖被周围的各种细菌（包括"好"细菌和"坏"细菌）进行发酵，形成酸性便，同时产生大量气体，造成宝宝屁多、大便偏稀，同时大便有酸臭味，有的宝宝甚至会出现绿便。

可可碱多存在于黑巧克力中，而在白巧克力中的含量很低，因此，喜欢吃巧克力的妈妈也无须完全忌口，可以选择白巧克力。

四、宝宝喂养评价

4月龄宝宝的身体发育指标

项目		男宝宝	女宝宝
体重	平均值（千克）	7.0	6.4
	正常范围（千克）	5.6~8.7	5.0~8.2
	增速（克/周）	100~150	100~150
身长	平均值（厘米）	63.9	62.1
	正常范围（厘米）	59.7~68.0	57.8~66.4
	增速（厘米/月）	2.5	2.3
头围	平均值（厘米）	41.6	40.6
	正常范围（厘米）	39.2~44.0	38.1~43.1
	增速（厘米/月）	1.1	1.1

五、医生说：母乳过少

（一）母乳少不少，宝宝说了算

请看看以下这些情况，你觉得熟悉吗？

刚给宝宝喂完奶，过一会儿他好像又饿了，奶是不是不够？

某一段时间，宝宝的吃奶量明显增加，我的母乳好像不太够。

哺乳时宝宝吸吮乳房的时间变短，我的奶量是不是变少了？

……

好不容易等到宝宝的体检日，好不容易排到医生为自己的宝宝检查，好不容易与医生说上话，拿出自己记录问题的小本逐个问医生，只要涉及母乳量够不够的问题，医生总是千篇一律地回答：宝宝现在体重增长正常，母乳量足够。面对后面乌央乌央排队的家长和宝宝，妈妈也不能一直追问，而医生也没办法逐个详细解释。此时，妈妈们的内心可能是崩溃的。

医生这么说是有根据的。以上的情况都不足以说明奶量不足，妈妈们不要过于纠结。不要将自己宝宝的哺乳情况、体重增长情况、睡眠习惯、排便习惯等与其他宝宝做比较，总觉得自己的宝宝吃得不够多、体重增加

不足、大便次数过多或过少……

奶量不足有一个判断的"金标准"，那就是宝宝的增重不达标。增重的标准是有规定的，而宝宝的增重情况也是有记录的，增重是否达标应该用数据说话，而不是宝宝的某种表现和妈妈的感觉。每个宝宝都有自己独特的生长轨迹，并没有一个完美的生长轨迹适用于所有的宝宝。只要宝宝增重达标，你的奶量就是足够的。

（二）医生来不及说的话

1. 刚给宝宝喂完奶，过一会儿他好像又饿了

请记住，宝宝需要经常喂奶，他们有强烈的吸吮需求，同时喜欢被别人抱在怀里的安全感。与配方奶相比，母乳更易吸收，母乳的消化速度快于同等体积的配方奶。纯母乳喂养的宝宝每天喂奶超过12次的例子并不少见。

2. 某一段时间，宝宝的吃奶量明显增加

当宝宝处于生长高峰时期时，吃奶量会明显增加，母乳量会显得相对不足。生长高峰通常出现在出生后10天左右至2周、出生后3周、出生后6周、3月龄以及6月龄前后。通常随着月龄的增加，宝宝两次吃奶的间隔时间会逐渐延长，而进入生长高峰的这几天，两次吃奶的间隔时间似乎又回到了之前的状态。这几个时间段中，

宝宝似乎比平时更容易饿了。有的妈妈抱怨：宝宝几乎一整天都在吃奶！没关系，这种情况只会持续几天，你的奶量也会随着频繁喂奶而逐渐增加。生长高峰过后，宝宝的吃奶频率又会趋于平稳。

3. 宝宝每次吸吮的时间变短

宝宝吃奶的时间从之前每次15~20分钟缩短至每次5~10分钟，并且每次只吸吮一侧乳房。与此同时，妈妈会觉得自己的乳房并没有之前那么发胀发硬了，有时甚至不会出现漏奶。这些现象并不能说明你的奶量不足或者有所减少，而是已经达到了母乳"供需平衡"。

4. 两侧乳房的奶量不一样

很多妈妈都会觉得自己的一侧乳房产奶比另一侧多。这种产奶量不平衡一方面与两侧乳房天生不一样大，以及双侧乳腺组织大小和功能不完全一致有关。另一方面，取决于你给宝宝喂奶的频率。经常喂奶的那一侧乳房产奶量会明显多于另一侧。如果一侧曾患乳腺炎，很可能由于妈妈不敢喂奶而减少奶量；或妈妈由于伤口或手臂力量的限制或其他因素，使得较少在一侧乳房喂奶，这些情况都会使另一侧乳房因经常喂奶而使产奶量增加。

（三）哪些情况可能影响奶量

以下一些情况可能会使泌乳量有所减少，应尽量避免或勇于面对：

1. 宝宝对乳房吸吮不足

对乳房吸吮不足主要分为两类情况：吸吮次数较少和吸吮力较弱。

引起前者的主要原因包括父母用配方奶粉代替母乳，或经常给宝宝使用安抚奶嘴。引起后者的主要原因包括宝宝本身体质较弱（如早产儿、低体重儿、高胆红素血症患儿、患有严重基础疾病等）或宝宝总是处于困倦的状态，每次随便吃几口母乳就睡着了。通常情况下，为了达到充足的哺乳量，应每天给宝宝至少喂8次母乳，最好能达到10~12次，甚至更多。这就意味着白天平均每2~3小时就需要喂一次奶，夜晚经历3~4小时的睡眠后再次喂奶。需要注意的是，两次哺乳的时间间隔是从上一次哺乳的起始时间开始计算的。例如，前一次哺乳从8点开始，到8点20分结束，那么下一次哺乳应该是10点而非10点20分。因此，哺乳妈妈们就会觉得好像一整天都在不停地喂奶、拍嗝、换尿布……别担心，这种马不停蹄的生活只会从宝宝出生持续到出生后1个月。因此，这段时间内你需要其他人来照顾你的生活，帮助你做饭、完成家务活等。而你的主要任务就是，通过密集地哺乳来尽快建立充足的母乳供需平衡，在哺乳间歇抓紧时间休息，恢复体力。

2. 违背自然规律

与宝宝分离时间过长，或机械地按照固定时间给宝宝喂奶，影响了自然的供需平衡。

3. 限制宝宝每次吃奶的时间

哺乳时间并不是越长越好。有的宝宝在哺乳的前2分钟能保持有力地吸吮，而之后会像睡着了似的吃吃停停长达30分钟。这种情况尽管哺乳时间很长，但宝宝吃不到足够的后乳，因此会造成脂肪和能量摄入不足。为了进行有效的哺乳，一般在宝宝吸吮力变弱之后，通过弹脚心、抚摸耳郭等方法来帮助宝宝加强吸吮。

4. 心理压力过大

人体是复杂的生命体系，过大的心理压力会引起生理上的反应。泌乳也会受到心理压力的影响。过分担心自己母乳不足、担心孩子养育不科学、与家人的关系不够融洽等会使妈妈精神高度紧张，进而影响母乳的产量。

5. 乳头疼痛

乳头破溃造成的疼痛会抑制泌乳反射。

6. 宝宝无法正确含乳

宝宝舌系带过短、患鹅口疮，妈妈乳头内陷，可造成宝宝无法正确含接乳头，使有效吸吮减少，无效吸吮增多，导致哺乳困难。

如果经儿科医生确诊为舌系带过短，可以通过一个小手术来解决这个问题。若宝宝患有鹅口疮，需要遵医嘱按时用药。如果为妈妈乳头内陷，可以使用乳头矫正器，通过外力矫正乳头形状或者使用吸奶器通过负压将乳头变长来减少对宝宝吸吮的影响。

第六章

第5个月（4月龄）孩子的喂养

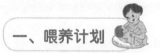

一、喂养计划

（一）发育特点

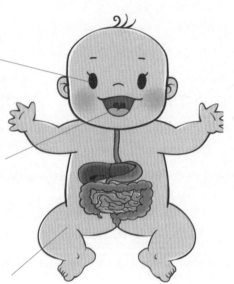

逐渐学会吃奶时一心多用，边吃奶边了解周围的世界

部分宝宝的吞咽反射和推舌反射逐渐消失；部分宝宝可以有咀嚼的动作；部分宝宝可以用舌头将食物在口腔中来回移动；部分宝宝看到勺子靠近会主动张开嘴

大部分宝宝可以靠坐或扶坐

（二）母乳喂养原则

坚持给宝宝纯母乳喂养。进入第5个月，大部分宝宝已经接受了按时哺乳。这个月的宝宝每天的吃奶量平均为800～1000毫升。

每日补充400国际单位维生素D。

（三）喂养时间

日	06:00	09:00	12:00	15:00
夜	18:00	21:00	02:00	

二、母乳保障计划

（一）饮食

在这个月，绝大多数妈妈都要重返职场了。那怎么保证妈妈的饮食呢？建议妈妈早餐和晚餐尽量在家里吃，这样既能保证营养，又能保证卫生。午餐的话，妈妈们可以按照以前的方法来解决，在单位食堂吃或者外出就餐均可，尽量搭配多种食材，选择口味清淡的品种。妈妈可以在单位放一些牛奶、坚果和水果，在上午和下午各加餐少许。有的妈妈可能愿意选择带饭到单位，中午加热后食用，这也是一个方案，但是会增加妈妈上班途中的负担，不仅要带背奶包，还要带一个饭盒，是比较费力的。另外，蔬菜等食材炒熟后久放，里面的许多营养素会流失，也可能因为污染细菌而导致食物变质。

对于哺乳妈妈来说，充足的饮水量非常重要。外出、工作、开会的时候都要记得给自己准备好开水，以便及时补充水分。妈妈可以准备一个便携的不漏水的水壶，随身携带，随时喝水。

（二）休息

休息好了，母乳分泌量才能得到保证。如果妈妈已经开始上班，有大量的工作需要做，而且需要挤2～3次奶，白天少了很多休息时间，不像在家可以趁宝宝睡着了也休息一下。在这么辛苦的情况下，晚上的睡眠就显得尤为重要。妈妈一定要重视晚上的睡眠质量和时间，分清事情的轻重缓急，此时保证充足的睡眠比洗两件衣服、打扫房间卫生、收拾厨房等要重要得多。如果没有余力做家务，要和家人协商好，千万不要因为做家务而牺牲妈妈的休息时间，那是得不偿失的。早早地洗漱好，带宝宝睡觉，然后自己也就休息吧。

（三）情绪

保持心情愉快，对妈妈的吃喝、休息都有良好的促进作用，更能增强妈妈坚持母乳喂养的信心。一般来说，妈妈出现焦虑、急躁、抑郁等不良情绪，会减少体内催产素的生成，继而影响乳汁的排出。而与此同时，体内仍在源源不断地生产母乳，产出的母乳无法排出，就会造成乳腺管堵塞，进一步可能会发展到乳腺炎。

妈妈外出或工作的时候，容易担心宝宝在家里是否能吃好、睡好等，进而影响心情。这需要妈妈提前培养宝宝看护者的养育水平，还要充分信任自己选择的看护者，调节自己的情绪。

如果妈妈觉得自己受了委屈，心里有一些想法，要心平气和地和家人沟通，沟通是解决问题的最好途径。妈妈要多学习育儿知识，避免听信一些没有科学依据的传言，培养科学的育儿观，并与家人沟通，尽早达成一致，这样才能避免许多家庭矛盾。

三、喂养中的常见问题

（一）为什么我家母乳喂养的宝宝比别人家奶粉喂养的宝宝晚上醒的次数多？

很多宝宝进入第5个月之后，夜醒的次数比之前增加了。而相比之下，多数配方奶喂养的宝宝夜醒的次数会明显少于母乳喂养的宝宝。

因此，有一些说法认为配方奶可以帮助宝宝睡眠，其实这种说法并没有科学根据。两者的区别在于是否用奶瓶喂养。其实主要的原因是这个月龄的宝宝开始受到各种外界刺激，宝宝开始逐渐认识到世界的奇妙，而这会对宝宝白天的吃奶量造成影响，这对于母乳喂养的影响明显大于奶瓶喂养。

随着宝宝视力的逐渐成熟和抬头动作的建立，宝宝可以通过自己的感官认识到更大的世界。任何有色彩的物体、能发出声音的物体，都会吸引宝宝的注意力。吃母乳需要宝宝一定的技巧和口腔肌肉群及舌部的协调运动，更需要宝宝专注。白天喂奶时，如果注意力被其他事物吸引，每次的哺乳量就会大打折扣。而当夜晚来临，光线变暗，各种噪声减少，宝宝较少受到外界的刺激，一天之中可以专心地吃奶。由于白天的吃奶总量相对偏少，夜间会因为饥饿导致夜醒的次数增加。

奶瓶喂奶时，由于结构的区别和重力的作用，宝宝可以一边观察周围新奇的事物，一边轻松地吃奶。因此，与母乳亲喂相比，配方奶喂养或者将母乳吸出用奶瓶喂养的宝宝白天的奶摄入量更多，夜晚因为饥饿醒来的频率会大大减少。

对于母乳亲喂的宝宝，建议妈妈在白天喂奶时选择在外界影响相对少的地方进行喂奶。喂奶时，可以适当拉上窗帘，关上灯或调暗室内光线，减少周围人员走动。避免分散宝宝的注意力，让宝宝专心吃奶，增加每一次的哺乳量。

（二）躺着喂奶会引起中耳炎吗？

网络上流传着一种说法：躺着

喂奶容易引起中耳炎。是这样吗？其实，躺着喂母乳并不会引起中耳炎，而躺着喂配方奶则有小部分可能会引起中耳炎。

首先，母乳中有阻止细菌滋生的物质，无论使用什么姿势喂奶，母乳都会降低患中耳炎的风险，而配方奶则有助于细菌滋生。

其次，宝宝的咽鼓管短，位置低而平。哺乳时，宝宝可以很好地控制母乳的流速，使母乳顺利经吞咽进入食道。而使用奶瓶时配方奶容易大量快速流进宝宝的口中，有小部分可能会进入耳朵诱发中耳炎。

（三）宝宝总是夜醒，能不能给宝宝换配方奶或者加辅食？

有一种说法，睡觉前给宝宝喂配方奶或辅食，可以帮助宝宝睡得更好。这其实并没有科学根据，还会造成一些危害，比如：

1. 增加消化系统负担

睡觉前给6月龄之内的宝宝喂配方奶粉，给6月龄以上的宝宝喂配方奶粉或辅食，会给消化系统带来较大的负担，很可能会引起腹胀、腹痛等，继而影响宝宝的夜间睡眠。与母乳相比，配方奶不容易消化。这也是为什么配方奶喂养的宝宝两顿奶之间的间隔时间会比母乳长的原因。

2. 夜间溢奶，容易引起中耳炎

喂配方奶粉的宝宝，如果夜间溢奶，妈妈和其他照顾者没有及时发现抱起拍嗝，容易引起胃内容物通过咽部流入中耳。与母乳相比，尽管发生概率不高，但配方奶粉中含有易于细菌滋生的营养物质，容易诱发中耳炎。

（四）妈妈来月经了，会对母乳有影响吗？

"邻居王大妈"可能会告诉你有关月经对母乳的不良影响，以此来劝你断奶，比如来月经后母乳的味道会变酸、母乳变质、母乳变少、母乳的营养减少等等。

实际上，来月经以后对母乳喂养有以下影响：

来月经前几天会出现母乳量的暂时减少，注意是暂时减少；

每个月的排卵周期或来月经前几天可能会出现乳头疼痛；

母乳味道可能会有一些改变。

其实，这与来月经前后体内雌、孕激素水平改变和体内血钙降低有关。因此在月经前后补钙可以一定程度上减轻症状。有一部分妈妈甚至都没有感觉到来月经前后的任何区别。请记住：一定不要因为担心来月经影响母乳而给宝宝断奶。

四、宝宝喂养评价

5月龄宝宝的身体发育指标

项目		男宝宝	女宝宝
体重	平均值（千克）	7.5	6.9
	正常范围（千克）	6.0～9.3	5.4～8.8
	增速（克/周）	100～150	100～150
身长	平均值（厘米）	65.9	64.0
	正常范围（厘米）	61.7～70.1	59.6～68.5
	增速（厘米/月）	2.0	1.9
头围	平均值（厘米）	42.6	41.5
	正常范围（厘米）	40.1～45.0	38.9～44.0
	增速（厘米/月）	1.0	0.9

五、医生说：母乳过多

（一）母乳多不多，宝宝说了算

很多妈妈在头疼自己母乳不足的时候，还有一些妈妈正在被母乳过多所困扰，然而这些妈妈可能并不知情。

以下情况你和你的宝宝是否经历过呢？

宝宝经常哭闹，并且表现烦躁。

吃奶时宝宝经常呛奶、咳嗽，甚至有奶水从鼻孔里流出来。

吃奶时宝宝会咬乳头（通常发生在4个月前，与快出牙时牙龈不适的出现时间不同）。

宝宝准备吃奶时，母乳快速流出来，甚至喷射出来。

妈妈有乳头疼痛。

宝宝吃奶时弓起身体，表现得很痛苦，有时还伴有喊叫声。

每次喂奶都像是连续战斗，刚喂完没多久宝宝就饿了。

每次喂奶时间较短，总共不超过5分钟。

两次哺乳之间，宝宝打嗝、放屁

次数很多，同时吐奶很严重。

宝宝的大便是绿色的、偏稀、有泡沫，放屁时会喷出大便。

妈妈的乳房总是感到很胀。

妈妈的乳房经常出现乳腺管堵塞，有时会诱发乳腺炎。

如果以上这些症状中很多条都符合，那么你很有可能遇到了奶量过多的问题。母乳过多会导致母乳流速过快以及前后乳不平衡。而出现以上情况的宝宝常因症状相似被误认为肠绞痛、乳糖不耐受、过敏、胃食管反流等。

（二）母乳过多的原因

部分妈妈的体质很容易产奶，在哺乳初期奶水就很充足，完全不需要费力地开奶、催奶，母乳就足够宝宝吃。

另一部分妈妈为了让宝宝吃到足够的母乳，在哺乳初期不停地喂奶、不停地排空乳房来增加泌乳量。

还有一部分妈妈乳头较为敏感，容易引出泌乳反射并且母乳流速快到几乎可以喷出来。为了让宝宝吃奶时奶速不要太快，这部分妈妈每次喂奶时都先吸出大量的母乳。这就给我们的身体一个信号："奶量不足。"身体接受了错误的信号，就会分泌更多的母乳。

还有的妈妈为了保证宝宝吃到足够的母乳，认为刚开始几分钟的奶

量大，之后奶就很少了。所以，每次喂奶时在一侧乳房喂几分钟后就换到另一侧乳房。实际上每侧乳房的后乳都没有让宝宝吃到，而是吃到了过多的富含乳糖的前乳，造成了前后乳失衡。这就会给宝宝造成一个恶性循环：消化系统承受了过多的水分和需要消化的乳糖，而由于脂肪摄入量偏低，宝宝的大脑总是发出没吃饱的错误信号，宝宝会哭闹着继续寻找妈妈的乳房，妈妈就会认为宝宝没吃饱，自己是不是奶量不足？需不需要给宝宝加奶粉？同时宝宝胃肠道因乳糖消化负担过大出现继发乳糖酶不足，宝宝表现出放屁多、大便出现泡沫、有时还会出现绿便。妈妈就会担心：宝宝是不是哪里出问题了？

（三）减轻母乳过多给宝宝带来的不适

通常母乳过多的妈妈一侧乳房的泌乳量足够宝宝吃一顿，因此不要在每次喂奶时更换乳房，而是坚持让宝宝吸完一侧。若吃完奶后2小时内宝宝又饿了，再用同一侧乳房喂宝宝，这样可以保证母乳流速不会过快，并能让宝宝吃到富含脂肪的后乳。在下一个2小时内，改为另一侧乳房，如果加喂一次同样只喂同一侧乳房。这样可以通过减少排空次数而减缓乳腺泌乳。

如果乳房胀得难受，可以适当挤出

少许（5～10毫升）母乳，以自己不感到太胀即可。而不要像以前那样完全排空乳房，从而给大脑传达错误信号，下令乳腺即刻开始继续泌乳。有的妈妈通过冷敷乳房，如用圆白菜叶冷敷，也可以减轻乳房胀痛。

通过以上的方法，大部分妈妈在4～7天内都能感受到一定的效果：宝宝吃奶后变得满足，不像以前总是不舒服和哭闹；虽然还有可能会呛咳，但吐奶会有所减少；大便逐渐变为金黄色，偏糊状，不像以前那么稀和有大量泡沫了。

如果宝宝不舒服的情况仍然存在，以上提到的改善在你的宝宝身上都没有发生，那么你需要持续更长一段时间只在同一侧乳房喂奶。总之，原则就是减少乳房排空次数和减轻乳房胀痛感。

（四）减轻母乳流速过快给宝宝带来的不适

母乳流速过快，宝宝吃奶时会呛咳、吐奶，甚至乳汁从鼻子里流出来，为了抵抗过快的流速，有的宝宝会咬乳头、拉扯乳头，或改为只含着乳头进行吸吮，这会弄疼妈妈的乳头。同时，与正常宝宝吃奶时平静、满足的神态不同，宝宝会蜷起身体或蹬腿、哭闹，表现出不舒服甚至痛苦的表情。可以尝试以下方法来缓解母乳流速过快给宝宝带来的不适。

（1）喂奶时选择"半躺式"，妈妈半靠在床或沙发上，宝宝趴在妈妈身体上吃奶，利用重力作用对抗母乳流速过快甚至喷出的现象。有的新手妈妈不太会"半躺式"哺乳，可以先试着坐位让宝宝含住乳头，然后慢慢靠在床或沙发上，就完成了"半躺式"哺乳姿势。

（2）使用剪刀手，用食指和中指按住乳晕上下缘"夹住"乳头。

（3）当宝宝呛奶时，分开宝宝的嘴唇取出乳头，将喷出的母乳挤出来，等流速减慢时再喂宝宝。

第七章
第6个月（5月龄）孩子的喂养

一、喂养计划

（一）发育特点

可以用眼神来追踪食物

可以用手抓握学饮杯的把手喝奶

更多的宝宝的吞咽反射和推舌反射逐渐消失；更多的宝宝开始做出咀嚼的动作；更多的宝宝可以用舌头将食物在口腔中来回移动；更多的宝宝看到勺子靠近会主动张开嘴

大部分宝宝可以独坐

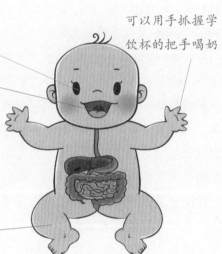

（二）母乳喂养原则

1. 纯母乳喂养

第6个月的宝宝仍应坚持纯母乳喂养，按时哺乳。每天的吃奶量平均为800～1000毫升。每天补充400国际单位维生素D。

2. 观察宝宝

进入第6个月，很多宝宝逐渐出现了以下的表现，说明你的宝宝已经做好接受辅食的准备了。

（1）会独立坐。宝宝会坐，有助于辅食的吞咽，减少反流的发生。

（2）胃肠道成熟。如大便逐渐转变为成形的黄色大便。放屁多、大便中泡沫多、绿便腹泻、便秘等异常情况不再像以前那样频繁。

正如前面提到过的，刚出生的宝宝胃肠道屏障功能并不完善。当宝宝5～7个月时，胃肠道会出现短暂的生长高峰，原本排列疏松的上皮细胞逐渐紧密，同时胃肠道可以制造分泌性免疫球蛋白A，分泌性免疫球蛋白A附着在肠壁内侧，可以防止各种可疑的"异种蛋白质"进入血液引发胃肠道不适、特应性皮炎等过敏反应。

（3）吐舌反射逐渐消失。4月龄以内的宝宝存在吐舌反射，会自动将进入嘴里的食物用舌头推出来，防止窒息。5～6月龄时，该反射逐渐消失。

（4）呕吐反射有所减轻。半岁左右的宝宝存在呕吐反射，轻压宝宝舌根会作呕。该反射允许宝宝吞咽液体，而当宝宝吞咽较为黏稠的食物或者固体食物时会出现呕吐，目的是防止物体误入气道导致窒息，是一种保护性反射。6个月以后该反射会有所减轻，吞咽黏稠度逐渐增大的食物可以逐渐降低该反射的敏感度，直到反射消失。过晚添加辅食会使该反射消失时间延迟。

（5）开始出牙或还未出牙。出牙有助于咀嚼食物。通常每个孩子出牙的时间差异较大，出牙时间受到遗传因素、孕期营养、出生后激素和营养等多方面因素的影响。但出牙并不是添加辅食的必需条件，没有出牙的宝宝同样可以添加辅食，如泥状辅食。

（6）有咀嚼动作。当爸爸妈妈吃东西的时候，宝宝会模仿进行咀嚼动作。这有别于吸吮动作，是宝宝口周肌肉群相互配合的另一组较为复杂的动作。

（7）会用勺子喝奶。当使用勺子给宝宝喂奶时，宝宝可以喝进勺中的母乳或配方奶，并完成吞咽的整个动作。

（8）被食物的味道吸引。当家里其他人吃饭时，宝宝会表现出强烈的想要吃的意愿，目光锁定食物，有吞咽、流口水的动作，有时甚至会用手抓住食物往嘴里放。

（9）对母乳的需求增人。宝宝会不停地要求吃母乳，而两次母乳的间隔明显短于之前的情况。这也是一个宝宝准备好要加辅食的表现。不过需要排除通过吃母乳来缓解出牙期造成的牙龈不适，6月龄左右出现的一次短暂生长小高峰，以及由于患病身体虚弱对母乳依赖加强等。

如果你的宝宝出现了以上的一些表现，说明他的身体已经做好了接受辅食的准备，妈妈们可以尝试少量添加泥状辅食。由于此时宝宝的消化系统并未发育成熟，所以切忌一次给予过量且种类过多的辅食，这个时期还是以尝试为主。关于辅食添加的具体内容请参考第7个月宝宝的喂养。

（三）喂养时间

日	06:00	09:00	12:00	15:00
夜	18:00	21:00	02:00	

二、母乳保障计划

（一）饮食

进入第6个月，妈妈们基本上已经适应了工作、孩子、家庭并重的"女超人"生活。一部分妈妈可能比较在意自己因为怀孕而略显富态的身材。这个阶段，妈妈们可以通过调整饮食、增加运动来开启"瘦身计划"了。

妈妈们可以将每天的加餐进行减量，或减去一顿加餐。每天的午餐、晚餐的主食也可相对减量，食物以少油少盐为主。如果在外就餐，很容易遇到油放很多的菜。要知道，吃这种"隐藏"了很多热量的菜，即便不吃主食，仍会增加你每天的能量摄入，破坏你的"减肥大计"。

对于防止脂肪暗中潜入我们的食物，可以使用"替代"原则。

①煮鸡蛋替代炒鸡蛋、煎鸡蛋；

②蒸排骨替代红烧排骨；

③清蒸鱼替代红烧鱼、油炸鱼；

④凉拌菜、水煮菜、蔬菜沙拉替代炒菜；

⑤白米饭替代炒饭；

⑥稀粥替代白米饭；

⑦汤面替代炒面；

⑧酸奶替代冰淇淋；

⑨烤馍片、苏打饼干替代奶油夹心饼干。

……

"偷梁换柱"的方法可以减少食物中的热量，帮助妈妈完成"瘦身计划"的第一步。当然，我们不建议非常严格和死板地控制饮食，当妈妈们面临着工作和生活的压力时，可以适当吃一些高热量的零食，以迅速补充能量、缓解压力，安抚低落的心情。

（二）休息

进入第6个月的妈妈已经能够很好地适应"昼夜奋战"的状态了。如果有可能的话，建议妈妈们为自己争取一个午休的机会，以便为下午和晚上的辛苦做一些精力储备。同时，尽可能增加睡眠总时间，每天的睡眠时间保证在7小时以上。

（三）情绪

很多妈妈很顺利地经过了几个月的哺乳时光，并没有出现乳腺炎，反倒在5～6个月期间出现了乳腺管堵塞，继发乳腺炎。很多妈妈因此而严重影响了继续母乳喂养的决心和信心，打算借此机会给宝宝断奶。其实，这可能与情绪不好、压力大有很大关系。保证心情舒畅，充分休息，是每个妈妈的重要任务，甚至可能比吃催乳餐、喝下奶汤更加重要。

三、喂养中的常见问题

（一）给宝宝添加辅食之前，我应该做好哪些准备呢？

1. 准备好制作辅食和喂辅食的工具

俗话说"工欲善其事，必先利其器"，给宝宝吃饭的工具更是马虎不得。喂辅食需要准备一套餐具。

2. 购买强化铁米粉

强化铁的米粉应作为第一种喂给宝宝的辅食。首先，米粉属于最不容易引起过敏的食物之一，同时米粉的纤维素含量较少，容易消化，并富含碳水化合物，口感软滑。其次，由于此时期宝宝体内储存的铁元素几乎被消耗殆尽，所以强烈建议选择强化铁米粉作为宝宝的第一份辅食。

3. 做好心理准备

刚开始接触辅食，有的宝宝可能会把食物弄到嘴边、身上、地板上，甚至是大人身上……

对于这种情况，要做好各种准备工作，比如选择非玻璃、非陶瓷材质的餐具，喂饭时给宝宝戴上围嘴，不要在沙发、床上等不易清洁的地方喂辅食。

有的宝宝可能会不停地用舌头把食物顶出来，整个喂食过程并没有想象中顺利。

每一种食物需要大人不断地尝试几次甚至几十次，宝宝才能最终接受。

有的宝宝只吃一点点就再也不

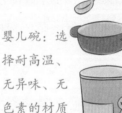

婴幼儿专用硅胶软勺：顶部较软，可以保护牙龈

围嘴：防止衣服被食物弄脏

婴儿碗：选择耐高温、无异味、无色素的材质

婴儿高脚椅：方便宝宝在餐桌旁和全家人一起吃饭，也方便大人给宝宝喂饭

强化铁米粉

吃了。这种情况不要强迫他把所有准备好的食物都吃掉，否则会影响宝宝对食物的兴趣，不利于之后的辅食添加。

（二）"邻居王大妈"说要给宝宝喝菜水和果汁，是这样吗？

不建议给宝宝喂菜水和果汁。无论在纯母乳喂养阶段还是辅食尝试阶段，菜水和果汁对于宝宝的营养需求来说都不是必需的，同时，购买的果汁中含有较高的糖分，不利于宝宝的营养均衡和牙齿健康，还会影响宝宝的吃奶量，导致各类营养素的摄入和吸收受到影响。

根据美国儿科学会、英国国家医疗服务体系、澳大利亚国立健康与医学研究理事会给出的建议，6月龄内的宝宝不建议添加任何果汁。

四、宝宝喂养评价

6月龄宝宝的身体发育指标

项目		男宝宝	女宝宝
体重	平均值（千克）	7.9	7.3
	正常范围（千克）	6.4～9.8	5.7～9.3
	增速（克/周）	100	100
身长	平均值（厘米）	67.6	65.7
	正常范围（厘米）	63.3～71.9	61.2～70.3
	增速（厘米/月）	1.7	1.7
头围	平均值（厘米）	43.3	42.2
	正常范围（厘米）	40.9～45.8	39.6～44.8
	增速（厘米/月）	0.7	0.7

五、医生说：乳头奶疱

（一）乳头奶疱是什么

乳头奶疱根据成因可分为4类。

第一类是长在乳头或乳晕上的白色或黄色、有痛感的小点。这种奶疱，由于近似透明的乳头表皮细胞封闭了原有的乳腺管开口，使得母乳无法顺利流出来，宝宝吸吮时会造成局部肿胀而引起剧烈疼痛。若按压乳房挤出母乳，会使得这个小点向外突出。如不进行特殊处理，乳头奶疱可持续存在数日或数周，然后随着表皮脱落而突然消失。

第二类是由乳腺管堵塞引起的奶痂，多由乳汁变干后形成的颗粒或半凝固、脂肪含量较高的母乳堵塞在乳腺管开口引起。如果是乳汁变干后堵塞开口导致的，可通过挤压乳晕，在母乳快速流出时将其顶出来，或用指甲轻轻抠掉（注意：一定要保证手部清洁，避免指甲缝带有细菌而感染乳腺）。如果是半凝固、脂肪含量较高的母乳堵塞所致，除了挤压乳晕外，还要注意减少食物中饱和脂肪酸的摄入。哺乳妈妈通常为了充足的奶量，每天都会喝很多汤。这些汤，表面厚厚的浮油富含饱和脂肪酸和热量，最好将其舀出去再喝。

第三类是乳头皲裂造成的红色或褐色结痂，常因宝宝不正确的含乳方式、吸奶器负压过大等损伤乳头皮肤所致。

第四类是由感染疱疹病毒引起的乳房或乳头起疱、结痂。这类乳头奶疱所占比例很少，预防感染最为重要。

（二）预防乳头奶疱

1. 喂奶

多喂！多喂！多喂！重要的事情一定要放在最前面，而且要重复说，还要配上感叹号。在母乳的供需平衡建立之前经常排空乳房，无论对于预防乳房肿胀乃至乳腺炎，还是增加泌乳量，抑或是促进子宫复旧、平复妈妈情绪，都是最有效

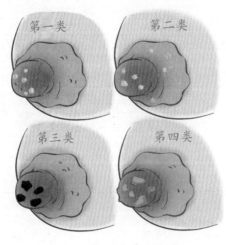

第一类　　第二类

第三类　　第四类

乳头奶疱

的方法，没有之一。

2. 按摩

配合手法轻柔按摩乳房后挤出母乳，可以代替宝宝的吸吮进行乳房的排空。每次洗澡后，乳房会较为肿胀，此时可以轻轻挤压乳头，将乳头白点挤出来。以上两种方法都可以将容易淤积在乳腺导管开口的较为黏稠的母乳挤出来。

3. 保护乳房

用干燥的消毒棉球蘸橄榄油包裹在乳头周围，可以保护和滋润娇嫩的乳头。

乳垫蘸少许醋敷在乳头上，可以在一定程度上软化和畅通乳腺导管开口。

暂停穿胸罩，或选择没有钢圈的胸罩。

使用圆白菜叶敷乳房，可以辅助消除乳房肿胀。

4. 饮食

平时多喝水。

每天服用1粒卵磷脂胶囊或吃1~2个鸡蛋，可以有效预防或在一定程度上减轻乳腺管堵塞。

继续服用怀孕时吃的复合维生素片，补充维生素，同时多吃水果和新鲜蔬菜，补充维生素C，提高免疫力。

（三）得了乳头奶疱怎么办

发现乳头出现奶痂后，妈妈们不要着急，可按照以下这四大步骤进行自我护理（根据效果可重复多次）。

1. 喂奶之前对乳房进行湿热敷

使用硫酸镁湿热敷乳房（1杯200毫升温水＋2茶勺硫酸镁），可以达到消肿、消炎、止痛、软化奶痂的作用。每日4次。如果担心宝宝会吃到残留在乳头的硫酸镁（有淡淡的苦涩味），可以用温热的清水冲洗后再进行哺乳。

硫酸镁湿热敷后，使用干燥的消毒棉球蘸橄榄油敷在乳头的奶痂上，以保护和滋润娇嫩的乳头，同时对奶痂进行进一步的软化和溶解。

2. 清除乳腺导管开口处的堵塞物

如果是乳汁变干堵住了乳腺管开口，可用清洁过的指甲轻轻从边缘抠开，或使用消毒过的针头轻轻分离乳头奶疱的边缘和乳头皮肤（注意：是从边缘处"向上挑"而不是"向下扎"，否则可能会将细菌带入乳头内部）。整个过程一定要注意工具消毒，同时避免任何可能让细菌"乘虚而入"的环节。当有部分奶疱边缘离开乳头皮肤表面时，可以选用消毒过后的镊子或小剪刀清除多余的皮肤。建议不要自己在家里操作，因为极有可能因操作不当导致细菌感染，诱发乳腺炎。

3. 手法按摩后挤奶或用吸奶器吸奶

湿热敷后选择有奶疱一侧的乳房

喂奶。喂奶前配合手法按摩和挤奶可帮助母乳更好、更快地流出，有可能将半凝固、脂肪含量较高的母乳挤出来（类似牙膏）。挤出之后，后面的母乳会非常通畅地流出来。

4. 常规乳头护理

哺乳后在乳头上涂抹维生素E，有促进伤口愈合的作用。在下一次哺乳之前，将维生素E擦掉，防止宝宝误食。

第八章
辅食是大自然给孩子的恩赐

第八章

辅食是大自然给孩子的恩赐

一、宝宝要进行食物转换了

随着宝宝不断地生长发育，消化能力逐渐提高，单纯乳类喂养已不能完全满足6月龄后婴儿生长发育的需求，需要由纯乳类的液体食物向固体食物逐渐转换，这个过程称为食物转换（旧称辅食添加）。

一提到辅食，给人的感觉就是辅助的、次要的，也就是不重要的意思，实际上这是极大的误解。

从第7个月（6月龄）开始给宝宝添加辅食，是宝宝成长过程中的一个里程碑。需要注意的是，在1岁以前，宝宝的营养摄入仍应以母乳或配方奶为主，而添加辅食可以帮助宝宝完成两大任务：一是接触各种食物，品尝各种味道，刺激味觉发育，在味觉发育敏感期在大脑中形成丰富的映射。孩子总是喜欢熟悉的味道，在1岁以内多熟悉各种食物的味道，可减少日后挑食的发生。二是通过不断咀嚼和吞咽来提高口周肌肉的协调能力，刺激牙龈帮助乳

牙萌出。除此之外，通过添加辅食可以给宝宝补充一定的营养素，如铁、钙、维生素C、维生素B族等。

二、挑食的起源

宝宝的味觉发育最早可以追溯到胎儿时期。当宝宝还在妈妈肚子里的时候，就能够通过吞入羊水来感受味道了，而羊水的味道会因妈妈的饮食而有所变化。当妈妈吃了甜的、酸的、苦的食物后，宝宝都能一起品尝到相应的味道。

出生后，宝宝的味觉比较灵敏，可以分清甜味和酸味，而且更喜欢甜味。随着月龄的增加，宝宝口中味蕾的数量，以及对于味道的敏感程度在不断发展。对于母乳喂养的宝宝来说，妈妈的饮食会一定程度上影响母乳的味道。宝宝通过母乳能品尝到不同食物的味道，因此，母乳喂养的宝宝比配方奶喂养的宝宝会更早建立较为全面的味觉。因此，哺乳妈妈要注

意平时的饮食多样化和饮食平衡，多摄入各种果蔬肉蛋，以帮助宝宝尽早熟悉各种食物的味道，减少日后挑食的发生。

给宝宝添加辅食后，宝宝的味觉会进一步出现大幅发展。由于辅食的味道与母乳和配方奶不同，宝宝一开始会对辅食有或多或少的拒绝。爸爸妈妈需要在这个阶段通过给宝宝添加不同味道的辅食来帮助宝宝尽早建立各种味觉反射，如带有特殊味道的蔬菜（胡萝卜、芹菜等）和酸味水果（柑橘、柠檬、草莓、猕猴桃等）等。

此阶段添加辅食的目的主要是"辅助"和"补充"母乳的营养成分，而非"代替"母乳。因此，每次添加辅食的时机应不影响和改变原有的母乳喂养模式，每次按照原来的奶量进行哺乳，在两次奶之间添加少量辅食。随着宝宝的体格增长，逐渐增加每次添加辅食的量，并逐渐从每天1次过渡到每天2次。需要注意的是，添加辅食应从少量开始，防止过多的辅食引起宝宝吃奶量大幅减少。

小贴士

需要推迟添加辅食时间的宝宝

有以下情况的宝宝可能存在一定的体格功能发育延迟，因此可以适当推迟添加辅食的时间。

· 早产儿

· 腭裂或唇裂

· 低出生体重儿

· 多次患病住院治疗

· 身高、体重发育水平偏低

· 神经肌肉运动发育减慢、延迟

· 患特殊疾病（如唐氏综合征、惊厥等）

· 因特殊治疗手段无法通过嘴进食（如鼻胃管、静脉营养）

三、常见辅食烹调方法

（一）蒸

常用的烹调方法中，"蒸"可以最大限度地保留食物的营养物质，是首选的烹调方法。

土豆、胡萝卜、南瓜等蔬菜，桃子、苹果、杏子、梨等带皮带核的水果，都可以通过"蒸"来制作成适合宝宝的辅食。

"蒸"的时间应当适中，时间越久，食物的营养成分流失越大；时间不足，食物又难以蒸熟变软。目前，绝大多数超市售卖的成品辅食都不添加防腐剂，为了达到灭菌效果需高温加热，容易引起部分营养成分失活或流失。这也是家庭自制的菜泥、果泥在营养成分上要优于超市购买的成品辅食的原因。

（二）煮或炖

食物在烹调过程中被浸泡在水中，会使水溶性维生素及各种矿物质溶于水中而流失。而深绿色蔬菜则需要通过用水煮来除去其中的草酸以避免草酸结合钙生成不溶性草酸钙，影响人体对钙的吸收。

（三）烤箱烤制

将食物放入烤箱中加热烤制，由于不接触水分，减少了营养成分的流失。然而，在我国的大部分家庭中，烤箱的使用并未普及。桃子、苹果、梨等水果可以通过"烤"制来保留原有风味，同时做成"熟"水果减少"口腔过敏综合征"的发生。

（四）微波炉加热

微波炉已在我国绝大多数家庭中普及，尽管微波炉烹调食物存在一定的缺陷，如加热不均匀，但胜在它的使用便捷和烹调的食物营养不易流失。

（五）高压锅加压煮制

高压锅加压煮制可以使煮或炖的效率提高，适合肉类辅食的制作，尤其是红肉类（猪肉、牛肉、羊肉等）。由于烹调时间和添加的水分较煮或炖少，因此营养成分流失相应减少。

四、常见辅食烹调步骤

第一步：

制作辅食的方法中，最常用的是蒸、煮、烤，或通过微波炉进行烹调。

如果选择煮制辅食，建议将煮过的水倒掉不用。因为有很多种类的蔬菜和水果中含有硝酸盐，其中根茎类和绿叶类蔬菜含量最高。通过水煮会将部分硝酸盐溶于水中，因此建议倒掉煮过蔬菜的水。

第二步：

将煮熟的蔬菜或水果切成小块，放入搅拌机或料理机中。

第三步：

进行搅拌之前，如果食物质地过于浓稠，可以添加适量母乳。这会使辅食中带有宝宝熟悉的味道，适合早期添加辅食的小月龄宝宝。

建议每天或隔天为宝宝制作新鲜的辅食，由于宝宝每顿辅食量很小，单独为宝宝制作辅食可能会有所浪费，建议将制作辅食的剩余食材作为原料来准备当天家中大人们的食物。

可以使用之前储存的冷冻母乳。注意：冷冻母乳一旦解冻，则不能再次冷冻。也就是说，如果使用妈妈的冷冻母乳制作果泥、菜泥或肉泥，则不能将制作好的辅食放入冰箱冷冻室进行储存。

按照配方奶粉的使用说明，不建议将配方奶进行冷冻，原因是容易造成脂肪微粒与水分的分离，影响口感和脂肪的消化吸收，同时有可能滋生细菌。

五、辅食的保存

宝宝的食量实在是太小了，可能你每次为他准备的辅食都吃不完。如果只准备宝宝适合的量，操作实在是很麻烦。很多家长都会有同感，对每次制作辅食的量存在一定的困惑，尤其是给小月龄的宝宝准备辅食，一勺或半勺的量实在是很难操作。

先说说超市购买的罐装辅食如何保存。

通常从超市购买的罐装辅食容量为100～220克，保质期为6～18个月。每次给宝宝喂饭前，使用干净、干燥的勺子从瓶子中舀出适合宝宝的量，之后盖紧瓶盖，放入冰箱中冷藏。

如果宝宝吃完后还"意犹未尽"，需要重新拿一个干净、干燥的勺子从瓶子中舀取辅食，而不能用之前喂过宝宝的勺子，防止将细菌带入瓶内，引起食物变质。

再说说自己制作的辅食如何保存。

制作好的果泥、菜泥在冰箱冷藏室中储存48小时内，肉泥在24小时内可在下次放心食用。48小时之内，食物中的细菌增殖不会达到造成食物变质的程度，同时，食物中也不会带有一股"冰箱味"。肉泥的储存时间则相对短一些。

制作好的果泥、菜泥、肉泥在冰箱冷冻室则可储存1～6个月不等，这取决于制作方法是否能完全去除食物中的细菌。而当下次食用时，冷冻的辅食解冻后，食物的品质和口感都会有所降低，如果吃不完，不建议再次冷冻。因此，不建议将宝宝的大量辅食进行冷冻保存。

有的书籍或网页推荐冰箱冷冻食材可以长达8～12个月，这个储存时间主要是未经烹调的新鲜蔬菜和水果，而非制作好的"泥状辅食"。后者的储存时间通常短于生鲜果蔬。

六、解冻冷冻辅食的方法

取出足够宝宝吃1～2天的辅食进行解冻，解冻后的食物不能再次冷冻。将冷冻辅食放入玻璃容器中，进行接下来的解冻和加热。

（1）微波炉加热（快速解冻）。将盛有冷冻辅食的玻璃容器放入微波炉中，根据食物的多少将微波炉的加热时间调成15～30秒，加热后，将食物取出进行搅拌；再次放入微波炉加热15～30秒，将食物取出后再次进行搅拌；重复数次后，当辅食充分融化，温度适中时，再次进行搅拌，即可喂给宝宝。

使用微波炉加热时多次搅拌是为了防止固体食物受热不均匀，造成局部高温而其他部分仍结冰，影响加热效率，并有可能烫伤宝宝。

（2）小锅加热（快速解冻）。将冷冻辅食直接放入清洗干净的小锅中，将燃气炉或电磁炉火力调到最小进行加热，防止将食物烧煳。

（3）热水浴（中速解冻）。将盛有冷冻辅食的玻璃容器（金属容器效果更好）放入盛满热水的锅中进行热水浴加热，根据食物的多少调整热水浴时间，通常10～20分钟即可。

（4）冰箱冷藏室（慢速解冻）。将盛有冷冻辅食的玻璃容器盖好盖子后放入冰箱冷藏室进行解冻。这种方法可能需要8～12小时，因此选择这种方法解冻需要提前计划好时间。

解冻后的辅食可以在冰箱冷藏室中密封储存48小时，每次舀取食物须

自制辅食储存时间

	冷藏	冷冻
果泥、菜泥	48小时	3～6个月
肉泥	24小时	1～2个月

使用干净、干燥的勺子，不要用喂过宝宝的勺子舀取。

尽管描述了上述储存和解冻的方法，但强烈建议家长每日新做，尤其是夏天。

七、有关添加辅食时间的谣言

（一）宝宝比之前长大了，母乳提供的营养不能满足身体需要，需要提前添加辅食。

研究表明，从宝宝满月到6月龄左右期间，除了短暂的生长高峰会出现吃奶量的明显增加以外，其余大部分时间内宝宝对于奶的需求量基本保持稳定。1～3月龄的宝宝平均每天需要的母乳量为500～750毫升，4～6月龄宝宝为800～1000毫升。有的妈妈认为宝宝随着月龄增大，每次的吃奶量会有所增加，但由于大月龄的宝宝每

天的吃奶次数比第1、2个月时有所减少，因此总量与之前相差并不大，并不能将吃奶次数减少作为添加辅食的原因。

（二）宝宝长得偏瘦，需要添加辅食来增加营养。

有的妈妈认为自己的宝宝长得偏瘦，需要提前添加辅食。其实母乳无论从能量密度，还是营养成分的全面程度，或是容易消化的程度，都远胜于其他辅食。提前添加辅食会使宝宝减少吃奶量，进一步减少营养素和能量摄入，减缓体重增长。

（三）为了防止宝宝变胖，应当提前添加辅食，以减少奶量。

有的妈妈担心宝宝吃奶量大，摄入过多容易造成肥胖，想当然地通过提前给宝宝添加辅食来减少吃奶量。有研究显示，体重增加过快、家族中有肥胖成员的宝宝应当在保证纯母乳喂养的基础上满6月龄之后再添加辅食，以降低日后发生肥胖的风险。

第九章
第7个月（6月龄）孩子的喂养

一、喂养计划

（一）发育特点

绝大多数宝宝的吞咽反射和推舌反射已经消失；绝大多数宝宝已学会咀嚼；绝大多数宝宝可以用舌头将食物在口腔中来回移动；绝大多数宝宝看到勺子靠近会主动张开嘴

绝大多数宝宝可以独坐

消化功能尚未完善，很多宝宝吃什么拉什么

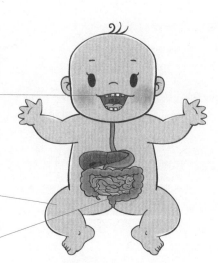

（二）喂养原则

1. 坚持母乳喂养

按时哺乳，每天5～6次，每次间隔4小时左右。尽量减少夜间哺乳。每天喂母乳的总量为800～1000毫升。

2. 补充维生素D

每天补充400国际单位的维生素D。

3. 添加辅食

添加辅食次数：每天1～2次。

添加辅食时机：两次奶之间喂辅食，逐渐将添加辅食时间调整为与一日三餐重合。

小贴士

1茶勺和1汤勺的量是多少

1茶勺=5毫升，1汤勺=15毫升。

添加辅食总量：每次1～2茶勺（5～10毫升）。由于宝宝吃东西不熟练，可能会出现不配合将食物吐出的情况，另外妈妈喂辅食时也可能不小心掉落辅食等，建议妈妈们准备总量为2～3倍的辅食。如果宝宝某天状态不佳，不要强迫喂过多辅食。

辅食质地：泥状辅食，即勺子倾斜后食物能向下流。

辅食种类：每增加一种新的辅食，连续观察3～5天，看宝宝是否对这种食物出现过敏症状，3～5天后更换另一种辅食。

小贴士

什么是泥状辅食

泥状辅食是指将食物研磨、碾压之后成为无须咀嚼可以直接吞咽的食物。泥状辅食比水和奶更加浓稠，比固体食物更加软滑烂熟，富含水分。对于刚开始接触辅食的宝宝，由于他们的乳牙尚未萌出或刚刚萌出，咀嚼功能并不健全，同时还有一部分宝宝的呕吐反射并未消失，因此泥状辅食是此阶段最适合宝宝的辅食。刚开始给宝宝添加辅食时，适合给宝宝添加质地偏稀的辅食，稀稠程度为勺子竖起之后食物能快速向下流即可。

（三）辅食课堂：第7个月（6月龄）推荐的辅食种类及其做法

建议大部分宝宝从第7个月（6月龄）开始添加辅食，对于部分早于这个时间添加辅食的宝宝，添加顺序和推荐种类也应参考以下内容进行。

本月推荐添加的辅食种类：铁强化米粉、米汤、南瓜、红薯、香蕉、牛油果、苹果、蛋黄。

铁强化米粉是第一种辅食的良好选择。之后可以开始尝试纤维素含量较少，质地较为软烂的根茎类蔬菜泥（如南瓜泥、红薯泥），然后尝试水果泥（如牛油果泥、香蕉泥、熟苹果泥等）。

香蕉和牛油果营养较为全面，纤维素含量较少，容易消化，富含碳水化合物和多不饱和脂肪酸，口感软烂，适合宝宝逐渐成熟的娇嫩胃肠道，因此香蕉和牛油果适合早期给宝宝添加。

1. 铁强化米粉糊

按商品说明书进行冲调。在米粉中加入温水、母乳或配方奶，搅拌后喂给宝宝。质地从稀到稠，根据宝宝的接受程度进行调整。刚开始喂给宝宝时，稀稠程度建议为盛满米粉的勺子斜向下时，米粉可以流下来。添加3～5天后，观察宝宝有无过敏反应。

3. 红薯泥

（1）将红薯煮熟或蒸熟后，去皮，切成小块，用勺子或叉子摁压成泥，直接喂给宝宝。

（2）红薯泥米粉。按（1）中方法制成红薯泥后，加入已冲好的米粉中搅拌均匀喂给宝宝。

小贴士

红薯

红薯中含有丰富的胡萝卜素、维生素C、维生素E、叶酸、纤维素，钾、钙、镁、磷等矿物质。红薯软软的口感和淡淡的甜味更容易让宝宝接受，但由于红薯本身含有一种特殊的氧化酶，会在肠道内产生大量气体，容易引起腹胀、放屁多等。因此，建议每次给宝宝添加少量红薯即可，以免引起腹部不适。

4. 香蕉泥

将香蕉切小块，放在碗中，用叉子摁压成泥。如果香蕉略硬，在微波炉中加热20秒钟即可变软，摁压成泥后凉凉。加少量水搅匀使其变稀。

小贴士

香蕉

香蕉几乎含有所有的维生素和矿物质，而且香蕉本身的甜甜味道可以让宝宝更容易接受。

小贴士

米粉和米汤

米粉属于最不容易引起过敏的食物之一，同时米粉的纤维素含量较少，容易消化，富含碳水化合物，口感软滑。由于此时期宝宝体内储存的铁元素几乎被消耗殆尽，所以强烈建议选择铁强化米粉作为宝宝的第一份辅食。

大米和小米粥上层的米汤（不含米粒）是我国传统文化推崇的容易消化的食物。尤其是在宝宝腹泻期间，少量的米汤（有些地方也将小米粥上层凝固的米汤称为米油）可以保护肠道黏膜，是推荐给腹泻宝宝的食物之一。但由于米汤中几乎不含铁，所以不建议作为此阶段的主要辅食喂给宝宝。

2. 南瓜泥

（1）将南瓜切块蒸熟变软后，用勺刮下喂给宝宝。

（2）南瓜泥米粉。按（1）中方法制成南瓜泥后，加入已冲好的米粉中搅拌均匀喂给宝宝。

小贴士

南瓜

南瓜中含有丰富的胡萝卜素、维生素C和纤维素，有淡淡的甜味，口感绵软，是适合宝宝的早期辅食之一。

5. 牛油果泥

（1）切成小块，用勺子或叉子擦压成泥后，直接喂给宝宝。

（2）牛油果米粉。按（1）中方法制成牛油果泥后，加入冲调好的米粉搅拌均匀后喂给宝宝。

（3）苹果、牛油果泥

按（1）中方法制成牛油果泥后，加入苹果泥搅拌均匀后喂给宝宝。

小贴士

牛油果

牛油果，又叫鳄梨、油梨，是一种深绿色卵形的水果。以前在我国并不常见，近年来逐渐被大家所认识。牛油果是很多美国妈妈为宝宝准备辅食的首选，它其中含有丰富的多不饱和脂肪酸，也就是我们常说的"好脂肪酸"，同时还有丰富的维生素A、维生素B₂、维生素C、维生素D、维生素E、叶酸，以及钙、镁、铁等矿物质。

6. 苹果泥

质地软面的黄香蕉、红香蕉苹果，更适合小月龄刚开始接触辅食的宝宝。

（1）若苹果质地偏"脆"，将苹果削皮、去核后切成片或小块；放入锅中加入少量水后加热，一边加热一边搅拌，直到苹果变软；将苹果和水倒出，用勺子擦压成泥后凉凉，就可以喂给宝宝了。

（2）若苹果质地偏"面"（北方人叫"面"，南方人叫"粉"），可以将苹果一切两半，放入微波炉中加热20～40秒，用勺子刮出果泥，喂给宝宝。

小贴士

苹果

苹果中含有丰富的钾、镁等矿物质和果胶，果胶属于可溶性纤维素。由于苹果不容易引起过敏，所以可以在添加辅食的早期喂给宝宝。

通常在6～7月龄开始可以尝试给宝宝喂"熟苹果"而非"生苹果"，也就是在微波炉中加热过或煮过的苹果。在成人世界中，我们也常能看到某些过敏性体质的人仅摄入少量杂果、苹果等水果就会立即出现口唇周围红肿，但这些人常常可以吃掉一大袋杂果干或一整块苹果派而没有任何不良反应。这种情况被称为"口腔过敏综合征"。

尽管加热苹果会造成一些水溶性维生素的流失，如维生素C、维生素B族等，但苹果中的维生素C和维生素B族含量本来就不高（如苹果每100克可食部分含4毫克维生素C；而猕猴桃每100克可食部分含62毫克维生素C）。加热后的苹果对宝宝来说并不会损失多少维生素C和维生素B族。

7. 蛋黄

（1）鸡蛋经白水煮熟后，去壳去蛋白，取部分蛋黄混入少量水搅匀后喂给宝宝。

（2）蛋黄米粉。在米粉中加入温水、母乳或配方奶，搅拌后加入少量蛋黄，搅匀后喂给宝宝。稀稠程度应为将盛满米粉的勺子斜向下后，米粉可以慢慢流下来。

小贴士

鸡蛋

鸡蛋排在容易引起过敏的食物前十名。不仅仅是中国家长，鸡蛋过敏是全世界家长关心的重要问题。很多妈妈为了避免宝宝对鸡蛋过敏，会"无限制"地推后添加鸡蛋尤其是蛋清的时间。

然而近年来，全世界的儿科医生和营养学家的主流观点已经有所改变。因为越来越多的科学研究结果表明，推迟添加鸡蛋的时间并不能避免宝宝对鸡蛋过敏。也就是说，如果宝宝的体质对鸡蛋过敏，那无论什么时候给宝宝添加，宝宝都会过敏。而对鸡蛋过敏的孩子毕竟是少数，为了这种不必要的担心反而让宝宝晚了好几个月才能吃到营养全面又丰富的鸡蛋，实在是不值得。

另外，要阐明一个概念，对鸡蛋

过敏主要是指对蛋清过敏。由于蛋清中含有的四种蛋白质是引起宝宝鸡蛋过敏的罪魁祸首，而蛋黄中仅含有少量的蛋白质，所以对蛋黄过敏的人非常少见。建议没有过敏家族史（爸爸妈妈、兄弟姐妹中没有人属于过敏体质）的宝宝从第7个月（6月龄）开始试加蛋黄，对于父母中有一方或双方均为过敏体质的宝宝，可推迟到第9个月（8月龄）之后再添加蛋黄。

（四）喂养时间

下面的表格是一个"一日食谱示例"，供各位妈妈参考。注意不要死板地按照表格中的时间对宝宝进行喂养，具体喂养时间根据孩子的实际情况进行调整，时间间隔保证在4小时左右一顿奶。

一日食谱示例（第7个月第1周—第7个月第2周末）

时间	种类	参考量
06:00—06:30	母乳	140~170毫升
10:00—10:30	母乳+维生素D（400国际单位）	140~170毫升
14:00—14:30	母乳	140~170毫升
17:00—17:30	母乳	100~150毫升
★18:00—18:30	强化铁米粉糊	1茶勺（5毫升）
20:30—21:00	母乳	140~170毫升
02:00—02:30	母乳	140~170毫升

一日食谱示例（第7个月第3周—第7个月第4周末）

时间	种类	参考量
06:00—06:30	母乳	150~170毫升
10:00—10:30	母乳+维生素D（400国际单位）	100~170毫升
★12:00—12:30	香蕉泥	2茶勺（10毫升）
14:00—14:30	母乳	150~170毫升
17:00—17:30	母乳	100~150毫升
★18:00—18:30	强化铁米粉糊	2茶勺（10毫升）
20:30—21:00	母乳	150~170毫升
02:00—02:30	母乳	150~170毫升

二、母乳保障计划

（一）饮食

哺乳妈妈健康的饮食为自己的身体源源不断制造母乳提供了充足的原料，这里为妈妈们提供一些可能会走入的误区：

（1）早上起来没有时间就不吃早餐。

千万不要不吃早餐！

（2）懒得煮青菜、吃水果，用果汁代替。

每天尽量吃至少2个拳头大小的蔬菜和1个拳头大小的水果，以补充纤维素和维生素C，有助于控制体重，并通过母乳为宝宝补充维生素C。

（3）尽可能少在外就餐，少吃

快餐。

很多餐馆和快餐店为了追求美味和口感，在食物中添加过量的味精、油，甚至为了节约成本使用廉价甚至有害的原料，如地沟油、食用香料等。尽管在外就餐口感很好同时也很方便，但为了自己和宝宝的健康，尽量在家煮些健康营养的食物才是明智之举。

（二）休息

送给妈妈的话：妈妈尽可能增加亲喂次数，并在工作期间注意保证吸奶频率。

上面一句看似简单的话也就意味着妈妈需要调整好自己的工作和休息规律，早上几点起床亲喂，上班后几个小时吸一次奶，回家后什么时间亲喂，什么时间陪宝宝……很多熬过这段时间的妈妈都会说，自己好像是24小时都在工作，完全没有自己的时间。

一个星期抽出两三个小时作为送给自己的奖励，去和闺密喝个下午茶也好，买张票在电影院里放肆地大哭大笑也好，给自己买件好看的衣服也好，去淘宝"剁手"也好。给自己时刻紧绷的神经做一个"SPA"，保持生活热情的女人才更有魅力，不是吗？

（三）情绪

严防"邻居王大妈"这类人对你造成的影响，比如"你家宝宝怎么这么瘦啊？""你们家一顿怎么才喝120毫升的奶，我家的一顿喝200毫升！""你家孩子有枕秃，赶紧补钙！""我们家每顿辅食都能吃一碗了！"等等。每个宝宝都有自己独有的生长轨迹，什么时候会爬，每顿吃多少奶吃多少辅食，这些只要符合正常范围，都不应成为影响妈妈情绪的原因。

不要因为跟别人家的宝宝比较而扰乱你的节奏，走自己的带娃路，让别人说去吧！

三、喂养中的常见问题

（一）喂辅食的时机，到底是在喂奶前还是喂奶后？

这是很多家长关心的问题，市面上也有很多的育儿书籍给出了相反的答案。实际上，母乳或配方奶仍是1岁以内的宝宝最主要的营养来源，添加辅食只是为了帮助宝宝建立更广泛的味觉体验和锻炼咀嚼功能。

如果喂完奶紧接着喂辅食，宝宝很可能因为吃饱了而没有食欲；如果在喂奶前喂辅食，宝宝很可能因为吃太多而影响下一顿奶的摄入。

第7个月的辅食添加不应影响宝宝对母乳或配方奶的摄入，包括吃奶量和吃奶规律：

量：宝宝奶类的摄入总量不应有大幅减少，应达到每天800～1000毫升。

规律：喂奶频率和喂奶时间应与之前没有太大改变。仍然建议每天喂5～6次奶，两次奶间隔4～5小时。

为了实现以上的目标，建议在宝宝第7～8个月时，每天按照之前的规律进行喂奶，在某两次奶之间，给宝宝试加辅食。这样做既不会影响宝宝对这一顿奶的摄入，又不会影响下一顿奶的摄入。

（二）这个阶段可以将某一顿辅食代替一顿母乳吗？

在宝宝第7～8个月时，不能用辅食代替一顿饭。如果将一顿辅食完全代替一顿母乳，一方面辅食量太大，另一方面会对泌乳量造成影响，导致母乳减量。对于已经工作，需要"背奶"的职场妈妈来说，此阶段需要继续按时吸奶或挤奶，以保持充足的泌乳量。

（三）为什么要求每隔3～4天才更换一种辅食？

添加辅食不要心急，每当添加一种新的辅食，应观察三四天，看宝宝是否过敏，其间不应添加其他新的食物。比如，周一是第一次给宝宝添加米粉，则在周四之前不要给宝宝添加其他新的辅食。从周四开始，可以试着添加香蕉。由于确定宝宝对米粉并不过敏，所以可以同时添加米粉。这样每添加一种新的食物，通过我们的观察（包括口唇周围、眼周、大便、皮肤等）就能明确宝宝是否对这种食物过敏，以便在之后的生活中注意是否避免这种食物，以免加重过敏反应。某些仅引起轻微过敏症状的食物可以在2～3个月后再试着喂给宝宝，并再次观察是否过敏。

（四）宝宝开始吃辅食了，可以喝点果汁补充维生素吗？

根据美国儿科学会、英国国家医疗服务体系、澳大利亚国立健康与医学研究理事会给出的建议，对于6月龄以上的宝宝，建议每日饮用果汁的量不要超过100毫升。关于果汁，你需要知道这些知识：

1岁以内的婴儿75%的营养均来自于母乳或配方奶，大量饮用纯果汁容易影响吃奶量。同时由于100%的纯果汁含糖量较高，纤维素含量低，所以容易影响孩子的食欲，并造成龋齿。

1岁以内婴儿肾脏的尿液浓缩和稀释功能不成熟，如果要喂宝宝果汁，建议将100%的纯果汁稀释5～10倍后取少量喂给孩子。

自制的果汁如果在空气中放置时间过长，容易滋生大量细菌，饮用后易引起感染性腹泻，建议榨汁后短时间内喂给宝宝。

果汁和果泥，建议选择后者。因为果泥富含纤维素，可以促进婴儿咀嚼功能的发育，同时加强胃肠蠕动，减少便秘的发生。

在超市购买的果汁中含有一种叫作山梨糖醇的物质，它是糖类的一种，而宝宝和我们的消化系统并不能消化这种糖。如果山梨糖醇过量，血液中的水分会进入肠道来帮助身体稀释糖分，继而导致肠内液体量过大，肠蠕动加快，引起宝宝腹泻。而当宝宝便秘时，苹果汁、梨汁、桃汁中的山梨糖醇含量较高，可以帮助宝宝排便。

（五）为什么宝宝总是把辅食吐出来？是不是不爱吃这种食物？

不满4个月的宝宝存在吐舌反射，会自动将进入嘴里的食物用舌头推出来。5～6月龄期间，该反射逐渐消失。刚开始添加辅食时，如果宝宝总是把辅食吐出来，一方面可能是宝宝的吐舌反射还未完全消失，另一方面可能是宝宝还不熟练吃饭这个动作，口周肌肉不够协调，导致不能顺利地吃到辅食。随着吃辅食次数的增加，

吃饭动作越来越熟练，宝宝就不会无故把辅食吐出来了。因此，宝宝把辅食吐出来与不爱吃这种食物没有必然的联系。

在众多味道不同的食物中，妈妈会发现宝宝容易接受某几种食物，而对某几种食物表示拒绝，这都是正常现象。建议每种食物添加9～10次后，再判断宝宝是否真正不喜欢这种食物。

（六）宝宝吃了某种新添的辅食后出现了拉肚子（腹泻），此时该怎么办？

首先要确认是不是因为辅食不卫生，混入了细菌，或因肠道感染病毒而造成的拉肚子。通常在家里制作辅食之后，在室温下放置会引起细菌的增殖。宝宝的胃酸分泌较少，同时肠道屏障并不完善，对于食物中细菌的耐受程度远不如成人。也就是说，即使爸爸妈妈和宝宝同时吃了被少量细菌污染的辅食，爸爸妈妈因为耐受力较强、胃酸分泌充足、肠道屏障完善等原因不会拉肚子，而宝宝的胃肠道则经不起考验，会被食物中的细菌"攻陷"。

除了确认辅食是否卫生，还要看看辅食的质地是不是适合消化。比如凉凉的西瓜可能会引起消化功能紊乱；一次性吃了大半个火龙果，通便

效果太强导致大量稀便等。要记住，宝宝的消化系统比成人要脆弱，需要爸妈的悉心呵护。

如果能确保辅食既卫生又好消化，就要考虑食物过敏的可能性了。我们不建议一开始就考虑食物过敏，原因是真正的食物过敏在人群中的患病率并不是很高。来自全世界各国的研究中最为保守的数据表明，各类食物过敏的患病率不超过10%。很多妈妈都会说自己的宝宝对这个过敏，对那个过敏，小心翼翼地错将很多食物误判为引起宝宝过敏的"凶手"。这对很多食物实在太不公平了。很多食物可以为宝宝的生长发育提供丰富的原料，却被无情地拒绝在千里之外。而等到3个月甚至半年之后再次喂给宝宝吃的时候，宝宝却因为之前没有建立相应的味觉体验而出现挑食和厌食了！

如果你的宝宝出现拉肚子，并且有肉眼可见的血丝，有的宝宝同时还会出现嘴巴周围红肿、湿疹加重等症状，这说明宝宝很可能对这一种食物过敏。妈妈需要暂停给宝宝喂这一类食物，同时喂母乳的妈妈也最好在饮食中避免这类食物，以免过敏原通过母乳进入宝宝体内，引起宝宝的过敏症状。妈妈们可以推迟3个月至半年再尝试给宝宝添加这类食物，并观察其有无过敏反应。

（七）辅食每次只喂一茶勺，有比较方便制作的方法吗？

这里介绍一种方便操作的"方格辅食储存法"。

①准备一款大小适中的冰格（一种制作冰块的容器，加入水后放入冰箱冷冻室中形成冰块），建议选择带盖可以密封的冰格。如果没有盖，可以使用塑料薄膜覆盖表面。

②将制作好的果泥、菜泥、肉泥放入一个一个的冰格中。

③放入冰箱冷冻室内储存。

④每次取其中的一个或几个冰格内的辅食，其余仍放入冰箱冷冻室内储存。

⑤将取出的冷冻辅食进行解冻后喂给宝宝。

⑥这种储存方法可以保存较长时间，详见本书第113页。

"方格辅食储存法"的优点：

每个方格有固定的容积（20～40毫升），通过使用方格储存辅食，可以了解宝宝每顿辅食的摄入量。

减少浪费，提高效率，可以一次制作几顿辅食的量，减少家长的工作量。

特殊情况无法制作辅食的时候，可以使用方格储存的辅食，以备不时之需。

方格中可以储存不同种类的辅食，在确定宝宝不过敏的前提下，每天喂给宝宝不同的辅食，增加宝宝对于辅食的新鲜感。

（八）宝宝应该怎么吃盐？

1岁以内的宝宝不可以，同时也没有必要吃盐。1岁以上的宝宝需要逐渐开始吃盐。

实际生活中，有两种错误做法。第一种是过早加盐。很多家长，特别是爷爷奶奶喜欢在宝宝的辅食中添加少量的盐或儿童酱油，以便给我们认为平淡无味的辅食增添风味，促进宝宝的食欲，让宝宝多吃一点，再多吃一点。只添加少量的盐，也不用这么大惊小怪吧。第二种是过迟加盐。已知有的宝宝已经1岁多甚至2岁了，家长仍未在宝宝饮食中加盐，认为宝宝肾脏承受不了，同时又因孩子"胃口不好，没有食欲"担忧。

有人说了，"我只放很少的盐，特别淡，就是提个味。"事实上，我们人体的味觉会出现一定的耐受性，也就是习惯了一定的"咸淡味"之后，就会对这个浓度的氯化钠产生适应。而我们认为的"很淡的咸味"对于从未接触过这种味道的宝宝来说，很可能已经是"很咸"的味道了。

辅食中不添加食盐对宝宝的身体发育没有任何影响，而且有助于宝宝体验各种食材本身的味道。反倒是添加食盐会对宝宝的身体健康不利。宝宝的泌尿系统在1岁以后才逐渐发育成熟。1岁之前肾脏的浓缩和稀释功能不成熟，过早添加盐会加重肾脏的负担。盐的主要成分是氯化钠，人体代谢氯化钠主要是通过泌尿系统的肾脏将一部分多余的钠盐排出体外。如果钠盐摄入过多，超过了肾脏的排出能力，则会滞留在体内。一般来说，1岁以内的宝宝肾脏功能发育并不完善，过多的钠盐摄入会给肾脏带来较大的负担。

辅食中不添加食盐并不代表宝宝没有摄入盐，母乳中就含有足量的盐，能够满足宝宝的生长发育需求。另外，蔬菜、水果、肉等食材中都有盐，只是这些盐并不能体现出咸味来，我们可以通俗地称之为"隐形盐"。所以说，宝宝吃了不加盐的辅食会没力气纯属无稽之谈。

（九）可以给辅食加点调料吗？

年轻爸妈和家里的老人容易在宝宝的辅食中是否加调料这一点上意见不统一。总的来说，我们不建议给1岁以内的宝宝的辅食中添加调料。

常见的给宝宝辅食中添加的调料都有什么？在我国，常见的有盐、糖、味精、儿童酱油、蜂蜜等。上一个问题我们已经说明白了1岁之内不建议加盐，下面我们再说说其他调料。

先说说糖。不管是宝宝还是成人，都会自然地对甜味产生好感。过早地在辅食中加糖，可能会让宝宝仅对这种有甜味的辅食或甜味饮料产生兴趣，而拒绝其他没有这种甜味的食物或者拒绝喝白开水。糖的主要成分是蔗糖，会损害宝宝刚长出乳牙的牙釉质，导致龋齿。不仅是实实在在的白砂糖，其他含糖量较高的饮料，如一些软饮料、碳酸饮料、购买的100%纯果汁中含糖量也偏高，不建议给1岁以内的宝宝过多饮用。对于果汁的添加，详见本书第122页。

再说说味精或者鸡精。

味精是厨房里常用的提味调料，它的主要成分为谷氨酸钠。这种化合物吸收进入人体后，一方面能结合血液中的锌转化为谷氨酸锌被排出体外，引起锌的过多流失，造成宝宝缺锌；另一方面味精中含钠，过多的钠会增加肾脏负担。因此，不建议在1岁以内宝宝的辅食中添加味精。

鸡精是另一种常被用来提味的调料。由于名字中带一个"鸡"字，所以很容易误导消费者以为其中含有鸡肉的营养成分。其实，鸡精与鸡完全没有关系，只是在味精的基础上添加了另一种带有鸡肉味道的物质——呈味核苷酸。因此我们对待鸡精的态度与味精一致：不建议在1岁以内宝宝的辅食中添加鸡精。

最后说说儿童酱油。儿童酱油，是指专为儿童健康研制的低盐酱油，以低钠为特征。然而通过将食品营养成分标签中的钠含量与成人酱油进行对比，很多所谓的"儿童酱油"钠盐含量并不低。过多的钠盐摄入会增加肾脏的负担，所以不建议在1岁以内宝宝的辅食中添加儿童酱油。

（十）要给宝宝喂水吗？

添加辅食后，1岁以内的宝宝可以每天喝水，但总量不应超过100～200毫升。因为第7个月宝宝每天的营养摄入仍以母乳或配方奶为主，每天需要摄入800～1000毫升奶，母乳和配方奶中水分含量较高；辅食仍以泥状辅食为主，含水量较高。就总量来说可以满足宝宝每日的水分需求。

此阶段，可以通过喝水来培养宝宝逐渐熟练使用水杯，以及睡前用白开水漱口保护口腔健康。但要注意控制饮水量，大量喝水会影响宝宝的吃奶量。由于宝宝1岁以内肾脏功能并不完善，过多地摄入白开水会增加"水中毒"的风险。

（十一）一次就吃1勺辅食，有什么用？

此时期的任务主要为逐步引入新的食物，让宝宝接触新的味觉体验、进行咀嚼锻炼、补充母乳中含量偏低的营养物质，如铁、维生素C、维生素B族、维生素A等。这个阶段的母乳或配方奶仍是婴儿营养的主要来源。

此阶段添加辅食主要是"辅助"和"补充"母乳的营养成分，而非"代替"母乳。因此，每次添加辅食的时机应不影响和改变原有的母乳喂养模式，而是在原有基础上按照原来的奶量进行哺乳，在两次奶之间添加少量辅食。随着宝宝的体格增长，逐渐增加每次添加辅食的量，并逐渐从每天1次过渡到每天2次。每次只给宝宝喂少量辅食，防止过多的辅食引起宝宝吃奶量的大幅减少。

（十二）如何选择辅食？

超市货架上的婴幼儿食物琳琅满目，到底应该选什么又怎么选，是令很多家长头痛的问题。挑选辅食，我们应当这样"挑"。

1. 看"分段"

总体来说，很多婴幼儿食品会根据宝宝的发育阶段进行区分，分为1段、2段和3段。其中，1段辅食为泥状，质地偏稀，适合没出牙或马上出牙、呕吐反射并未完全消失的孩子；2段辅食质地偏稠，适合出牙4～8颗、呕吐反射基本消失的孩子；3段辅食中含有一些丁块状食物，适合出牙8颗及以上，呕吐反射完全消失的孩子。

2. 看日期，看包装，听声音

看保质期，确保食物尚在保质期内。

看包装，确保真空包装完整无破损，瓶盖略微凹陷而不是鼓出来的。

听声音，由于装瓶过程中瓶内为负压，在开瓶的时候，能听到外界气体进入瓶中的嗞嗞声。同时原本略微凹陷的瓶盖会突然变得平整。

3. 看成分

米粉是推荐给5～6月龄宝宝开始接触的第一种辅食。对于这个阶段的宝宝，需要从辅食中获得体内已经所剩无几的铁元素。因此，这个时期一定要选择食品成分表中有"强化铁"的米粉。

是否加盐：不用担心食品中是否加盐的问题，按照相关规定，现在绝大多数婴儿专用食品已经禁止添加食盐。

是否加糖和淀粉：为了增加风味，提高宝宝的食欲，一些辅食会添加糖和淀粉。过多摄入糖和淀粉会给宝宝带来多余的能量，减少宝宝的吃奶量，损害宝宝的牙齿，增加宝宝发胖的风险。

单种食物还是混合食物：选择单种食物可以明确观察宝宝对这种食物是否过敏以及是否存在不适反应。如果宝宝对于每种食物都能耐受，可以选择混合食物。

（十三）罐装辅食开瓶后能保存多长时间？

宝宝的食量很小，打开一罐辅食，

一次吃不了怎么办？开瓶后能保存多长时间？每种辅食的保存时间有一定差别，制造商会在食品标签中说明具体开瓶后的保存时间。总体来说：

在冰箱冷藏温度下，肉类和蛋类可以保存24小时，果蔬类可以保存48小时。

在冰箱冷冻温度下，肉类和蛋类可以保存1～2个月，果蔬类可以保存3～6个月。

冷冻温度下，食物的口感会发生一定变化。

冷冻温度下，由于液体结冰后体积会发生膨胀，导致密封盖变鼓甚至胀开。因此建议宝宝的食物密封罐不要盛装过满，多留一些空间。

每次给宝宝喂辅食时，用干净的勺子从瓶子里舀出少量辅食。

如果一次舀出的量不够，需使用另一个干净的勺子再次舀取辅食，不要用已经喂过宝宝的勺子去接触剩余的辅食，这样有可能把细菌带入辅食中。

如果舀出的辅食没有吃完，不要放回容器，直接扔掉，或让爸爸妈妈吃掉。剩余的辅食是细菌很好的培养基，会滋生细菌，引起食物变质甚至使宝宝腹泻。

（十四）可以用微波炉加热没吃完的辅食吗？

答案是可以，但一定要非常小心。因为微波炉会在短时间内将食物加热到高温，同时会有加热不均匀的问题，局部温度过高的食物容易烫到宝宝。

这里有一个替代方法：将盛有辅食的容器放在热水中加热几分钟（与加热母乳的方法类似）。

另一个使用微波炉安全加热辅食的简便方法是，将少量食物摊在盘子上，加热几秒钟即可。停止加热后搅拌辅食，并放置一分钟。通常情况下，辅食的温度会降到室温，不会烫到宝宝。

四、宝宝喂养评价

7月龄宝宝的身体发育指标

项目		男宝宝	女宝宝
体重	平均值（千克）	8.3	7.6
	正常范围（千克）	6.7～10.3	6.0～9.8
	增速（克/周）	100	100
身长	平均值（厘米）	69.2	67.3
	正常范围（厘米）	64.8～73.5	62.7～71.9
	增速（厘米/月）	1.6	1.6
头围	平均值（厘米）	44.0	42.8
	正常范围（厘米）	41.5～46.4	40.2～45.5
	增速（厘米/月）	0.6	0.6

五、医生说：母乳喂养与月经

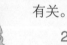

（一）哪些因素会影响产后来月经的时间

都说喂母乳可以推迟月经，但推迟的天数差别很大，从4周到24个月，甚至三四年不等。那么，哪些因素会影响产后来月经的时间呢？

1. 妈妈的个人体质

这主要与个体的雌、孕激素水平有关。

2. 喂母乳的频率

每天保证按需纯母乳喂养而不加水、配方奶及其他液体，保证夜晚规律喂母乳，都可以推迟来月经的时间。

小贴士

纯母乳喂养为什么可以推迟月经

我们都知道催乳素是哺乳妈妈分泌的一种促进泌乳的激素。当体内催乳素达到较高水平时可起到抑制排卵的效果。纯母乳喂养要求喂奶频率较高，妈妈体内催乳素水平较高，会推迟月经。

3. 添加辅食的时间

过早给宝宝添加辅食会让妈妈的月经时间提前。

4. 是否使用安慰奶嘴

避免使用安慰奶嘴或用奶瓶喂养（无论是母乳还是配方奶粉），保证亲喂是推迟月经的有效方法。

（二）什么情况会让来月经的时间明显提前

宝宝晚上睡整觉，半夜不需要起来喂奶。

宝宝开始吃辅食。

宝宝开始喝配方奶。

妈妈开始用吸奶器吸奶或手挤奶代替亲喂。

妈妈"按时"给宝宝喂奶而非"按需"。

平时会给宝宝用安抚奶嘴。

小贴士

说半天，谁也猜不到它什么时候来

产后来月经的时间受到太多因素的影响，无法通过规律来预测每一个妈妈何时来月经。

（三）来月经不影响母乳喂养

月经期前后，部分妈妈会发现有细微的不同，包括：

1. 母乳量会减少

有的妈妈在月经前几天母乳量会有一定的减少，不用担心，这与妈妈体内激素水平的波动有关，过几天之后母乳量就会回升到之前的水平。

2. 母乳营养成分有所改变

母乳会相对变稀一些，同时味道可能会有一点变化（乳糖和钾浓度降低，钠浓度升高），有的宝宝会表现出不喜欢母乳的味道。但所谓的来月经时母乳"变酸"或"变质"只是一种谣言，而且过几天之后母乳又会恢复之前的味道。

3. 乳头疼痛

来月经前几天乳头会比平时变得更加敏感，宝宝吃奶时容易造成乳头疼痛。妈妈需要忍耐几日，等度过这个特殊时期后，一切都会恢复到原来的样子。

第十章
第8个月（7月龄）孩子的喂养

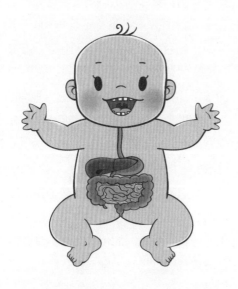

一、喂养计划

（一）发育特点

消化系统尚未完全成熟，胃酸和消化酶相对不足。

由于胃酸相对较少，且胃排空速度较快，对进入胃内的细菌防御能力较差，因此腹泻的发生率较高。

双手的抓握越来越灵活和有力。

（二）喂养原则

1. 坚持母乳喂养

按时哺乳，每天5～6次，每次母乳间隔4小时左右，尽量减少夜间哺乳。每天的母乳总量为800～900毫升。

> **小贴士**
>
> 1岁以内是宝宝人生的第一个生长发育高峰，所需营养物质相对较多，因此消化道负担相对较重。如果在添加辅食的早期添加过多辅食，容易发生消化功能紊乱。
>
> 由于母乳中含有sIgA、乳铁蛋白、巨噬细胞和粒细胞等，具有较强的预防肠道感染作用，使得喂母乳宝宝的腹泻发生率低于喂配方奶的宝宝。
>
> 可以锻炼宝宝用手抓握学饮杯的把手练习喝奶，逐步代替用奶瓶的奶嘴喝奶。

2. 补充维生素D

每天坚持补充400国际单位的维生素D。

3. 添加辅食

添加辅食的次数：每天2次。

添加辅食的时机：两次奶之间喂辅食，逐渐将喂辅食时间调整为与一日三餐重合。

添加辅食的总量：每次1~2汤勺（15~30毫升）。

由于宝宝吃东西不熟练，可能会出现不配合将食物吐出的情况，另外妈妈喂辅食时也可能不小心掉落辅食等，建议妈妈准备2~3倍总量的辅食。如果宝宝某天状态不佳，不要强迫喂过多辅食。

辅食的质地：质地稍稍偏稠，稀稠程度为勺子竖起之后食物能缓缓向下流即可，略带颗粒感（颗粒大小不超过芝麻）。

辅食的种类：每增加一种新的辅食，连续观察3~5天，看宝宝是否对这种食物过敏，3~5天后添另一种新辅食。

（三）辅食课堂：第8个月（7月龄）的推荐辅食及其做法

上一节内容中关于第7个月的推荐辅食种类均可在第8个月尝试喂给宝宝，质地方面为略带颗粒感，颗粒大小不超过芝麻。

另外，在上个月推荐辅食的基础上，我们建议为宝宝添加符合他们现阶段消化水平的几种新辅食，以下为您一一介绍：

本月推荐新添加的辅食种类：混合米粉、粥、木瓜、火龙果、煮熟的桃、煮熟的杏、深绿色蔬菜、肝泥、红肉类、酸奶等。

根据美国儿科学会的最新辅食添加指南给出的建议，肉类、动物肝脏和蛋类可以尽早添加给宝宝（但对于父母任何一方为过敏体质的宝宝，需要适当推迟肉类和鸡蛋清的添加时间）。

可能有的妈妈会担心过早添加蛋白类辅食容易导致宝宝出现腹泻、湿疹等过敏反应，但来自全世界各国的研究结果表明，真正对蛋白类食物过敏的宝宝在人群中并不多见（平均每100个宝宝中不超过3个）。肝泥、肉泥、蛋黄这些富含营养的蛋白类辅食可以很好地为宝宝补充铁、蛋白质、磷脂、类固醇等。如果为了不到3%的风险而放弃营养丰富的优质食物，是不是对剩余97%不过敏的宝宝有点不公平呢？

尽管美国儿科学会的最新辅食添加指南建议尽早为宝宝添加肉类、动物肝脏等辅食，但我国的传统观点不建议将这两类食物过早作为辅食进行添加。我们仍然建议，如果没有在第7个月（6月龄）添加泥状肉类和动物肝脏，妈妈们要尽可能在第8个月让宝宝开始尝试。

1. 混合米粉

进入第8个月，我们仍然建议选择铁强化米粉作为宝宝首选的谷物类辅食。

（1）苹果泥米粉。在米粉中加入温水、母乳或配方奶，搅拌后加入少量苹果泥，搅匀后喂给宝宝。稀稠程度应为将盛满米粉的勺子斜向下后，米粉可以慢慢流下来。

（2）香蕉泥米粉。在米粉中加入温水、母乳或配方奶，搅拌后加入少量香蕉泥，搅匀后喂给宝宝。稀稠程度应为将盛满米粉的勺子斜向下后，米粉可以慢慢流下来。

（3）肝泥米粉。在米粉中加入温水、母乳或配方奶，搅拌后加入少量肝泥，搅匀后喂给宝宝。稀稠程度应为将盛满米粉的勺子斜向下后，米粉可以慢慢流下来。

小贴士

混合米粉

米粉的质地可以比上个月稍稠一些。随着宝宝接受程度的提高，逐渐减少混合液体量增加固体米粉量，使稀稠程度变为盛满米粉的勺子倾斜后，米粉缓慢向下流即可。可以逐渐在米粉中添加不同的果泥、菜泥，帮助宝宝进行味觉扩展。

2. 米粥

（1）大米粥。大米洗净，用温水泡20～30分钟，下入锅中，加适量水，开大火待水开后换小火慢煮，煮至黏稠，类似"开花"状即可。

（2）猪肝菠菜粥。将新鲜猪肝去大血管、表层筋膜后放入凉水中浸泡30分钟；煮制大米粥；用勺在肝脏中刮下肝泥，放入米粥中继续小火煮10分钟；将菠菜叶洗净、用水焯过后剁碎；放入米粥中继续小火煮1分钟即可。

3. 木瓜泥

（1）将木瓜洗净去皮后切成小块，用勺子或叉子摁压成泥后，直接喂给宝宝。

（2）木瓜米粉。按（1）中方法制成木瓜泥后，加入米粉喂给宝宝。

（3）苹果木瓜泥。按（1）中方法制成木瓜泥后，加入苹果泥喂给宝宝。

小贴士

木瓜

木瓜富含维生素C、胡萝卜素，而且其中的凝乳酶可以缓解吐奶并具有通乳功效，同样适合哺乳妈妈，可以"母子同食"。喂给宝宝前无须加热或用水煮。

挑选建议：应选择瓜身黄透，轻轻按压下方的瓜肚有点软软的感觉。因为木瓜最好吃的果肉部分位于下方偏膨大的瓜肚，瓜肚越大果肉越厚，因此应选择瓜肚偏大的木瓜。新鲜的木瓜瓜蒂会流出像牛奶一样白色的液体。瓜身应光滑，没有挤、碰的痕迹。同样体积，应选择重量较大的，这样的木瓜密度较大，果汁较多，果肉丰满。

4. 火龙果泥

（1）将火龙果洗净去皮后切成小块，用勺子或叉子摁压成泥后，直接喂给宝宝。

（2）火龙果米粉。按（1）中方法制成火龙果泥后，加入米粉喂给宝宝。

小贴士

火龙果

种植火龙果几乎不需要任何农药和激素，所以火龙果属于绿色环保、放心安全的水果。火龙果的铁含量比其他水果高，同时由于富含维生素C，可以大大增加铁的吸收率。除此之外，火龙果中还含有大量食物纤维，可以预防便秘。注意：火龙果果肉中的黑色籽粒喂给宝宝之前并不需要剔除，但它们不会被宝宝的消化系统吸收，而是完整地从大便中排出体外。妈妈们如果看到宝宝的便便中出现了一粒一粒黑色的东西，不用担心。

火龙果的其中一个品种——红心火龙果的铁含量最高，并含有大量花青素，可以促进视网膜发育，抑制过敏和炎症，抗氧化效果好。

挑选建议：表皮红色部分越红，绿色部分越绿，说明越新鲜。选择体形"矮胖"的，而非"瘦长"的。同样体积，应选择重量较大的，这样的火龙果密度较大，果汁较多，果肉丰满。观察根部有无发黄腐烂，有则说明不新鲜。

（3）苹果火龙果泥。按（1）中方法制成火龙果泥后，加入苹果泥喂给宝宝。

5. 蔬菜泥

（1）选择纤维素含量较少的菜叶部分，洗净，放入开水中焯熟，将菜叶捞出，用搅拌机打碎后即可喂给宝宝。

（2）蔬菜泥米粉。将（1）中的菜泥加入米粉中喂给宝宝。

小贴士

深绿色蔬菜

深绿色蔬菜中含有丰富的叶酸、维生素C、维生素B族和纤维素，以及一定量的钙和铁。菠菜、油菜、莜麦菜等都是常见的深绿色蔬菜。由于深绿色蔬菜中还含有草酸和植酸，会影响钙、铁吸收，因此建议妈妈们在准备辅食时先用开水焯熟，另外，煮过的菜水不要喂给宝宝。

6. 肝泥

（1）将猪肝去除大血管、表层筋膜后在凉水中浸泡30分钟；放入水中煮熟或蒸熟，劈开质地较硬的猪肝表面，用勺将猪肝中间偏软的部分刮下来；刮下来的猪肝再用勺摁压成泥，加入少量白开水即可。

（2）南瓜肝泥。对于一些不能接受肝泥淡淡铁锈味的宝宝，可以混入具有淡甜味的辅食。南瓜就是一个很好的选择。按照前面的方法制作肝泥，加入南瓜泥。混匀后喂给宝宝。

小贴士

肝泥

肝泥中含有丰富的铁、锌、维生素A、核黄素（维生素B_2）和硒。猪肝、牛肝、羊肝、鸡肝、鸭肝、鹅肝均为良好的选择。相比之下，猪肝中的铁含量较高，鸡肝的口感更为细腻，且这两种肝脏最容易买到。因此，猪肝和鸡肝较适合在早期作为辅食添加给宝宝。

需要注意的是：肝脏中铁和维生素A的含量很高，每周喂1～2次（1～2汤勺）即可满足宝宝对这些营养成分的需求。

7. 红肉泥（牛肉、猪肉、羊肉）

（1）以牛肉为例，选取牛肉中比较嫩的部分，如里脊，将牛肉放入冷水中加热；除去血水、血沫子后放入高压锅进行蒸煮（建议不放任何调料，如草果、姜、葱等，防止宝宝对某一种调料过敏而无法进行过敏原判断）；牛肉煮熟后，取1份将其切成小块后放入搅拌机，加入1/2份白开水，将牛肉块加工为牛肉泥。

（2）牛肉苹果泥。按照（1）的制作方法将牛肉块加工为牛肉泥；在

1份牛肉泥中加入1/4份苹果泥后拌匀即为牛肉苹果泥。

小贴士

牛肉、猪肉、羊肉

大部分妈妈们可以从第8个月开始，逐渐给宝宝添加红肉类辅食。红肉中富含蛋白质以及铁、锌等矿物质元素。特别是红肉中所含的铁为血红素铁，易于人体吸收，是帮助宝宝补充铁元素的良好选择。

8. 酸奶

选择无糖无添加剂酸奶。若为冷藏酸奶，应在室温下放置1～2小时后，再用小勺喂给宝宝。一开始试喂1勺看看有无不适。

小贴士

酸奶

国外的很多营养学家和儿科医生都建议从第8个月（7月龄）起给宝宝添加酸奶。酸奶中富含益生菌，可以调节肠道菌群，有助于促进肠道健康，防止便秘；酸奶中含钙量较高，且吸收率较高。酸奶是由牛奶添加微生物发酵而成，经过发酵后，牛奶中的大分子蛋白质被降解，能减少宝宝牛奶蛋白过敏的发生率；同时牛奶中的乳糖被分解为半乳糖，乳糖不耐受的宝宝可以放心食用。

挑选酸奶时，应当注意选择"酸奶""发酵乳"而非"乳酸菌饮料"等，同时查看营养成分表，看蛋白质含量是否超过2克/100克。通常，"乳酸菌饮料"中蛋白质仅为1%左右，且不含或仅含少量的益生菌，不建议给2岁以内的宝宝饮用。

酸奶的保存方法为冷藏保存，刚从冰箱中取出的酸奶不适合立刻给宝宝食用，可以在室温中回暖1～2小时，或在温水中稍泡一会儿，待温度达到常温即可。不要直接加热酸奶，或放入微波炉中加热，以免杀灭益生菌，降低营养价值。

（四）喂养时间

下面的表格是一个"一日食谱示例"，供各位妈妈参考。注意不要死板地按照表格中的时间对宝宝进行喂养，具体喂养时间根据孩子的实际情况进行调整，要保证在4小时左右喂一顿奶。

一日食谱示例（第8个月第1周—第8个月第2周末）

时间	种类	参考量
06:00—06:30	母乳	140～150毫升
10:00—10:30	母乳+维生素D （400国际单位）	140～150毫升
★12:00—12:30	强化铁米粉糊	1汤勺（15毫升）
14:00—14:30	母乳	100～150毫升
★16:00—16:30	木瓜泥	1汤勺（15毫升）
18:00—18:30	母乳	140～150毫升
20:30—21:00	母乳	140～150毫升
02:00—02:30	母乳	140～150毫升

一日食谱示例（第 8 个月第 3 周—第 8 个月第 4 周末）

时间	种类	参考量
06:00—06:30	母乳	140～150毫升
10:00—10:30	母乳+维生素D （400国际单位）	140～150毫升
★12:00—12:30	肝泥米粉	2汤勺米粉（30毫升）， 半茶勺肝泥
14:00—14:30	母乳	100～150毫升
★16:00—16:30	蔬菜泥	2汤勺（30毫升）
18:00—18:30	母乳	140～150毫升
20:30—21:00	母乳	140～150毫升
02:00—02:30	母乳	140～150毫升

二、母乳保障计划

（一）饮食

随着时间的推移，尤其是添加辅食以来，妈妈会花费大量精力研究辅食添加，花费许多时间去制作辅食。不可避免地，自己的饮食会受到些许影响。母乳和辅食是宝宝健康成长的两大基础，缺一不可，所以，妈妈的母乳量必须得到保证。

按照国内的情况，妈妈如果上班的话，家里一般会有老人来帮忙看孩子。这时，妈妈一定要带上家人一起学习辅食添加的知识。如果老人学得很好，在工作日的时候，就将辅食制作的工作交给老人来做，这样可以让宝宝吃到现做的辅食。如果老人忙不过来，那妈妈可以晚上制作好辅食，放在冰箱里，第二天让老人拿出来加热后喂宝宝。

职场妈妈的早餐和中餐一定要慎重选择，尽量做到膳食结构合理，主食最多，然后是蔬菜水果，再次是肉蛋奶，最后油炸食品，重口味的尤其是麻辣的就尽量不要吃了。对于哺乳妈妈，汤真是下奶神器。早餐和中餐很难有机会喝到，所以，晚餐一定要喝下奶汤。提前备好食材，让老人下午三四点钟的时候就炖上，这样也不会花费太多时间，晚上就能喝到汤了。家里有条件的，还可以买一个定时的煲汤电锅，让老人更省心地带孩子。

由于背奶需要带一大堆东西，所以，妈妈也不要勉强再带一桶汤到单位，想着中午也喝了。在工作期间，记得多喝水就可以了。要知道，母乳中水分最多，多喝水是保障母乳充足的关键。

（二）休息

作为同时肩负职场和家庭重任的年轻妈妈，一天24小时恨不得当成48小时来使用。如何为自己减负，提高生活效率，把更多的时间还给自己呢？下面有一些小技巧：

1. 列出需要完成的任务

比如洗碗、去超市购买食材和日用品、洗衣服、收拾家、拖地、扫地等。每完成一件事情就在旁边打钩；对于每项任务，想一些可以节省时间和体力的方法，比如请家人帮忙购买食物和日用品（不过需要你提前列好清单），将一天三餐的碗留在一起洗；如果条件允许可以请小时工来帮助打扫卫生……

2. 选择快速健康的烹饪方法

使用微波炉、电饭锅制作菜肴，具体方法可参考网上的"微波炉菜谱""电饭锅菜谱"等，这样既省时又健康。

3. 拿起鼠标或点击手机APP

现在的"互联网+"可以为大家提供很多便利，从各类熟食、半成品食材，到日用品、衣服、百货，再到各类上门服务（清洁、理发、美容、

按摩等），让你足不出户就可以享受到各种服务。

（三）情绪

处理好与公公婆婆、爸爸妈妈、丈夫之间的关系是每个妈妈需要研究的重要课题。尤其是两代人在如何照顾孩子的问题上有着不同的见解，这个问题实在是非常普遍。从把尿喂饭，再到何时断奶和穿多少衣服，围绕着宝宝的"吃喝拉撒睡"各个环节都有可能出现意见不统一。然而家家有本难念的经，如何处理这种复杂局面不仅与每个人的性格有关系（如强势、懦弱、强硬、灵活），也与家庭中已经形成的相处模式（如平等、服从、命令、冷漠）有关。给妈妈们一些相处原则，希望您能通过自己的智慧来解决矛盾或减少矛盾的发生。

公公婆婆、爸爸妈妈的育儿经验比年轻爸妈更丰富，不要直接判断他们的做法是对是错，更不要批评他们；

公公婆婆、爸爸妈妈的出发点是为了孩子好，这个出发点和自己是一样的；

自己是孩子真正的父母，而公公婆婆、爸爸妈妈只是辅助自己照顾孩子；

公公婆婆、爸爸妈妈放弃了悠闲的养老生活来照顾孩子，做出了牺牲，年轻爸妈要多忍让，事事要把感

恩放在第一位；

如果没有公公婆婆、爸爸妈妈的照顾，年轻爸妈需要请保姆或育儿嫂来照顾孩子，这样可能会带来更多的问题；

公公婆婆、爸爸妈妈年纪大了，性格会变得更加倔强不爱低头，多用正面表扬的语气夸夸他们，少一些指责。

三、喂养中的常见问题

（一）宝宝吃了辅食后，大便特别臭，这正常吗？

添加辅食之前，对于纯母乳喂养的宝宝，大便并没有特别的臭味。随着辅食种类和数量的增加，宝宝大便的气味开始有所转变。一方面，由于辅食的质地比母乳稠，食物在肠道中的停留时间有所延长，增加了肠道中腐败细菌进行发酵的时间，因此大便会比之前臭。另一方面，不同种类的辅食对大便气味的影响不同，其中含蛋白质和含硫的辅食（如鸡蛋、肉类、豆类、西蓝花、洋葱、大蒜等）更容易引起大便发臭。

另外，尽管目前没有相关的研究证据，但很多妈妈都发现当宝宝出牙

后大便会有明显的臭味。当宝宝吃辅食后由于食物受到细菌污染，或对某种食物过敏，大便都会出现明显的臭味。因此，妈妈们除了要观察宝宝大便的颜色、质地和气味以外，还要观察宝宝是否有其他症状。

（二）宝宝好几天都不拉大便，是便秘了吗？怎么办？

开始添加辅食之后，宝宝平均每天的大便次数会比之前减少。当宝宝大便次数少于3天一次，且大便干燥、发硬甚至带血时，说明宝宝出现了便秘。导致便秘的原因有很多，比如食物中的纤维素含量较少，肠蠕动过慢，等等。

对于刚出现便秘的宝宝，我们建议先按以下方法帮助宝宝排便：

（1）按摩腹部。将手掌按在宝宝的肚脐上，轻轻地顺时针按摩宝宝的腹部，每圈逐渐增大圆圈的直径，这样可以帮助宝宝加快肠蠕动。

（2）活动双下肢（"骑自行车运动"）。让宝宝平躺在床上，家长双手握住宝宝的两个膝盖并将其并在一起，让宝宝的大腿腿面靠近肚皮，让宝宝的双腿轮流伸直再屈曲，类似躺着骑自行车的动作。反复多次。

（3）温水洗澡。给宝宝洗个温水澡，可以让宝宝全身肌肉放松，同时加快肠蠕动。洗完澡之后给宝宝进行

腹部按摩，可以增强效果。

（4）饮食调整。推荐给便秘的宝宝添加的食物种类包括：纤维素含量较高的蔬菜，如红薯、南瓜、绿色蔬菜等；含果糖高的水果，如梨、西瓜、哈密瓜、枣、樱桃、木瓜、葡萄等；含糖醇高的水果，如桃子、李子、杏等。另外，超市售卖的果汁中都含有山梨糖醇——一种能促进肠道排便的物质，严重便秘的宝宝可少量饮用。完全成熟的香蕉因富含纤维素，所以具有一定的通便效果。另外，多让宝宝喝水或粥。

（5）益生菌。益生菌对便秘的缓解作用因人而异。有的妈妈发现给宝宝添加益生菌之后，宝宝的便秘会有所减轻，但也有的宝宝吃了几天益生菌并没有太大效果。根据北美儿科胃肠病学、肝脏病学和营养学学会和欧洲儿科胃肠病学、肝脏病学和营养学学会共同制定的指南给出的建议："便秘患儿不推荐常规使用益生元和益生菌。"因此各位妈妈不要一遇到便秘就给宝宝吃益生菌。

（6）如果经过以上措施，宝宝的便秘依旧没有得到改善，建议去医院就诊，医生会根据情况给予聚乙二醇电解质或乳果糖等口服或进行相应检查。

温馨提示：按摩腹部、活动双下肢和温水洗澡都不要在宝宝刚吃饱后进行，在饭后1小时左右进行比较合理；饮食调整中推荐的有助于改善便秘的食材也不能给宝宝吃得过多，一次吃2～3茶勺即可；使用益生菌时不要擅自减量，不要使用热水冲服，否则无法达到预期效果。

（三）可以给宝宝喝蜂蜜水来预防便秘吗？

我们不建议给1岁以内的婴儿食用蜂蜜和自制含蜂蜜的食物来预防便秘。1岁以后随着胃肠道屏障和功能的发育完善，可以开始在食物中少量添加蜂蜜来增加风味。

蜂蜜的甜味受到很多家长的推崇，家长喜欢用蜂蜜代替白砂糖作为调味品加入宝宝的辅食中，或直接冲水喂给宝宝，这种行为其实存在一定的风险。蜂蜜是传统意义上的营养品，但其中可能含有一种叫作肉毒梭菌的芽孢，成人的消化系统可以抵御这种致病微生物的芽孢，而1岁以内婴儿的胃肠道尚未完全成熟，过早食用蜂蜜可能造成肉毒梭菌中毒。

（四）为了增强宝宝的营养，用母乳冲调米粉好不好？

如果妈妈的母乳足够，完全可以使用母乳来冲调米粉。但有的妈妈可能会发现母乳和配方奶冲调米粉的区别，那就是同样体积的母乳冲调出的米粉糊更稀。这是因为母乳中含有一定量的淀粉酶，可使米粉中不溶于水的淀粉水解为溶于水的葡萄糖。用母乳冲调米粉，有助于宝宝的消化吸收，减轻胃肠道负担。

（五）宝宝出牙了，怎么预防宝宝咬乳头？

通常从4月龄起，很多宝宝萌出第1、2颗牙，还有一些宝宝的乳牙正处在准备萌出的阶段。从这个时期开始，很多宝宝都会出现咬乳头的情况。以下一些方法可以帮助你减小"被咬"的风险。

每次喂奶前，将手指伸进宝宝的口中，如果宝宝吸吮手指，则喂奶咬乳头的可能性很小；如果宝宝咬手指，则喂奶咬乳头的可能性很大。

喂奶前，让宝宝咬经过冷冻的磨牙胶，可以缓解宝宝的出牙不适感。

有的宝宝咬乳头是因为有点厌倦、无聊，或已经不想吃奶了，此时哺乳妈妈可以适当缩短喂奶时间，并及时发现宝宝无聊和吃饱了的表现（包括浅吸吮而无吞咽、到处张望、手脚乱动等）。

当宝宝咬乳头的时候，妈妈们不要大声喊叫，否则可能会让宝宝误认为妈妈喜欢这个行为，或觉得开心，而强化这种行为。

有的宝宝咬乳头是想引起妈妈的注意，因此每次喂奶时妈妈不要三心二意，不要在喂奶的时候看电视、打电话或玩手机，应让宝宝感受到妈妈一直在关注自己。

宝宝最初咬乳头的时候，妈妈应用平静的声音告诉他不要这样做，然后停止哺乳（停止哺乳的方法：按下宝宝的下嘴唇待宝宝张开嘴后拔出乳头）。连续几次之后，宝宝就会逐渐意识到这个行为会导致自己吃不到奶。

当宝宝咬乳头的时候，就拍打宝宝的屁股，或弹宝宝的脚底，或拽宝宝的耳朵等，总之要让宝宝逐渐意识到自己一咬乳头，妈妈就会惩罚自己。

有的宝宝是因为太饿了，吃奶时有点着急而咬乳头。建议妈妈或其他照顾者学会判断宝宝饥饿的表现，及时喂奶或喂辅食。

尽早让宝宝学会使用学饮杯喝奶。如果一直使用奶瓶喂奶，当宝宝出现出牙不适时，可能会咬奶嘴。当宝宝习惯这一行为后，吃妈妈的奶时也会习惯性地咬乳头了。

（六）过敏会减轻或自行消失吗？

答案是会逐渐脱敏。很多孩子到了上学的年纪之后，会不再对大豆和小麦过敏。约1/5的孩子会不再对花生过敏。相比之下，对干果、海鲜类过敏的孩子过敏持续的时间会更长，甚至终身不愈。

（七）有什么方法能预防或推迟宝宝对某种食物的过敏吗？

美国儿科学会指出，目前并没有研究证据表明推迟添加某种容易引起过敏的食物就可以保护宝宝避免日后对这种食物发生过敏，过晚添加反而还有增加日后过敏的可能性。

科学家都认可母乳中含有一种保护宝宝免受过敏的特殊物质，因此选择母乳喂养并延长母乳喂养的时间可以保护孩子，特别是家庭成员有过敏史的孩子，减少过敏情况的发生。

在给孩子添加辅食的过程中，应每次只添加一种新的食物，连续喂养几天后再添加另一种食物。这样做可以帮助家长明确宝宝出现过敏症状的"罪魁祸首"是谁，以便在日后的喂养中避免这种食物，减少发生过敏的频率。

（八）宝宝要用杯子喝水或喝奶吗？

当宝宝双手的功能逐渐精细化后，我们常常会建议让宝宝开始用杯子喝水。当妈妈开始背奶或断奶后，我们也会建议尝试让宝宝直接用杯子喝母乳或配方奶。这里的杯子并不是咱们平时生活中常用的杯子，而是一种叫作"学饮杯"的特殊杯子，可分为吸管式和鸭嘴式。它是一种能防止液体溅出，具有两个把手，能帮助宝

宝训练双手抓握技巧和力量，以及锻炼口周肌肉群的好工具。当宝宝逐渐学会使用并接受学饮杯后，可以用学饮杯代替奶瓶，让它成为宝宝喝水或喝奶的主要工具。完成从用奶瓶喝奶到用学饮杯喝奶的过渡，对于宝宝来说可是一个不小的里程碑。

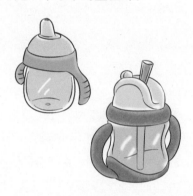

什么时候开始锻炼宝宝使用学饮杯呢？其实每个宝宝开始使用学饮杯的时间并不一定完全相同，这与他们的双手精细动作和口周肌肉群的发育程度有较密切的关系。通常情况下，宝宝从第7～8个月起就可以尝试使用学饮杯了。如果宝宝对这个新鲜事物并未表现出特殊的兴趣，无法握住把手，或者用它喝水或喝奶时容易呛咳，则需要推迟使用学饮杯的时间。一般在1岁左右，大部分宝宝都可以熟练使用学饮杯了。

（九）如何锻炼宝宝使用学饮杯？

1. 内容物

开始尝试让宝宝使用学饮杯时，

杯子里应当盛装宝宝熟悉的液体，比如母乳、配方奶等，让宝宝对这个新奇事物并不感到特别陌生。这样会为满1周岁的宝宝添加牛奶进行很好的过渡。

有的家长为了让宝宝喜欢上学饮杯，会往里面倒入甜甜的果汁，利用甜味来吸引宝宝。这种做法我们是不推荐的。因为这样做会给宝宝造成一种假象："这个神奇的杯子里面有甜甜的好喝的东西。"以后再使用这个杯子喝水的时候，只要不是甜甜的果汁，宝宝就会拒绝饮用，并且会有被欺骗的感觉。

2. 使用姿势

锻炼宝宝逐渐使用学饮杯代替奶瓶期间，让宝宝使用吃奶瓶的姿势即可。最开始训练宝宝时，宝宝通常会喝几口后就开始拒绝。因此每顿奶先让宝宝使用学饮杯，之后再改为母乳亲喂或用奶瓶将剩余量喂给宝宝。

3. 使用频率

建议在转换期最初的几个月中，只保留睡前的一顿奶选择妈妈亲喂或使用奶瓶喂宝宝，这样可以更好地安抚宝宝快速入睡。慢慢地，宝宝会逐渐接受学饮杯，奶瓶将成为过去式。

四、宝宝喂养评价

8月龄宝宝的身体发育指标

项目		男宝宝	女宝宝
体重	平均值（千克）	8.6	7.9
	正常范围（千克）	6.9~10.7	6.3~10.2
	增速（克/周）	50~100	50~100
身长	平均值（厘米）	70.6	68.7
	正常范围（厘米）	66.2~75.0	64.0~73.5
	增速（厘米/月）	1.4	1.4
头围	平均值（厘米）	44.5	43.4
	正常范围（厘米）	42.0~47.0	40.7~46.0
	增速（厘米/月）	0.5	0.6

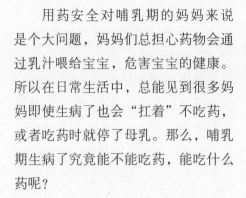

五、医生说：母乳喂养期用药安全

用药安全对哺乳期的妈妈来说是个大问题，妈妈们总担心药物会通过乳汁喂给宝宝，危害宝宝的健康。所以在日常生活中，总能见到很多妈妈即使生病了也会"扛着"不吃药，或者吃药时就停了母乳。那么，哺乳期生病了究竟能不能吃药，能吃什么药呢？

（一）哪些药物能到母乳中去

科学家过去几十年的研究结果表明，几乎所有进入血液的药物都能进入母乳，换句话说，所有的药物都会或多或少地进入乳汁，但不同药物进入母乳中的量有所不同，量的多少与以下因素有关：

母体血液内的药物浓度：绝大多数情况下，母体血液内的药物浓度（血药浓度）是决定药物进入母乳的决定性因素，即浓度越高越容易进入母乳；

蛋白结合度和脂溶性：蛋白结合度越低，脂溶性越高，越容易渗入母乳；

分子量大小：分子量越小，越容易透过所谓的"母乳屏障"进入母乳。

（二）母乳屏障

在妈妈的血液和乳汁之间，存在着一层母乳屏障，它可以阻止一些大分子有害物质进入乳汁，但这个屏障并非万能，很多物质仍旧可以自由透过屏障而对母乳造成影响。

其中，分子量较小、脂溶性较高、在血液中不与蛋白结合的游离物质容易进入乳汁。酒精就是一种分子量小、脂溶性高，同时在血液中不与蛋白结合的游离分子，因此，哺乳妈妈一定要限制饮酒。

（三）选择药物的关键点

在结合了以上的专业知识简介后，我们总结了有关哺乳妈妈选择药物的关键点：

减少不必要用药，尤其要避免使用成分未明确的中草药、"补药"等。

哺乳妈妈服用大部分药物对于宝宝来说都是比较安全的，相对来说，因吃药而停喂母乳对宝宝造成的损失会更大。

可以根据情况停喂几小时或几天哺乳，但需按平日哺乳频率将母乳吸出或挤出，防止泌乳量减少、乳腺管堵塞甚至乳腺炎的发生。

宝宝正在生病或胃肠道功能紊乱时，对药物会更加敏感。

同类药物中，选择药品说明书中

"半衰期"短的那一种。

小贴士

药物半衰期

指药物在血浆中最高浓度降低一半所需的时间。

选择蛋白结合度高、脂溶性低的药物。

对于新生儿、早产儿和低出生体重儿，选择药物需要更加谨慎。

避免使用影响泌乳的药物。

尽量选择上市时间久的药物，应谨慎对待上市不久的新药。

（四）减少药物对宝宝的副作用

选择每次哺乳后吃药，这样可以在下次哺乳之前，给身体一段时间来代谢药物。比如在晚上最后一次哺乳后服药，可以保证血药浓度的峰值与下次哺乳时间错开，从而将通过乳汁进入宝宝体内的药物量减到最低。

（五）常见安全药物

以下列出了一些已被研究证明哺乳妈妈可以安全服用的药物：

1．止疼药

对乙酰氨基酚（如泰诺林）

布洛芬（如芬必得）

2．抗菌药

氟康唑

咪康唑

克霉唑

青霉素（如阿莫西林、氨苄西林）

头孢菌素（如头孢氨苄）

3．抗过敏药

氯雷他啶（如开瑞坦）

非索芬那定

4．消肿药

生理盐水滴鼻液

含伪麻黄碱的药物（如速达非，仙特明-D）。注意：伪麻黄碱有减少泌乳量的作用。

5．避孕药

选择雌激素和孕激素结合的避孕药不会对泌乳量造成影响。建议在母乳供需平衡建立（6~8周）之后使用该类药物。

6．胃肠道用药

法莫替丁

西咪替丁

奥美拉唑（如洛赛克）

7．抗抑郁药

帕罗西汀（如百可舒）

舍曲林（如左洛复）

氟伏沙明（如兰释）

8．通便药

琥珀辛酯钠

小贴士

听医生的话

用药之前，需请示医生，以减少不必要的用药，同时能在同等疗效的基础上选择更加安全、合理的药物。

第十一章
第9个月（8月龄）孩子的喂养

一、喂养计划

（一）发育特点

探索世界的能力增强，容易被环境中好玩的东西吸引

精细动作发育到一定程度，可以用食指和拇指捏住小的物体

肾功能发育还不完善

第9个月的宝宝对辅食的兴趣越来越大，但也有的妈妈发现宝宝会突然出现厌食。这种厌食并不是真正意义上的讨厌食物，而是由于环境中其他好玩的东西影响了宝宝的注意力，使得宝宝将对食物的兴趣暂时放在了一边，而去抓起身边的玩具小青蛙，或翻开硬纸制的图画书。

为了将宝宝的兴趣仍然锁定在食物上，妈妈们可以引入一种新的食物类型——手抓食物，为了更形象，

也有人叫它手指食物、指状食物。顾名思义，这是一类方便宝宝用手抓起来，直接喂给自己吃的辅食。当宝宝的精细动作发育到一定程度，可以用手和其他四指握住物体时，说明宝宝已经做好了吃手抓食物的准备。

（二）喂养原则

1. 坚持母乳喂养

按时哺乳，每天4～5次，每次间隔4～5小时，尽量减少夜间哺乳。每

天的母乳总量为800毫升左右。

2. 补充维生素D

每天补充400国际单位的维生素D。

3. 添加辅食

添加辅食的次数：每天2次。

添加辅食的时机：两次奶之间喂辅食，逐渐将喂辅食时间调整为午饭和晚餐时间。

添加辅食的总量：每次4~5汤勺（60~75毫升）。每日水果或蔬菜摄入量为30~60克；每日肉类或蛋类摄入量为1茶勺。这个量不是绝对的，应根据宝宝的情况有所调整。

由于宝宝吃东西时可能会不配合而将食物吐出，或不小心掉落等，建议妈妈们准备总量为2~3倍的辅食。如果宝宝某天状态不佳，不要强迫喂过多辅食。

辅食的质地：质地更加浓稠，可以混有质地偏软、绿豆大小的颗粒状辅食，以促进宝宝咀嚼功能的发育。

辅食的种类：可以添加一些肉类（如鱼肉、肝泥、豆腐、牛肉等）和纤维素含量更多（如南瓜、胡萝卜等无须去除较为明显的纤维素）或口味更浓的食物（如猕猴桃、葡萄等）。

（三）辅食课堂：第9个月（8月龄）的推荐辅食及其做法

铁强化米粉仍然是此阶段适合给宝宝添加的主要谷物类辅食。根据宝宝接受程度的不同，可以逐渐减少米粉中的水，使质地变稠。

另外，在以上各月推荐辅食的基础上，我们建议为宝宝添加符合他们现阶段消化水平的几种新的辅食，以下为您一一介绍：

本月推荐新添加的辅食包括烂面条、西蓝花、猕猴桃、鱼肉、全蛋。

第9~10个月的宝宝大多出牙2~6颗，可以适当添加颗粒状的食物来帮助宝宝锻炼咀嚼功能。经过长时间煮制的面条既有一定的颗粒状固体，又有大量淀粉融入面汤中，适合作为此阶段的辅食。

制作蔬菜类辅食时，应将蔬菜煮熟后切碎，让宝宝开始尝试纤维素含量较高的碎菜。也可以将胡萝卜、土豆、南瓜、红薯等根茎类食物蒸熟变软后切成小块，做成手抓食物让宝宝拿在手里边吃边玩，这样宝宝既吃进了营养，更锻炼了手的抓握能力。

可以给宝宝添加的水果种类有所增加，8月龄之后随着宝宝胃肠道功能的进一步成熟，可以尝试将未经加热或煮过的"生水果"喂给宝宝。但要观察宝宝是否出现"口腔过敏综合征"，一旦出现，则建议将这种水果加热后再喂给宝宝。

随着宝宝消化系统的进一步成熟，可以给宝宝添加各种肉类，为宝宝提供丰富的蛋白质、铁、钙、锌、不饱和脂肪酸、脂溶性维生素等。

1. 烂面条

（1）骨汤烂面条。将龙须面剪成2厘米长的段，放入沸水中煮制；待面条软烂后捞出；加入提前煮制的猪骨汤，凉凉即可。

（2）蛋黄烂面条。将龙须面剪成2厘米长的段，放入沸水中煮制；待面条软烂后连汤捞出；将煮熟的蛋黄用勺子压碎后放入烂面条中，混匀、凉凉即可。

2. 西蓝花

将西蓝花蒸熟或煮熟后用搅拌机打碎，加入米粉中喂给宝宝。

小贴士

西蓝花

西蓝花比其他蔬菜含有更为丰富的叶酸、维生素C、钙和纤维素，同时还含有少量蛋白质、脂肪以及铁、锌等矿物质。其中的含硫化合物使它带有特殊的味道，可以帮助宝宝增加不同的味觉体验。需要注意的是，西蓝花、花椰菜、紫甘蓝等蔬菜会使部分宝宝的肠道产气，导致腹胀的不适感。在8月龄后给宝宝添加会减少腹胀的发生。

3. 猕猴桃

（1）猕猴桃果肉。猕猴桃去皮，用勺将果肉刮出，并在小碗中用勺摁压软烂后喂给宝宝。

（2）猕猴桃香蕉果泥。如果宝宝不能耐受猕猴桃的酸味，可以加入少量白开水进行稀释后或与香蕉泥混匀后再喂给宝宝。

小贴士

猕猴桃

猕猴桃一直以维生素C含量高著称。挑选猕猴桃时，建议选择表皮完整，无碰伤，无压痕的果实。当猕猴桃完全成熟、发软后可以食用；而对于手感偏硬、表皮透出绿色的尚未成熟的猕猴桃，建议与苹果或香蕉一起放在纸袋里放在室温环境下，利用其释放出的乙烯对猕猴桃进行催熟。

猕猴桃果肉中的黑色种子并不需要挑出来，可以随果肉一起喂给宝宝。注意：小小的种子会直接经过宝宝的消化道而不被消化吸收，因此宝宝吃过猕猴桃之后排出的大便里会有完整的猕猴桃种子，这是完全正常的。猕猴桃不属于容易引起过敏的食物，但由于它的酸度较高，少数人可能会在接触后出现口周红疹，这属于食物不耐受。如果宝宝吃过后出现口周红疹，而未出现其他消化道不适（腹泻、腹胀），建议停喂3～5日后每次少量喂给宝宝。

4. 鱼肉

（1）蒸鱼。建议选取无刺或少刺的龙利鱼、三文鱼或鳕鱼。将鱼洗净，放入蒸锅蒸熟。建议蒸煮时间略长于平时的家庭烹调时间（延长5～10分钟即可）。蒸熟出锅后，选取鱼腹部位置的鱼肉放入小碗中，仔细检查鱼肉中是否带刺，再用叉子将鱼肉摁压至软烂，再一次确认没有鱼刺后即可喂给宝宝。不建议添加包括儿童酱油在内的任何调料。

（2）炖鱼。将鱼洗净，放入水中煮熟出锅后，取腹部位置的鱼肉，反复检查是否带刺，并用叉子将鱼肉摁压至软烂后喂给宝宝。不建议添加包括儿童酱油在内的任何调料。

小贴士

鱼肉

不同于猪肉、牛肉、羊肉、鸡肉等其他肉类，鱼肉中除含有丰富的蛋白质以外，还含有EPA和DHA这两种对人体健康非常有益的多不饱和脂肪酸。然而鱼肉中含有一定的过敏原，一部分人会对鱼肉中的特定蛋白质过敏（仅仅是很少一部分）。若父母或兄弟姐妹中有人存在过敏体质，则宝宝对特定食物出现过敏的可能性会增高。建议这样的宝宝适当推迟添加

鱼肉的时间（1岁甚至2岁以后）。而对于大部分宝宝来说，在第9～10个月即可添加鱼肉辅食。

首先添加的鱼肉种类应选择"白肉"类鱼，如鳕鱼、鲈鱼、鳜鱼、多宝鱼等。这类鱼肉中容易引起过敏的蛋白质较少，同时容易消化吸收，而且含刺较少，尤其是不含小刺，是给宝宝添加辅食的良好选择。

除了可能引起过敏，家长们对于鱼肉的另一担心是汞（水银）中毒。通常海鱼中体形越大的鱼类，处于食物链越高等级的鱼类，体内富集甲基汞的含量就越多。如鲨鱼、马鲛鱼、方头鱼等都属于甲基汞含量超标，不建议给宝宝食用的鱼类。三文鱼作为生活在冷水水域的鱼类，体内的汞含量较低，同时多不饱和脂肪酸的含量较高，是做辅食的良好选择。

5. 鸡蛋羹（全蛋）

整个生鸡蛋搅匀；加入2倍的水，再次搅匀；放入蒸锅蒸10分钟，用筷子插入蛋羹中心部位感觉遇到阻力即可。

小贴士

全蛋

对于已经适应蛋黄的宝宝，可以从第9个月（8月龄）开始试加蛋清。尽管蛋清是较常见的引起宝宝过敏的食

物，但由于它含有人体需要的全部8种必需氨基酸，且比例与人体的需求相似，吸收率较高，不会产生过多的含氮代谢物，对肾脏负担小，所以被称为优质蛋白。另外，近年来有越来越多的科学研究表明，推迟添加鸡蛋蛋白并不能减少宝宝对鸡蛋蛋白过敏的发生。

（四）喂养时间

下面的表格是一个"一日食谱示例"，供各位妈妈参考。注意不要死板地按照表格中的时间对宝宝进行喂养，具体喂养时间应根据孩子的实际情况进行调整，保证在4小时左右喂一顿奶。

一日食谱示例（第9个月第1周—第9个月第2周末）

时间	种类	参考量
06:00—06:30	母乳	150～170毫升
10:00—10:30	鸡肉泥胡萝卜粥	5汤勺（75毫升）
★12:00—12:30	西蓝花末蛋羹	1/3个鸡蛋（或3.5汤勺，52.5毫升），西蓝花1汤勺
16:00—16:30	母乳	150～170毫升
★18:30—19:00	胡萝卜泥米粉	米粉4汤勺（60毫升），鱼肉1茶匙
20:30—21:00	母乳	150～170毫升
02:00—02:30	母乳	150～170毫升

一日食谱示例（第9个月第3周—第9个月第4周末）

时间	种类	参考量
06:00—06:30	母乳	150～170毫升
10:00—10:30	母乳+维生素D（400国际单位）	150～170毫升
★12:00—12:30	青菜西红柿蛋糊面	半碗（约100毫升）
16:00—16:30	母乳	150～170毫升
★18:30—19:00	香蕉猕猴桃混合泥	1/4个猕猴桃+1/8根香蕉
20:30—21:00	母乳	150～170毫升
02:00—02:30	母乳	150～170毫升

二、母乳保障计划

（一）饮食

第一点，多喝水。对于哺乳妈妈，无论怎样强调喝水都不过分。工作中的妈妈，一忙起来，经常一上午顾不上喝水，这对于保持母乳分泌量是非常不利的。另外，养成爱喝水的习惯对于今后的健康也大有裨益。有很多流行语都能反映出水的重要性，比如"女人是水做的""水是生命之源"。

第二点，除了不要让自己渴着，也不能让自己饿着。常备点儿牛奶、点心、水果、坚果等，得空的时候吃一点儿。

第三点，好好吃正餐。这里的"好"有很多含义，比如食物的种类要多样，烹饪的方式要健康，吃饭的速度要适宜，等等。现在，有很多优秀的营养师致力科普工作，大家不妨关注他们的微博、微信公众号，可以学习很多的营养知识。正餐方面，在保证营养均衡的情况下，妈妈们可以尽量选择自己爱吃的食物，这样不仅能摄取营养和能量，还能愉悦身心，让自己保持好的心情。

这里说的营养均衡并不是指每顿饭都要吃多种食物，这很难做到。大家可以以周为单位计算，看看在这一周里是否各类食材都有摄入。一周一共是7顿早餐，14顿午晚餐，可以提前做规划。比如早餐中的鸡蛋就可以是煮鸡蛋、煎鸡蛋、煮荷包蛋、做鸡蛋羹等，这样换着花样吃就不会吃腻了。中餐和晚餐可以安排几顿鱼、几顿肉、几顿虾等等，各种时令蔬菜轮流吃。下奶汤可以是骨头汤、鸡汤、猪蹄汤等。做法复杂的汤不要安排在工作日来做，可以在周末的时候，家里人手足够的情况下做，换换口味。主食可以有米饭、面条、馒头、花卷、杂粮饭、粥等等。这样的饮食结构就非常合理了。事先做好大致规划，周末备好一些存储时间长的食材，提前与老人商量，就能够让饮食得到很好的保障。

（二）休息

创造机会，享受只属于你和丈夫的二人世界。

回忆一下，你有多久没有和丈夫一起吃一顿烛光晚餐，面对面谈心，拥抱对方，kiss晚安了？自从宝宝降临，原有的生活都被打乱。不仅多了一个宝宝，家里还可能多了一些其他人，比如帮忙照顾孩子的公公婆婆、爸爸妈妈或者月嫂。

都说孩子是夫妻二人"爱情的

结晶"，但在很多家庭中，自从这个"结晶"诞生，夫妻之间的"爱情"就变少了。可以请其他人帮忙照顾孩子，留出两三个小时，夫妻二人一起看个电影，吃顿大餐，或者只是手牵手在街上散步，一起谈谈心，做一对偶尔秀秀恩爱的小夫妻。另外，要多表达自己的感激之情，谢谢对方为养育孩子做出的努力，谢谢对方容忍自己的坏脾气，谢谢对方孝敬双方的父母亲，谢谢对方给了自己一个这么完美的宝宝。

（三）情绪

情绪控制是一种能力，并不是与生俱来的。对于绝大部分女人来说，生育头两年都是一段艰辛的日子，尤其是生第一个孩子的时候。家庭中突然多了很多人，每个人都要重新调整自己的位置。对于养育孩子，每天都有新知识需要学习，每天都有新问题需要解决。人生苦难重重，这是世界上最伟大的真理之一。它的伟大在于我们一旦想通了它，就能实现人生的超越。

面对重重困难，不要逃避，更不要时时被哀怨的情绪缠绕。要学习解决问题的办法，让自己的心智成熟起来。养育孩子的知识性问题是最好解决的，我们只需要翻阅书籍，咨询专业人士，就能得到合理的解决方案。处理家庭关系是漫长而复杂的，而顺畅的沟通

是解决一切家庭问题的基础。妈妈们要学会清楚地表达自己情绪的方式，多采用这样的句式："你这样说，我感到很伤心""你这样做让我觉得很委屈"。要少用这样的句式："你怎么能这样说我""你怎么能这样做"。更不要用这样的句式反击对方："你还不是哪哪儿都不好。"

学会清楚地表达自己的情绪，有时候能够避免争吵，避免矛盾升级，最终让家里人都能获益。

三、喂养中的常见问题

（一）宝宝拉肚子应该怎么办？

婴儿腹泻很可能会造成严重的脱水，并且会加重尿布疹。对于腹泻的宝宝，家长们的态度通常分为两派：一派会停止给宝宝吃各种"不容易消化的食物"和复合维生素，认为它们会增加胃肠道负担。另一派会给宝宝继续喂食物，认为食物会帮助胃肠道将稀便中的水分"锁住"，缓解腹泻。几乎每个宝宝都经历过腹泻，一般腹泻的原因是食物过敏、食物不耐受、细菌感染、病毒感染、药物副作用、肚子受凉等。如果宝宝出现腹

泻、水样便，可能会造成宝宝脱水，需尽快去医院就医，避免出现严重后果。腹泻的主要治疗原则是补充水分，恢复体液平衡。遵医嘱治疗的同时，妈妈们应该了解宝宝在腹泻期间的饮食原则，以促进宝宝的康复。

宝宝腹泻，既不能什么也不吃，又不能吃太多加重胃肠道负担。饮食原则为**饭量减少、清淡易消化**。脆弱的胃肠道需要一段时间来恢复功能，因此要给你的宝宝3～4天的时间来恢复消化功能和饭量。不同的食物可以延长腹泻或缩短腹泻的病程。

以下为各位妈妈列出了几种可以缩短腹泻病程的食物。推荐喂给腹泻宝宝的食物种类主要分为两类：提供能量的碳水化合物和提供丰富维生素的水果。

（1）母乳。继续母乳喂养能有效保护宝宝的胃肠道，促进胃肠功能的恢复。

（2）尚未完全成熟的香蕉。香蕉并不像老百姓常说的那样只具有"润肠通便"的效果。香蕉如同一把"双刃剑"，完全成熟的香蕉可以通便，尚未完全成熟的香蕉反而具有止泻的功能。有研究表明，香蕉中因含有抗淀粉酶的淀粉，可以保护肠道黏膜，能够减轻儿童腹泻。另外，由于富含钾元素和镁元素，香蕉可以快速补充因腹泻而丢失的电解质。

（3）大米粥。尤其是最上面的一层"米油"，可以保护肠道黏膜，是推荐给腹泻宝宝的食物之一。

（4）米粉。米粉属于容易消化吸收、纤维素含量较少的食物，对胃肠刺激小，同时能为宝宝补充足够的能量。

（5）苹果泥。苹果中含有一种可溶性纤维素——果胶，它进入肠道后会形成凝胶状，有助于大便成形、增加大便体积、锁住水分、缓解腹泻。

（6）蓝莓。瑞典人常用的止泻水果。这种水果中含有一种叫作单宁酸的物质，可以抑制黏膜分泌，减少肠道黏膜毛细血管中的水分进入肠腔内。同时，蓝莓中的花青素还具有抑菌的功能。

另外，妈妈们要避免喂给宝宝以下不适宜腹泻期间吃的食物：

（1）除母乳外的奶制品。当宝宝肠道菌群紊乱时，乳糖酶的活性会受到影响。奶制品中的乳糖会加快肠蠕动，不利于腹泻的恢复。而酸奶中的乳糖已被分解为半乳糖，同时由于存在一定量的益生菌，有助于调节腹泻宝宝紊乱的肠道菌群，所以不属于需要限制的食物。

（2）含果糖高的水果。如梨、西瓜、哈密瓜、枣、杧果、樱桃、木瓜、葡萄等。这一类水果中果糖含量较高，会造成肠道内局部渗透压过高，使肠壁毛细血管中血液里的水分子被"拉"进肠腔内，使肠道中的水分比平时更多。等到果糖随肠蠕动进入储存粪便的大肠中时，便成了各种细菌的食物，经过发酵后会刺激肠蠕动。水分增加、肠蠕动加快、吸收减少，几种因素共同加重宝宝腹泻，并无形中延长了病程。

（3）含糖醇量高的水果。桃子、李子、杏等含糖醇量较高，会影响果糖的吸收，造成肠道内剩余果糖较多。所以，宝宝腹泻期间应适当减少甚至避免这类水果的摄入。

（4）蜂蜜。蜂蜜含有大量的果糖，这也是为什么很多人都会发现蜂蜜能通便的道理。同时，由于蜂蜜中可能含有肉毒梭菌的芽孢，所以不建议给1岁以内的宝宝食用（腹泻和不腹泻的宝宝均不建议食用）。

（二）哪些食物不要给第9个月（8月龄）的宝宝吃？

1. 蜂蜜

蜂蜜是传统意义上的营养品，但其中可能含有一种叫作肉毒梭菌的芽孢。成人的消化系统可以抵御这种致病微生物的芽孢，而1岁以内婴儿的胃肠道尚未完全成熟，容易造成肉毒梭菌中毒。因此不建议1岁以内的婴儿食用蜂蜜和自制的含蜂蜜食物，而成品含蜂蜜的辅食由于经过严格的高温杀

菌，病菌的芽孢已被杀灭，所以可以放心食用。1岁以后的宝宝，随着胃肠道屏障功能的完善，可以开始食用蜂蜜及各类含蜂蜜成分的食物。

科学链接　肉毒梭菌中毒症状

肌肉无力伴便秘，吃奶困难，下颌松弛，严重哭闹甚至昏睡。一旦出现上述症状，须立即将宝宝送往医院就诊。

2. 牛奶和豆奶

宝宝1周岁之前，无法消化牛奶和豆奶中的蛋白质。同时，牛奶和豆奶中的营养成分并不如母乳和配方奶全面，而某些矿物质含量超过人体需要量，长期饮用容易引起肾脏损害。

3. 容易引起窒息的食物

大块食物：体积较大的食物容易卡在宝宝的喉咙。制作辅食时应将食物切成小块，各类蔬菜（如胡萝卜、芹菜、豆类等）可以煮熟后切碎；各类水果（如葡萄、樱桃、西红柿、西瓜、甜瓜等）可以切成小块（5毫米左右）喂给孩子；各种肉类可以剁碎后喂给孩子。

小而硬的食物：硬糖、坚果、爆米花等是容易引起窒息的危险食物。

软而黏的食物：果冻、棉花糖、软糖等孩子喜欢的零食都是容易引起窒息的危险食物。

不易吞咽的食物：花生酱、芝麻

酱和大块馒头等会快速吸收口腔中的水分，并黏附在口腔或食道黏膜上，不易吞咽，容易引起窒息。

（三）该给宝宝添加多少辅食？

不同的宝宝吃辅食的量相差很大，即使是同一个宝宝每顿辅食的量也会有所不同。宝宝对于辅食的耐受量会受到很多因素的影响，主要包括开始添加辅食的时间、辅食的质地、宝宝是否出牙，以及每天喂宝宝辅食的时机。

（1）添加辅食的时间：辅食添加得越早，吃辅食的量则越大。

（2）辅食的质地：相比于块状辅食，宝宝对泥状辅食的耐受量更大。

（3）宝宝是否出牙或生病：宝宝正在出牙期间，口腔，特别是牙龈会出现不适感。另外，生病时宝宝的不适感也会影响辅食的摄入量。如果近一段时间内宝宝吃辅食的量急剧减少，并伴有其他不适症状，建议带宝宝去医院就诊。

（4）每天喂宝宝辅食的时机：如果你给一个正在忙着玩，也可以说成正在探索神奇世界的宝宝喂辅食，他会很不高兴的，不会配合爸爸妈妈喂饭的行为，这会对辅食的摄入量有很大影响。

（5）宝宝是否处在生长小高峰期。在生长小高峰期，妈妈们会明显

并欣喜地感受到宝宝的饭量大增，生长小高峰期有可能持续三四天、1周甚至2周，之后便恢复正常状态，饭量会突然减少到之前的水平。如果这时候仍然按照之前的量去喂给宝宝，会给宝宝造成很大的压力。"妈妈，我已经吃饱了，我不想吃了"，即使有这样的内心独白，但苦于无法说出口，所以他会用哭闹的方式表达出来。这时候很多家长会担心自己的宝宝是不是病了，不舒服了。其实，这个饭量才是宝宝真实的饭量。正确和理性地对待宝宝每隔一段时间出现的生长小高峰和正常状态，对于家长和宝宝都非常重要。

（四）怎么判断宝宝是否吃饱了？

宝宝是一个非常聪明，并且是全世界最了解自己需求的人。和所有其他的哺乳动物一样，他们有一个非常重要的自带属性——"饿了吃，饱了停"。每当感到饥饿的时候，他们会通过一些表现来表达自己的需求，如吸吮、转头，寻找食物未果后就会使用哭闹技能。食物一到，开始尽情享用。吃饱之后，就停下来不再吃了。中国家长有一个很不好的习惯，从小到大喂饭的时候总是会说"来吃最后一口"。如果宝宝表现好，勉强吃了这最后一口，某些家长会说"再来吃这最后一口"。最后一口到底有多少

可信度，很多孩子都说不清楚。实际上，让宝宝自己决定吃还是不吃，可帮助宝宝锻炼自我控制能力。

宝宝是否吃饱了只有宝宝自己最清楚，而家长只是通过熟悉宝宝的表现来进行判断。

宝宝已经吃饱了的表现主要有：

（1）勺子到嘴边时把嘴闭起来不张开。

（2）勺子到嘴边时把头转到另一边。

（3）把嘴里的东西吐出来。

（4）哭闹等。

宝宝还想继续吃的表现主要有：

（1）身体主动靠近喂辅食的勺子。

（2）把嘴张开。

（3）眼睛一直锁定食物。

（4）嘴有不自主的咀嚼动作等。

四、宝宝喂养评价

9月龄宝宝的身体发育指标

项目		男宝宝	女宝宝
体重	平均值（千克）	8.9	8.2
	正常范围（千克）	7.1～11.0	6.5～10.5
	增速（克/周）	50～100	50～100
身长	平均值（厘米）	72.0	70.1
	正常范围（厘米）	67.5～76.5	65.3～75.0
	增速（厘米/月）	1.4	1.4
头围	平均值（厘米）	45.0	43.8
	正常范围（厘米）	42.5～47.5	41.2～46.5
	增速（厘米/月）	0.5	0.4

五、医生说：产后头痛、头晕、恶心

（一）头痛

很多产后妈妈都会有头痛的经历，殊不知，母乳喂养有可能是元凶之一呢。

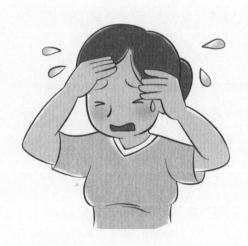

1. 产后头痛的原因

母乳喂养导致的体内激素水平变化。

新手妈妈照顾孩子时心理压力过大以及宝宝不停哭闹的噪声。

分娩期间使用止疼药的副作用。

产后抑郁。

产后血压波动。

甲状腺功能改变。

夜间照顾宝宝导致睡眠不足。

体内缺水。

快速断奶造成的激素波动。

2. 母乳喂养导致的体内激素水平变化是如何引起头痛的

（1）通过造成雌激素降低引起的头痛：多见于已经开始来月经或正在口服避孕药的哺乳妈妈。

（2）通过促进催产素分泌引起的头痛：多见于哺乳时"奶阵"引出之后，大多会同时出现恶心的症状。这类头痛通常在哺乳进行几分钟之后就会缓解。

（3）通过促进血管加压素分泌引起的头痛：这个陌生激素也叫"抗利尿激素"，它是造成高血压的元凶之一。顾名思义，它会给血管"施加压力"，造成血管收缩，对抗体内的"利尿"作用，减少尿量，继而造成头痛。

3. 如何缓解与母乳喂养有关的头痛

（1）放松疗法。保证喂奶时身体和精神的双重放松。如平日里常常听轻音乐；每天都洗个热水澡；常用热水泡脚；选择一个舒适、光线昏暗的位置喂奶；喂奶时用靠垫或枕头垫在腰后、膝盖下或肘部；使用毛巾冷敷脖子后面的皮肤，几分钟后改为热敷。总之，让自己舒服是第一原则。

（2）饮水疗法。每天补充足够的

水分，可以帮助身体减少分泌"血管加压素"，预防因血管收缩造成的头痛。足够的水分意味着每天至少保证2升水，包括汤、果汁等，但应限制咖啡和茶的摄入量，因为它们有利尿和让宝宝兴奋的作用。

（3）按摩疗法。正确的手法按摩（按摩面部、头皮、颈部和后背）可以促进头部血液循环，放松身心，缓解头痛；用大拇指和食指按压后脑勺与颈椎连接的位置，可以刺激大脑产生内啡肽，缓解头痛。

（4）补充微量元素——镁。每天补充500毫克镁元素，大部分哺乳妈妈的头痛会有所缓解。尽管少部分哺乳妈妈仍会在每天的固定时间发生头痛，但头痛会明显减轻，同时每次的持续时间会缩短。

（5）药物疗法。以上方法都无法缓解的头痛，可以服用对乙酰氨基酚来缓解。该药已通过美国食品药品监督管理局（FDA）和美国儿科学会的安全认证，除了某些特殊情况（如痛风、心功能不全、月经过多、溶血性贫血等），大部分哺乳妈妈可以安心使用。

而解热镇痛药的另一种——阿司匹林，常被看作对乙酰氨基酚的"姐妹药"，哺乳期间应尽可能避免使用。

（6）保证营养。虽然这称不上"疗法"，但哺乳期保证营养是哪里都逃不掉的绝对真理。

（二）头晕、恶心

1. 哪些情况下会出现头晕、恶心

（1）哺乳早期。部分妈妈在开始哺乳的前几周会有头晕、恶心的情况，但一般会随着催产素一起，在产后6~8周消失。

（2）怀孕。随着宝宝年龄的增长，如果妈妈在哺乳时头晕、恶心的状况没有缓解，则要考虑是否为下一次怀孕引起的早孕反应。

（3）宝宝的生长高峰。当宝宝处于生长高峰期时，由于吃奶量增大，会造成妈妈催产素反馈性增加，使头晕、恶心的症状加重。

（4）低血压。妈妈由于长时间在床上喂奶，突然起床可能会造成体位性低血压而引起不适。

（5）泌尿道感染。某些细菌感染会造成头晕、恶心甚至发烧。

（6）服用抗抑郁药。少数产后抑郁症状严重的妈妈会服用抗抑郁药物，其副作用之一就是头晕、恶心。

（7）铁元素缺乏。妈妈在分娩过程中失血过多造成铁元素缺乏及贫血，容易影响体内血液携氧能力而导致头晕、恶心。

2. 哺乳期间为什么会有头晕、恶心的感觉

"奶阵"来临时引起的恶心与体内催产素的生成有关。催产素除了可以促进乳汁排出和子宫复旧以外，还可以促进母体的消化功能，以及一些可导致恶心的消化腺激素的分泌。与早孕反应中的头晕、恶心的感觉稍有不同，早孕反应的恶心感觉是一阵一阵的，而哺乳期间的恶心、头晕与低血糖类似，是逐渐出现的，同时伴有饥饿、头疼，甚至冒汗。

3. 恶心来临，哺乳妈妈该如何应对

哺乳前或哺乳期间，吃一些含碳水化合物的零食或喝一杯甜饮料、一碗粥等，可以减轻恶心的症状。

身边常备一些零食，以缓解可能突然出现的低血糖。

多喝水。即使不口渴，也应多喝一些水、果汁或汤，这有助于缓解恶心的症状。

躺着喂奶。这对于低血压引起的头晕、恶心效果较好。

第十二章
第10个月（9月龄）孩子的喂养

一、喂养计划

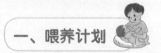

（一）发育特点

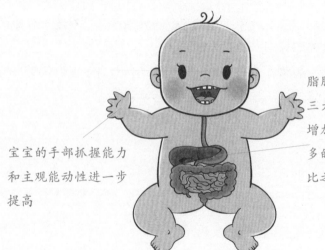

宝宝的手部抓握能力
和主观能动性进一步
提高

脂肪酶、淀粉酶、蛋白酶
三大酶系以及胃酸进一步
增加，意味着宝宝能吃更
多的食物了，消化能力也
比之前有所增强

有的宝宝可能还存在吃辅食前后干呕的现象。妈妈们要反省一下，是不是前两个月为宝宝制作的辅食过于精细、颗粒过小甚至完全是泥糊状呢？

他会希望自己喂自己吃饭，甚至会想喂爸妈吃饭。妈妈可以给宝宝准备手抓食物，同时允许宝宝吃饭时用勺子给自己喂饭。注意：宝宝一定会把食物搞得到处都是，妈妈除了要做好心理准备收拾残局（脏脏的衣服和地板）以外，还要提前准备多一点的食物，以防剩下的量不够宝宝吃哦！

（二）喂养原则

1. 坚持母乳喂养

尽量保证亲喂，每天3～5次，尽

160

量减少夜间哺乳。每天喂母乳的总量为600～800毫升。

如果母乳不足，可以用配方奶代替。

2. 补充维生素D

每天补充400国际单位维生素D。

3. 添加辅食

添加辅食的次数：每天3次。

添加辅食的时机：逐渐将辅食时间调整为早、中、晚三顿正餐的时间，让宝宝加入其他家庭成员的正餐活动，同时锻炼宝宝与他人的互动能力。

添加辅食的总量：每次5～6汤勺（75～90毫升），酌情增加1份手抓食物，但总量不宜过多。每日水果或蔬菜摄入量为50～80克；每日肉类或蛋类摄入量为2～3茶勺。

这个量不是绝对的，应根据宝宝的情况有所调整。

由于宝宝吃东西时不配合会将食物吐出，或者不小心掉落等，所以建议妈妈们准备总量为2～3倍的辅食。如果宝宝某天状态不佳，不要强迫喂过多辅食。

辅食的质地：质地更加浓稠，可以混有质地偏软、玉米粒大小的颗粒状辅食，以促进宝宝咀嚼功能的发育。

辅食的种类：每天的食物中需要包括碳水化合物（主食）、蔬菜、水果、蛋白质（肉、蛋、奶）。

（三）辅食课堂：第10个月（9月龄）推荐的辅食及其做法

在上个月推荐辅食的基础上，我们建议为宝宝添加符合他们现阶段消化水平的几种新辅食，以下为您一一介绍：

本月推荐新添加的辅食种类：蓝莓、西瓜、甜瓜、鸡肉、豆腐。

这个月的宝宝对于辅食的耐受程度比上个月又稍有进步，质地可以更加黏稠，颗粒也可以略大一些。可添加的辅食种类可参考之前几个月的推荐。

1. 蓝莓

（1）蓝莓果泥。将蓝莓洗净后，用勺摁压至软烂出汁后喂给宝宝。

（2）蓝莓米粉。将蓝莓洗净后，用勺摁压至软烂出汁；在米粉中加入温水、母乳或配方奶，搅拌；在米粉中加入软烂出汁的蓝莓，搅匀后喂给宝宝。

2. 甜瓜、西瓜

（1）甜瓜或西瓜果肉。将瓜瓤去皮去子后，用叉子摁压至软烂后喂给宝宝。

（2）在宝宝出牙前后牙龈不适期间将切成块的瓜瓤放入冰箱冷冻后取出，让宝宝用手握住瓜瓤拿给自己吃（可缓解牙龈不适）。

3. 豆腐

（1）南（北）豆腐。将豆腐切块放入水中，煮熟后放入碗中；用勺子将豆腐压碎后喂给宝宝。

（2）豆腐脑。不加任何调料，可以加适量苹果泥、香蕉泥或其他带有酸甜口味的水果泥；将豆腐脑和其他果泥混匀后喂给宝宝。

4. 鸡肉

（1）鸡肉碎丁胡萝卜粥。选取鸡肉中比较嫩的部分，如鸡胸，去皮去油后放入冷水中加热；鸡肉煮熟后切成碎丁。

将胡萝卜剁碎后与鸡肉碎丁一起放入米粥中，继续煮制2分钟即可。

（四）喂养时间

下面的表格是"一日食谱示例"，供各位妈妈参考。注意不要死板地按照表格中的时间对宝宝进行喂养，具体喂养时间应根据孩子的实际情况进行调整，保证4～6小时喂一顿奶。

一日食谱示例（第10个月第1周—第10个月2周末）之"小胃口宝宝"

时间	种类	参考量
06:00—06:30	母乳	150毫升左右
★08:00—08:30	鸡肉碎丁胡萝卜粥	5汤勺（75毫升，其中鸡肉碎丁1茶勺，碎胡萝卜1茶勺）
10:00—10:30	母乳+维生素D（400国际单位）	150毫升左右
★12:00—12:30	西蓝花末蛋羹	1/3个鸡蛋（或3.5汤勺含水，约50毫升），西蓝花1汤勺
16:00—16:30	母乳	150毫升左右
★18:30—19:00	木瓜	木瓜3小块（妈妈的小拇指指甲盖大小，用勺子稍稍按压至软烂）
20:30—21:00	母乳	150毫升左右
02:00—02:30	母乳	150毫升左右

一日食谱示例（第10个月第1周—第10个月2周末）之"大胃口宝宝"

时间	种类	参考量
06:00—06:30	母乳	250毫升左右
★08:00—08:30	鸡肉碎丁胡萝卜粥+维生素D（400国际单位）	6汤勺（100毫升，含鸡肉碎丁1茶勺，胡萝卜1茶勺）
★12:00—12:30	西蓝花末蛋羹	1/3个鸡蛋（或3.5汤勺含水，约50毫升），西蓝花1汤勺，1~2滴香油
16:00—16:30	母乳	250毫升左右
★18:30—19:00	木瓜	木瓜3小块（妈妈的小拇指指甲盖大小，用勺子稍稍按压至软烂）
20:30—21:00	母乳	250毫升左右

一日食谱示例（第10个月第3周—第10个月4周末）之"小胃口宝宝"

时间	种类	参考量
06:00—06:30	母乳	150毫升左右
★08:00—08:30	牛肉末粥	5汤勺（75毫升），牛肉末1茶勺
10:00—10:30	母乳+维生素D（400国际单位）	150毫升左右
★12:00—12:30	豆腐蛋羹，草莓	1/3个鸡蛋（或3.5汤勺含水，约50毫升），豆腐1茶勺，1~2滴香油，草莓3小块（妈妈的小拇指指甲盖大小，用勺子稍稍按压至软烂）
16:00—16:30	母乳	150毫升左右
★18:30—19:00	猪肉末烂面条	烂面条100毫升
20:30—21:00	母乳	150毫升左右
2:00—2:30	母乳	150毫升左右

一日食谱示例（第10个月第3周—第10个月4周末）之"大胃口宝宝"

时间	种类	参考量
06:00—06:30	母乳	250毫升左右
★08:00—08:30	牛肉末粥+维生素D(400国际单位)	6汤勺（90毫升），牛肉末1茶勺
★12:00—12:30	豆腐蛋羹，草莓	1/3个鸡蛋（或3.5汤勺蛋水，约50毫升），豆腐1茶勺，1～2滴香油，草莓3小块（妈妈的小拇指指甲盖大小，用勺子稍稍按压至软烂）
16:00—16:30	母乳	250毫升左右
★18:30—19:00	西红柿猪肉末烂面条	烂面条100毫升，西红柿1汤勺，猪肉末1茶勺
20:30—21:00	母乳	250毫升左右

二、母乳保障计划

（一）饮食

一般情况下，经过9个月的母乳喂养，妈妈对于安排饮食已经非常有经验了。在这个月，妈妈注意保持即可。如果在饮食没有大的变化的情况下，母乳量跟不上了，妈妈不必猛吃猛喝，以免营养过剩。频繁排空乳房才是增加泌乳量的关键，所以，在白天，即使没有胀奶，也要多去排空乳房。

（二）休息

现在，绝大部分的宝宝会爬会坐，玩的本事大了。如果不有意地培养宝宝的睡眠习惯，宝宝可能到了晚上10点、11点都还不睡。这样不仅对宝宝不利，对妈妈来说也十分辛苦。所以，家里人应该学习一些帮助宝宝养成良好睡眠习惯的方法。一般来说，10个月的宝宝，晚上9点钟以前睡觉比较好。带宝宝睡觉的时候，应该熄灯，与家人沟通好，保持安静，为宝宝创造良好的睡眠环境。

一般来说，宝宝有良好睡眠习惯了，妈妈才能休息好。宝宝早睡，妈妈也可以睡觉，或者等宝宝睡着后起来看看书学习一会儿，或者看看轻松题材的电视节目娱乐一会儿，也能起到放松身心的作用。但是，千万不可熬夜，必须保证11点以前睡觉，因为宝宝的睡眠规律就是没有规律，天知道他今天晚上几点会醒，醒来之后又要干什么。

（三）情绪

宝宝长大了，本事大了。对于大部分家长来说，宝宝带来的欢乐和烦恼都与日俱增。为什么呢？宝宝第一次坐起来，第一次爬，第一次喊出"baba""mama"，拉臭臭的表情，学着大人做动作，等等，都会让全家人欢乐不已。跟某些宝宝相比，宝宝可能没有人家高，可能没有人家会发音，可能没有人家会爬，也可能没有人家能吃，这又会增加家人的烦恼。6个月的时候，宝宝刚去体检过，如果有问题，医生一定指出来了，并且给出了解决方案。如果医生说没问题，那就真的没什么问题，踏踏实实等着1岁的时候去体检即可。

妈妈应该多关注宝宝自身的成长，少去做横向的比较，更不要收集别家宝宝所谓的优点来与自己的宝宝比。孩子的成长有规律可循，但是每个孩子的成长又都是不一样的，有的快，有的慢，有的早，有的晚。妈妈要完全接纳自己的宝宝，他是一个人，人无完人。

宝宝是不是正常发育，医生通过给宝宝体检能给出明确的答复，所以，实在不放心的家长可以带宝宝去体检。

妈妈可以学一些亲子游戏，教给丈夫以及家里的老人，比如给布娃娃取名字，然后把布娃娃藏起来，当然要藏得特别明显，鼓励宝宝去找。无论宝宝能否找到，游戏的过程都会让宝宝和家人十分欢乐。而与家人一起游戏，不仅能促进良好亲子关系的建立，还能营造欢乐的家庭氛围，欢乐多了，一些不愉快也就显得不是那么突兀了。

三、喂养中的常见问题

（一）如何给宝宝准备安全健康的手抓食物？

随着宝宝手指精细运动和胃肠道消化功能的进一步发展，我们可以开始给宝宝添加手抓食物了。不同于平时喂给宝宝的泥状辅食，手抓食物能让宝宝有更加直观的主观能动性，是宝宝通过自己的双手喂自己吃东西的第一步，可以在吃东西的同时锻炼精细动作和眼、口、手协调能力。

为宝宝准备手抓食物，首要重点

在于安全性，严格避免窒息、噎食的发生。

1. 煮得软一点

对于需要烹调的食物，和成人不同，给宝宝准备辅食通常要多煮一会儿、多蒸一会儿，让食物的口感变软一些。一方面，此阶段的宝宝并没有长出磨牙（大牙），咀嚼食物主要靠牙龈，过硬的食物很可能会损伤柔嫩的牙龈；另一方面，太硬的食物更容易引起窒息和噎食。

2. 切得小一点

对于无须烹调，直接生吃的辅食，要把它切得小一点，即使宝宝不小心把食物整块咽下，也不至于堵住喉咙引起窒息。这些食物主要是指葡萄（一定不要让宝宝自己拿一个葡萄，以免出现危险）、樱桃、奶酪等。

3. 喂得慢一点

如果宝宝面前放着很多他感兴趣的食物，宝宝会不停往嘴里放，有时并没有咀嚼完全，就着急把食物咽下去，这样就增加了窒息和噎食的危险。因此，家长应当每次只给宝宝提供少量的手抓食物，等他吃完后再加，并不断提醒宝宝要慢点儿吃，多嚼一嚼再咽。

4. 必须乖乖坐着吃

千万不要让宝宝边玩儿边吃，甚至边跑边吃。宝宝吃东西时，需要安静地坐在餐桌旁，专心进行吃饭这一项活动。当宝宝玩耍、爬行、走路或小跑的时候属于注意力不集中的时候，很有可能在吞咽时食物进入气道而引起严重后果。另有一部分家长为了能给宝宝喂更多的食物，不顾孩子的哭闹拒绝强迫喂吃的，这样特别容易引起宝宝因哭闹将嘴里的食物误吞入气管而引起窒息。

5. 家长要提前试吃

每次喂宝宝食物前，家长都要提前试吃，以确定食物的口感、质地、温度等都适合宝宝。要记住，宝宝并未长出磨牙，适合我们的硬度对于宝宝来说可能会偏硬一些。

（二）宝宝什么时候可以开始吃手抓食物？

当宝宝具备以下能力时，说明已经做好准备，可以尝试吃手抓食物了。

可以独坐。

吐舌反射消失。4月龄以内的宝宝存在吐舌反射，会自动将进入嘴里的食物用舌头推出来，以防窒息。随着月龄的增长，该反射逐渐消失。

可以进行"拇他指对捏"，甚至可以做到"拇食指对捏"。"拇他指对捏"是指拇指和其他4指相对，这是拿起食物的前提。"拇食指对捏"是用拇指和食指的指尖相对捏起物体，是宝宝手部精细动作发展过程中较为高级的一个动作。它可以保证宝宝更加准确而轻易地拿起食物并送入嘴中。

（三）什么样的食物适合做手抓食物？

手抓食物，需要满足容易拿起来，口感较软，或入口后变软等特点，最重要的是不能有导致宝宝窒息的危险。比较适合作为宝宝早期手抓食物的有：

·蒸熟的根茎类蔬菜，如红薯块/条、胡萝卜块/条、南瓜块/条等。

·切片、口感较软的水果，如梨、香蕉、火龙果、牛油果等。需要注意的是，香蕉、牛油果比较滑，可以在表面撒一层米粉，以方便宝宝抓握。

入口即化的小块食物，如奶粉制作的某品牌小馒头、小泡芙等。

（四）为什么不宜给宝宝过多的手抓食物？

我们给宝宝一些手抓食物之后，一些宝宝会经常表现出很饿的样子。这是因为与泥状辅食相比，宝宝每顿吃手抓食物的量会偏少一些。因此，建议仅将手抓食物作为此阶段宝宝的零食，含有少量颗粒的泥状辅食仍是此阶段宝宝的主要辅食种类。

（五）如何判断某种手抓食物是否合格？

将食物放入嘴中，不要用牙齿咀嚼，尝试依靠舌头看是否能使食物变软变烂至可以吞咽。若能，则是合格的。

（六）宝宝的饭量达标吗？

给宝宝添加辅食后，很多妈妈都会为同一个问题担心：那就是宝宝的饭量达标吗？别担心，以下介绍几种方法来帮你判断：

1. 体重稳步增加

宝宝的体格发育速度会随着时间的推移而逐渐减慢，不要与以前的体重增长速度进行比较，而要通过标记生长曲线来判断宝宝的生长轨迹是否落后或加速；或参考本书每节的"生长发育指标"板块。对于没有经验的父母，建议请儿科医生或儿保医生按时监测宝宝的体格发育指标（包括身长、体重、头围等），标记生长曲线。

生长曲线请详见本书附录"年龄别身长曲线""年龄别体重曲线"和"年龄别头围曲线"。

2. 饮食规律

首先，观察宝宝每天饮食的频率和量是否存在较大的波动，这可以在一定程度上提示宝宝的消化和吸收功能是否处在正常状态。当然，每天的饭量很可能会有波动，比如从前天开始宝宝每天的喝奶量比之前减少100毫升，辅食也不怎么爱吃。

其次，如果宝宝的饭量在最近3天

内出现较大幅度的减少，我们需要同时观察周围是否有影响宝宝食欲的因素，比如偏热、偏冷、空气干燥等；或是宝宝的自身因素，比如发烧、腹泻、起皮疹、接种疫苗、出牙不适等；又或是宝宝刚刚经历了一个小的生长高峰，前期的饭量较大，而经过了这个阶段后饭量又恢复到之前的水平。如果发生发烧、腹泻、皮疹等情况，需前往医院就诊，请儿科医生或儿保医生来进行专业判断。

另外，家长们更应当关注每天的总量而非每餐的量。对于我们成年人来说，也可能会出现今天午饭没胃口，明天中午又很饿的情况。只要每天的总量保持在一个正常范围，没有太大变动，都提示宝宝的消化功能处于正常状态。

3. 尿量和排便达标

大小便被很多人称为宝宝饮食摄入的"晴雨表"。宝宝每天至少6次小便、1次大便，这可以在一定程度上提示饭量达标。

很多母乳喂养的宝宝在添加辅食后，大便次数可能会有所减少，出现所谓的"攒肚"，可能三四天才会大便一次。只要宝宝的大便没有干燥、硬结，不用专门去干预。对于时间更长没有排便的宝宝，或大便出现硬结甚至带血的宝宝，建议前往医院，具体情况请咨询儿科或儿保医生，综合体格检查和喂养状况进行专业的判断。

四、宝宝喂养评价

10月龄宝宝的身体发育指标

项目		男宝宝	女宝宝
体重	平均值（千克）	9.2	8.5
	正常范围（千克）	7.4~11.4	6.7~10.9
	增速（克/周）	50~100	50~100
身长	平均值（厘米）	73.3	71.5
	正常范围（厘米）	68.7~77.9	66.5~76.4
	增速（厘米/月）	1.3	1.4
头围	平均值（厘米）	45.4	44.2
	正常范围（厘米）	42.9~47.9	41.5~46.9
	增速（厘米/月）	0.4	0.4

五、医生说：漏奶

一些妈妈一想到自己的宝宝，或看到别人的宝宝，听到其他宝宝的哭声，甚至在电视上看到刚出生的小动物，都会出现无法控制的漏奶。当妈妈外出时，尤其是夏天穿衣较少时，漏奶会造成一定的不便，甚至会使自己陷入尴尬的局面，有的妈妈为此不敢长时间外出逛街、和朋友吃饭，等等。

（一）你不是一个人

几乎所有的哺乳妈妈都经历过漏奶，只不过一些妈妈觉得这是一件麻烦事，而另一些妈妈则可能从未注意到它。

漏奶是由喷乳反射引起的。人无法控制反射，当感受器受到了刺激，就会出现反射。

漏奶最早可以出现在怀孕后期，部分妈妈会不自主地流出几滴淡黄色黏稠的初乳。部分哺乳妈妈会在产后2周左右开始漏奶。多数哺乳妈妈会在产后2个月出现漏奶。这其中一半以上的妈妈漏奶会延续到产后6个月。不要小看激素的力量，它可以使极少数妈妈漏奶延续到产后10年。

别担心，漏奶不论多少，对宝宝的吃奶量都没有影响。

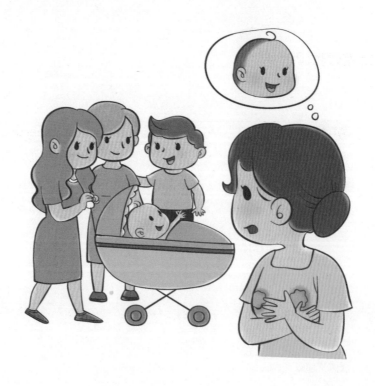

漏奶通常是两侧乳房同时发生。

漏奶源于一种我们很熟悉的激素——催产素。这种激素会引起痛经、分娩时子宫收缩以及性高潮。因此，有些妈妈会在发生亲密关系时漏奶，别担心，这是正常现象。

（二）防止或减少漏奶的方法

1. 不要让乳房过于胀奶

胀奶时发生漏奶的可能性较高。当妈妈感到乳房胀奶而不方便喂奶时，建议挤出少许母乳，以防漏奶引起不便和尴尬，同时也能预防乳腺管堵塞甚至乳腺炎。

2. 随身准备一件小外衣

当发现漏奶时，可以更换外衣，或直接套上外衣，遮挡住被母乳浸湿的衣服。

3. 使用防溢乳垫

尽可能使用自制的吸水性能良好的纯棉布垫在胸罩内侧，这有助于保护乳头。

若外出时使用一次性的乳垫，请尽量在短时间内更换，以免造成乳头周围潮湿，加重乳头疼痛，甚至引起真菌感染继而导致宝宝患上鹅口疮。

4. 防漏奶的小动作

当你觉得奶阵来临时，但又处在公共场合，此时可以试试用双臂稍加一点压力环绕乳房（拥抱自己）；或用手掌根部按压乳头；当你坐在桌子旁边时，可以用手托住下巴，两个前臂向乳房施加压力；或双臂交叉，假装用手玩头发或摸耳环，同时前臂向乳房施加压力；也可以试着用单手抓住另一只胳膊肘的上方，用第一只手的前臂向两个乳房施加压力。以上姿势都可以帮助你在特殊场合减少或防止漏奶的发生，避免和减少尴尬。

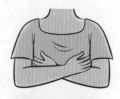
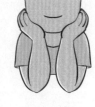
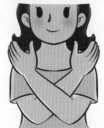

防止漏奶的小动作

第十三章
第11个月（10月龄）孩子的喂养

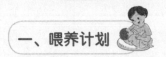

一、喂养计划

（一）发育特点

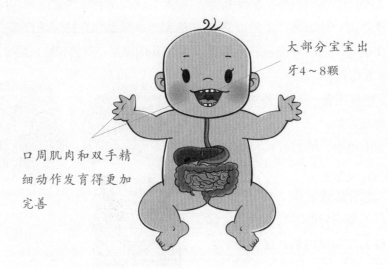

大部分宝宝出牙4～8颗

口周肌肉和双手精细动作发育得更加完善

有的宝宝仍然会流很多口水，可以锻炼宝宝练习使用口杯喝水，以锻炼口周肌肉的吞咽功能。

尽管大部分宝宝还未长出乳磨牙（大牙），但他已经具备一定的咀嚼能力，可以咀嚼碎肉、碎菜、果肉等。

宝宝能吃的食物范围又扩大了，对于豆制品、肉类和酸性较高水果的接受度也进一步提高。以前宝宝吃啥拉啥的情况在这个阶段会有所好转，大便逐渐成形。

（二）喂养原则

1. 坚持母乳喂养

尽量保证亲喂，每天3～4次，尽量减少夜间哺乳。每天的母乳总量为600～800毫升。

2. 补充维生素D

每天补充400国际单位维生素D。

3. 添加辅食

添加辅食的次数：每天4次。

添加辅食的时机：逐渐将辅食时间调整为早、中、晚3顿正餐时间，同时增加1次加餐。

添加辅食的总量：每次半碗辅食，1～2份手抓食物。每日水果或蔬菜摄入量为80～100克。每日鸡蛋半个到1个。每日肉类摄入量为1～2茶勺。

这个量不是绝对的，应根据宝宝的具体情况有所调整。

由于宝宝吃东西时不配合会将食物吐出，或不小心掉落等，建议妈妈们准备总量为2～3倍的辅食。如果宝宝某天状态不佳，不要强迫喂过多辅食。

辅食的质地：质地更加浓稠，可以混有质地偏软、玉米粒大小的颗粒状的辅食，以促进宝宝咀嚼功能的发育。

辅食的种类：宝宝接受食物的范围更加广泛，不论从质地、种类、搭配来说，这个阶段的宝宝都可以吃更多的食物啦！馒头、软饭可以从这个阶段开始喂给宝宝。"加餐"主要添加水果、酸奶等辅食，以免影响正餐的食欲。

（三）辅食课堂：第11个月（10月龄）推荐的辅食及其做法

我国比较传统的主食中，馒头也可以少量喂给宝宝，但应注意：由于馒头质地偏干，吸水性强，进入口腔中容易吸收唾液，是容易引起噎食的食物之一，因此需要先用液体来软化或湿化后再喂给宝宝。

从这个阶段开始，可以多让宝宝体验不同水果的酸甜口味了。应注意樱桃、蓝莓等水果有可能引起窒息，建议切成小块或用勺摁压至软烂后再喂给宝宝。

在众多肉类中，对虾和蟹过敏的宝宝貌似比较常见。其实真正的过敏并不多，而是与储存条件等各种因素造成虾、蟹变质，产生大量组胺有关。因此，一定要选择新鲜虾肉，在宝宝第11个月起可以尝试添加。

另外，在以上各月推荐辅食的基础上，我们建议为宝宝添加符合他们现阶段消化水平的几种新辅食，以下为您一一介绍。本月推荐新添加的辅食种类有软饭、馒头、西红柿、香菇、虾。

1. 软饭

（1）原味软饭。大米洗净后放入电饭锅加水煮饭，加水量比平时家中正常煮饭时多1倍；待电饭锅煮饭功能自动转为保温功能即可。

（2）蛋黄软饭。按照前面介绍的方法制作鸡蛋黄；加入原味软饭中拌匀即可。

（3）虾泥拌软饭。鲜虾洗净后

放入水中煮熟；去头、剥皮后，将背部的黑线挑出；放入搅拌机中制成虾泥；加入原味软饭中拌匀即可。

小贴士

软饭

随着宝宝出牙和口周肌肉的不断发育成熟，此阶段可以喂给宝宝质地偏稠的碳水化合物，软饭就是一个不错的选择。尽管大部分宝宝还没有长出磨牙（我们常说的"大牙"），但通过对软饭中颗粒的咀嚼，可以起到帮助宝宝按摩牙龈、锻炼咀嚼功能的作用，也可以预防宝宝日后吃颗粒辅食出现干呕的现象。

2．馒头

（1）奶泡馒头（母乳或配方奶）。将馒头撕成小块，泡入温热的母乳或配方奶中；馒头充分吸水后变软即可。

（2）肉汤泡馒头。将馒头撕成小块，泡入温热的肉汤中（鱼汤、鸡汤、排骨汤均可）；馒头充分吸水后变软即可。

3．西红柿

将西红柿去皮切块，用勺子摁压至软烂后喂给宝宝。

小贴士

西红柿

西红柿中富含维生素C、胡萝卜素和番茄红素。由于西红柿酸性较高，容易造成"口腔过敏综合征"，并对宝宝的胃造成潜在的损伤，因此它是少数建议10月龄之后才添加的蔬菜种类。当然，煮熟的西红柿则不会出现以上的问题。

番茄酱是常见且方便食用的熟西红柿，但由于其中加入了较多的调料，所以不建议给1岁以内的宝宝食用。

4．香菇

（1）香菇油菜粥。大米用温水浸泡半小时；将米和水放入电饭锅煮粥；香菇和油菜洗净后切碎（如选用干香菇则需要提前用水泡发）；待电饭锅中的米粒"开花"后将香菇放入米粥中煮10分钟；加入油菜，煮制1分钟关火，凉凉即可。

（2）香菇蒸蛋。取鸡蛋1个，搅匀后放在一边；将香菇切碎后放入之前搅匀的鸡蛋中再次搅匀；加入同样体

小贴士

香菇

香菇属于真菌类食物，其中含有的香菇多糖具有提高免疫功能的功效。同时，香菇的特殊鲜香味可以促进宝宝的食欲。

积的凉白开水；放入蒸锅中蒸13～15分钟，凉凉即可。

5. 虾

（1）虾仁蒸蛋。取鸡蛋1个，搅匀后放在一边；将虾仁去头、剥皮后，将背部的黑线挑出，将虾肉剁碎或用搅拌机搅匀后加入蛋液中；再加入同样体积的凉白开水；放入蒸锅中蒸15～20分钟，滴1～2滴香油去腥，凉凉即可。

（2）虾仁粥。大米用温水浸泡半小时；将米和水放入电饭锅煮粥；虾同上处理；待电饭锅中的米粒"开花"后将虾肉放入米粥中煮5分钟后关火，凉凉即可。

小贴士

虾

虾肉含有近20%的蛋白质，属于优质蛋白的一种，同时富含牛磺酸以及碘、镁、钾等元素。

（四）喂养时间

下面的表格是一个"一日食谱示例"，供各位妈妈参考。注意不要死板地按照表格中的时间对宝宝进行喂养，具体喂养时间应根据孩子的实际情况进行调整，保证4～6小时喂一顿奶。

一日食谱示例（第11个月第1周—第11个月2周末）

时间	种类	参考量
06:00—06:30	母乳	150～180毫升
★08:00—08:30	虾仁蛋羹	半个鸡蛋（或5汤勺，75毫升），碎虾仁1汤勺，香油1～2滴
10:00—10:30	母乳+维生素D（400国际单位）	150～180毫升
★12:00—12:30	骨头汤碎油菜软饭，牛油果	软饭半碗（100～150毫升），牛油果3小块（妈妈的小拇指指甲盖大小，用勺子稍稍按压至软烂）
16:00—16:30	香蕉	3～5厘米厚
★18:30—19:00	鱼肉烂面条	半碗（100～150毫升），鱼肉1汤勺
20:30—21:00	母乳	150～180毫升
2:00—2:30	母乳	150～180毫升

备注：对于每顿奶可以吃到200～250毫升的"大胃口"宝宝，可以酌情断掉夜奶，保证整觉。可以根据吃奶情况自行选择在上午或下午增加一顿加餐。

一日食谱示例（第11个月第3周—第11个月4周末）

时间	种类	参考量
06:00—06:30	母乳	150~180毫升
★08:00—08:30	虾仁豆腐粥	半碗（100~150毫升），碎虾仁1汤勺，豆腐2小块（妈妈的小拇指指甲盖大小，用勺子稍稍按压至软烂）
10:00—10:30	母乳+维生素D（400国际单位）	150~180毫升
★12:00—12:30	西蓝花牛肉末软饭	半碗（100~150毫升），西蓝花1汤勺，牛肉末1汤勺
16:00—16:30	儿童奶酪	1小块奶酪（20克）
★18:30—19:00	芝麻粥	半碗（100~150毫升），芝麻粉1茶勺
20:30—21:00	母乳	150~180毫升
2:00—2:30	母乳	150~180毫升

备注：对于每顿奶可以吃到200~250毫升的"大胃口"宝宝，可以酌情断掉夜奶，保证整觉。可以根据吃奶情况自行选择在上午或下午增加一顿加餐。

二、母乳保障计划

（一）饮食

母乳喂养时期的饮食原则前面已经说得非常多了，大家继续保持即可。在这里想和妈妈们说说"禁忌"问题。相信每位妈妈都遇到过这样的情况，同事、好友、邻居会说一些关于饮食的"禁忌"，比如，不能吃麻的，不能吃辣的，不能吃生的，不能吃这个，不能吃那个。妈妈们，其实并没有那么夸张。母乳喂养一两年，让喜爱刺身的妈妈一直不吃刺身，让喜爱烤肉的妈妈一直不吃烤肉，这是多么残忍的事情。从现代医学的角度来说，这些饮食对母乳喂养没有太大影响，不会造成宝宝不适。只要注意食物种类的合理搭配和食材的安全，偶尔吃吃烤肉，完全没关系。算得上禁忌的只有酒。母乳喂养期间不要饮酒。

母乳喂养期间的饮食安排没有那么多禁忌，妈妈们不必舍弃自己的喜好。这段时期和非母乳喂养时期没有什么大的不同。

（二）休息

累了，就休息一下。这是大家经常会说的话。而从现代医学的角度来看，这句话的内涵是很丰富的。对于体力劳动造成的疲劳，睡眠这种休息方式十分有效。而对于用脑过度造成的疲劳，睡眠这种休息方式的效果就大不如前，而简单的体力劳动却能起到一定的休息作用。所以，妈妈们要学会休息。

在工作期间，大脑飞速运转，到了下午就有些"不灵光"了。此时，起身做做运动，活动活动，对身体很有好处。而为了让自己不出现"不灵光"的情况，要学会合理分配时间，在不同的时间做不同的事情。将一天要做的事情列出来，将最难的工作放到上午去做，而将简单一些的工作放在下午做，这样能提高工作效率，并且能避免出现"绞尽脑汁都做不完"的情况。回家之后，和家人聊聊有趣的事情，问问宝宝白天的情况，这也不失为一种休息的方式。

（三）情绪

对于宝宝来说，母乳是最美好的食物。坚持母乳喂养的妈妈都是爱子心切的。除了满足宝宝的生理需求，妈妈也应该关注宝宝的心理需求。对于逐渐长大的孩子，他们最害怕的事情应该是父母关系不好，家庭氛围不和谐。对于这么小的宝宝，家长不要觉得他们什么都不懂，所以就在其面前争吵，这会给宝宝造成不良的影响。小孩子会觉得外界的事情都是和自己有关的，他也会觉得父母吵架都是因为自己。所以，父母一定要学会控制自己的情绪，不要在宝宝面前吵架。当然，这不代表父母可以背着孩子吵架。

俗话说，家和万事兴。无论为了保证母乳量，还是为了宝宝的心理健康，妈妈都要学会管理情绪。总的来说，妈妈做出改变之后，家庭氛围都会有所改善，但并不能达到理想的程度。妈妈要让家里人都明白情绪管理的重要性，让大家都来学习情绪管理。

在这里，大家不妨尝试一个小方法，就是录音。把一些日常对话录下来，再放出来听听，可能大部分人都不敢相信那是自己的声音，说不准就会发现原来自己的声音那么大，语气那么差，连自己都不喜欢听。而真实生活中，家人都是在这样的对话中生活的。所以，大家都稍作调整，相信对于提升家庭氛围有很好的作用。

三、喂养中的常见问题

（一）什么是"奶瓶龋"？

在门诊中经常会遇到一些宝宝，开口一笑的时候，门牙发黄发黑，甚至有的都快掉没了。再行追问就会发现，这些孩子很大部分是从小习惯抱着奶瓶或含着妈妈的乳头就睡着了。对于这种原因造成的龋齿，医生们给出了一个特别浅显易懂的名字——"奶瓶龋"。

"奶瓶龋"是一种由于婴儿入睡前吃奶造成的龋齿，表现为上颌乳切牙（门牙）的大面积龋化，龋化不可逆，也就是不能再长好。由于乳牙的钙化程度低，所以这种龋齿的龋化速度较快，破坏面积广，较少侵犯磨牙（大牙），治疗效果较差。因此，"奶瓶龋"重在预防。

（二）"奶瓶龋"对宝宝有影响吗？

有的家长认为，反正乳牙到了6岁左右就会换成恒牙，"奶瓶龋"不用太在意。其实这是一个常见的误区。作为宝宝6岁以前口中的咀嚼工具，尽管只是暂时存在，但它的作用远不仅仅是嚼碎食物那么简单。宝宝的说话发音、为日后的恒牙萌出占据固定的位置等，都需要乳牙的参与。如果没有门牙，我们会"说话漏风"，发音不标准；如果没有乳牙占据位置，恒牙萌出时不受限制，很可能会长得"歪七扭八"。另外，严重的"奶瓶龋"还会影响宝宝的心理健康，因为这些宝宝露齿笑的时候，常常和其他露出整齐乳白牙齿的宝宝不一样，部分"奶瓶龋"小患者怕被小朋友笑话而不敢露齿笑，产生自卑心理。

（三）如何预防"奶瓶龋"呢？

最主要的预防方法就是不要让宝宝含着奶嘴入睡，包括奶瓶和妈妈的乳头。

其次，每天尽可能少饮用含糖饮料，如果汁、含乳饮料等。

最后，一定要帮助宝宝清洁牙齿后再进行哄睡。每次睡觉前不要图省事，让宝宝抱着奶瓶含着奶嘴就入睡了。

清洁牙齿的方法可以是喝少量的白开水，或是用干净的纱布、"指套牙刷"或儿童牙刷帮助宝宝清洁牙齿。不过有点麻烦的是，白天的小睡之前也需要为宝宝清洁牙齿，可以通过饮用少量的白开水来减少口腔中糖分的残留。

（四）为什么我的宝宝母乳喂养，医生也说他有"奶瓶龋"？

"奶瓶龋"并不特指由奶瓶导

致的龋齿，而是包括所有因睡前吃母乳和配方奶，导致口腔残留少量奶，奶中的乳糖在细菌的作用下分解成酸性物质，腐蚀牙釉质表面而导致的龋齿。因此，纯母乳喂养的宝宝也有可能出现"奶瓶龋"。

四、宝宝喂养评价

11月龄宝宝的身体发育指标

项目		男宝宝	女宝宝
体重	平均值（千克）	9.4	8.7
	正常范围（千克）	7.6～11.7	6.9～11.2
	增速（克/周）	25～75	25～75
身长	平均值（厘米）	74.5	72.8
	正常范围（厘米）	69.9～79.2	67.7～77.8
	增速（厘米/月）	1.2	1.3
头围	平均值（厘米）	45.8	44.6
	正常范围（厘米）	43.2～48.3	41.9～47.3
	增速（厘米/月）	0.4	0.4

五、医生说：微（宏）量元素和维生素

（一）家长必问的问题

在门诊中，几乎每位家长都会问这一类问题：

"我家孩子缺钙吗？"

"我家孩子用补钙吗？"

"我家宝宝每天吃多少钙合适？"

"都说天天吃鱼肝油容易中毒，这是真的吗？"

"给我们查个微量元素吧，看看孩子缺啥？"

"……"

家长中有以下3类最为典型：第一类家长唯恐自己的宝宝缺这种

维生素，少那种微量元素，各类补充剂买一堆，便宜的怕不好，就买贵的，能买进口的就不用国产的。第二类家长坚决抵制各种补充剂，坚信"是药三分毒"，食补高于一切。第三类家长的态度徘徊于前两种之间，纠结于各种医院、社区、广告中宣传的和自己百度的海量但相互矛盾的信息，不知道到底该信谁，一直处于迷惑的状态。

（二）微（宏）量元素和复合维生素

微（宏）量元素主要是指人体内的矿物质。矿物质根据在身体内的含量多少，分为宏量元素和微量元素。其中宏量元素含量较高，有代表性的元素包括钙、镁、钾、钠、磷等；微量元素含量较低，有代表性的元素包括铁、锌、碘、铜等。因此，平时我们所说的给宝宝添加的微量元素，其实是不准确的，因为其中包括钙、镁等宏量元素，以下统称为矿物质。

维生素是维持人体正常生命活动所必需的一类低分子有机化合物，在人体代谢、生长发育等过程中起重要作用。维生素根据溶解性的不同，可分为脂溶性和水溶性两大类。脂溶性维生素，顾名思义，可以溶于脂类，易于储存在人体的脂肪组织或肝脏中。因此，可一次性摄入较多量而预防该类维生素缺乏，但同时也容易因摄入过量而导致中毒。有代表性的脂溶性维生素主要包括维生素A、维生素D、维生素E、维生素K。水溶性维生素易溶于水，不溶于脂类，一般不能在人体内储存，可经人体代谢后很快通过尿液排出体外，因此大部分情况下不易过量，但摄入不足时较容易出现缺乏症，需要经常性通过食物补充。

（三）判断宝宝是否需要额外补充的方法

要回答宝宝是否需要添加某种矿物质或维生素，需要从两方面来分析：人体需要量是多少？饮食中可摄入多少？

额外补充量=人体需要量-饮食中的摄入量

按照这个思路，我们以下对一些常见的矿物质和维生素依次进行分析。在分析开始之前需要说明的是：

（1）我们的分析重点参考了中国营养学会发布的2016年最新版《中国居民膳食营养素参考摄入量》，同时也对比了美国儿科学会以及美国国家科学院食品与营养委员会推荐的数据。

（2）推荐的数据主要参考了AI（适宜摄入量，通过观察得到的健康人群平均摄入水平）、RNI（推荐摄入量，满足人群中98%的个体的需要量，即目标摄入量）和UL（可耐受最高摄入量，摄入的安全上限，这个上限对于绝大多数人都没有副作用）。抛开这些专业性的营养学术语，我们综合了各项数值，用推荐/适宜摄入量和最高摄入量作为家长们平时喂养宝宝的参考值。

（3）由于推荐的数据均来自大量人群研究，考虑到人群的变异性和宝宝每天的各种内在和外来因素的影响，无须每天绝对严格地按照推荐数值进行添加。同时，当某一天的某种矿物质和维生素的数值高于最高摄入量时也不用过于担心，最高摄入量之上还存在一个中毒剂量，通常二者相差较远，一般通过饮食很少会达到中毒剂量。只要不是长时间高于最高摄入量就不会对宝宝的健康造成不良影响。

（4）以下分析均针对足月儿，对于在妈妈肚子里少待了几周甚至更长时间的早产儿来说，他们错过了在妈妈体内储存脂肪、钙、铁的关键时期。由于体内储存量不足，同时存在吸吮力较差、吃奶量少以及身体其他各方面功能可能存在不足，需在医生指导下进行钙和其他矿物质的补充。

（5）对于经历了一段生长高峰的宝宝来说，由于近期体内对于各类矿物质和维生素的需求会高于平均水平，所以建议在一段时间内进行营养素的补充。

（6）对于每一种营养物质，我们都按照0～5月龄、6～11月龄以及1～3

岁进行了具体分析。

0～5月龄是推荐纯母乳喂养的阶段，6～11月龄是逐步添加辅食但仍以母乳或配方奶为主的阶段，也称食物转换时期，1～3岁是辅食为主，逐渐离乳的过程，因此，不同时期的宝宝对于各类矿物质和维生素的需求和摄入也有较大区别。

（四）钙

钙是中国父母最为关注的营养素，没有之一。一方面由于我国多年以来饮食习惯（饮食中植物性食物占较大比例）和经济发展水平的限制（奶制品消费量较低），使得几十年前由于缺钙造成的X形腿、O形腿屡见不鲜。而随着我国经济水平的迅猛增长和中西方文化的不断融合，奶制品、动物性食品越来越多地被端上人们的餐桌，食物中的钙含量也在跟着不断地提高。

小贴士

人体里的钙都是什么样的

作为人体骨骼和牙齿的重要原料，99%的钙都储存在骨骼和牙齿中。剩余1%存在于血液和组织液中。钙在血液中分3种形式存在：50%为单独的二价离子钙；40%是和蛋白结合在一起的结合钙，是血液中的游离钙库；还有少量的磷酸钙、枸橼酸钙、碳酸钙等。

1. 宝宝每天需要多少钙

根据2016年中国营养学会发布的最新版《中国居民膳食营养素参考摄入量》：

0～5月龄宝宝每天钙的适宜摄入量为200毫克，最高摄入量不超过1000毫克；

6～11月龄婴儿每天钙的适宜摄入量为250毫克，最高摄入量不超过1500毫克；

1～3岁幼儿每天钙的推荐摄入量为600毫克，最高摄入量不超过1500毫克。

这一推荐量与美国国家科学院食品与营养委员会推荐的0～5月龄200毫克、6～11月龄260毫克、1～3岁500毫克接近。

2. 宝宝每天实际摄入多少钙？

母乳中的钙含量为每100毫升30毫克，配方奶中的钙含量存在一定差别，平均为每100毫升60～70毫克。

按照上面提到的标准：

0～5月龄宝宝每天摄入200毫克钙即可满足身体需要。半岁以内的宝宝每天吃奶量达到700毫升即可满足身体对钙的需要量。配方奶中的钙含量高于母乳中的钙含量，考虑到配方奶中钙的吸收率低于母乳，每天吃奶量达到700毫升也可满足身体对钙的需求。

6～11月龄的宝宝每日适宜摄入250毫克钙，由于逐渐添加辅食，不同宝宝每天的吃奶量相差较大。每天保证500毫升的母乳或配方奶，再加上辅食中所含的部分钙质，即可满足身体对钙的需要量。

1～3岁的宝宝需要从饮食中摄取600毫克钙。由于此时期辅食已经成为宝宝每日营养的主要来源，除了母乳或配方奶所能提供的钙质以外，需给宝宝添加富含钙质的食物。家长可以大致计算每日的钙质摄入，根据不同的情况选择是否给宝宝添加钙以及添加钙的剂量。计算饮食中的钙质摄入可按照奶制品、含钙较高的特殊食物以及其他食物分别计算。

奶制品：母乳（30毫克/100毫升），配方奶（根据营养成分表计算），牛奶（77～140毫克/100毫升），酸奶（80～100毫克/100毫升），奶酪799毫克/100克。

含钙较高的特殊食物：芝麻酱（1170毫克/100克），虾皮（991毫克/100克），豆腐（116～138毫克/100克），鸡蛋黄（112毫克/100克）。

其他食物：由于肉蛋类和果蔬类含钙量相对较低（绿叶蔬菜含钙量较高，但由于其中含有草酸和纤维素，会大大影响钙质吸收率），可以按照平均30～70毫克每天计算。

例如：

2岁的宝宝，已断奶，每日早晚

各喝牛奶200毫升，下午喝1小杯酸奶（100克），早、中、晚各吃一顿辅食，晚餐时吃了手掌大的一块豆腐和其他果蔬若干。

让我们来计算一下这个宝宝全天的钙摄入量：

奶制品：牛奶早、晚各200毫升，全天共喝400毫升，酸奶100克，按照平均含钙量计算：

4×100毫克+90毫克=490毫克

含钙较高的特殊食品：手掌大的豆腐约合50克，按照平均含钙量计算：

0.5×140毫克=70毫克

其他食物按照平均50毫克计算。

那么，这个2岁宝宝的全天摄入钙量为：

490毫克+70毫克+50毫克=610毫克

满足1~3岁推荐摄入量600毫克。因此，不需要给宝宝额外补充钙剂。

但如果宝宝每天喝奶量不足500毫升，而且很难通过其他食物摄取较多的钙质，因此需要酌情为宝宝补钙。

3. 宝宝缺钙有什么表现？

有的妈妈可能会问了，我的宝宝每天吃奶量足够，为什么还会缺钙呢？

在百度上搜索"小儿缺钙"，就能搜出大量有关缺钙的症状，包括：

枕秃，夜间哭闹，爱出汗，比同龄孩子出牙晚、牙齿不齐、牙釉质缺损，囟门闭合比同龄人晚，方颅，肋骨串珠，手镯征、足镯征、鸡胸、漏斗胸、X形腿、O形腿，等等。

这些所谓缺钙的"症状"。我们下面来一一分析

（1）枕秃。宝宝新陈代谢率较高，头部容易出汗，或因头皮湿疹、皮脂腺分泌旺盛引起的头部不适，宝宝通过在枕头上来回蹭头来减轻不适感，结果导致头后部发量稀少，出现枕秃。

（2）夜间哭闹。会受到很多因素的影响，例如胃肠道不适，最常见的是每晚固定时间出现、无法缓解的肠绞痛，还有宝宝出牙前后的不适感、饥饿较长时间得不到回应的表现，等等。不能将这些症状都"归罪"于缺钙。

从第3个月开始，很多母乳喂养的宝宝会出现乳头依赖。在夜里醒来时，会主动地寻找妈妈的乳头和奶香味。如果找不到，就会开始哭闹。因此有的妈妈会发现，给夜里哭醒的宝宝喂奶，实际上宝宝并没有吃几口就睡了，过不了一会儿再次醒来继续哭闹。实际上这并不是宝宝饥饿的表现，只是对妈妈乳头的依赖太强了。

（3）出牙问题。比同龄孩子出牙晚、牙齿不齐、牙釉质缺损也只能

够在一定程度上说明宝宝有缺钙的可能，通常4~12个月出牙都正常，晚于12个月需结合补钙情况、父母小时候出牙早晚、怀孕期间补钙状况、甲状腺素水平以及去口腔科拍牙片等进行综合判断。

（4）肋骨外翻。常被当作缺钙的症状，而实际上肋骨外翻并不属于佝偻病的症状。它是宝宝在会坐和站之后，胸廓肋骨由于膈肌下拉产生的正常发育现象，会随着时间的推移慢慢恢复正常。

（5）囟门闭合晚。囟门通常在1~1岁半之间闭合，晚于2岁宝宝囟门若尚未闭合，很可能是因缺乏维生素D导致的佝偻病。同时需要带宝宝去医院请医生结合甲状腺素水平、头围等排除其他疾病。

（6）方颅、肋骨串珠、手镯征、足镯征、鸡胸、漏斗胸。这些都是由于维生素D缺乏造成的骨骼钙质沉积受阻造成"骨样组织"堆积，导致手腕、脚腕部、前额、肋骨的骨质与软骨接触的部分被这种"骨样组织"堆积而出现的特殊表现。

（7）X形腿、O形腿。这是人体长骨由于钙质沉积不足，在重力的作用下造成的骨骼弯曲变形。

4. 微量元素测定与骨密度测定

如何通过医学检查来评定人体的钙营养状况至今仍是一个需要深入研究和解决的问题。

我们身边最熟悉的莫过于微量元素测定和骨密度这两项检查了。

（1）微量元素测定。这是通过测定钙在血清中的含量，然后与所谓的"正常值范围"进行比较来做出是否缺钙的判断。实际上，人体99%的钙质都储存在骨骼和牙齿中，剩余1%的钙存在于血液和组织液中。

人体血钙的高低通常处于动态平衡之中，当血钙浓度降低时，短时间内人体会调动一系列激素来消耗骨骼中的钙质，将其动员到血液中以维持血钙浓度。也就是说，有的孩子骨骼中钙质不足，已经表现为佝偻病症状，但由于人体复杂的协调功能使血钙浓度仍能达到正常范围。因此，血钙浓度和缺钙之间不能简单地画等号。

同时，由于当前微量元素的检查鱼龙混杂，大到儿童专科医院，小到各种社区卫生所，都会进行微量元素检查。操作规范性较不统一、环境因素造成样本污染等因素，也是造成微量元素检查结果误差较大的重要原因。

（2）骨密度测定。这是通过骨组织对放射物质或超声波的吸收和骨矿含量成正比的原理，测定宝宝胳膊、腿的骨骼矿物质含量。然而骨密度的正常值随着年龄增长有所变化，特别是对于处在体格生长较为迅速，长骨生长较快的婴幼儿与成年人的骨骼矿物质含量会有所不同，会比成人数值略低。但目前检查的正常值范围均为成人标准，而全世界范围内尚无适用于各年龄段儿童的标准，用成人的正常值去衡量儿童是缺乏合理性的。同时该检查具有少量放射性（大约为一张胸片的1/20）。

5. 什么样的宝宝需要补钙？

（1）妈妈在孕期有妊高征和缺钙症状的宝宝。妈妈在孕期有孕高症、出现缺钙症状，如严重的抽筋、腰酸背痛等，或孕期未按照医生建议补钙，建议给宝宝补钙。

孕妇对于胎儿来说就是一个巨大的宝藏，胎儿生长发育需要的任何营养物质都从母体搬运，通过胎盘转运到宝宝体内。当母体内的钙质不足，胎儿从母体内获得的钙也就相对不足，导致体内储存的钙不足以维持宝宝出生后的需求，需要通过出生后补钙来弥补这个不足。

（2）早产宝宝和低出生体重宝宝。孕中后期，尤其是孕后期是宝宝增加体重、储存钙和铁等元素的重要时期，早产和低出生体重的宝宝此时期未能在妈妈体内获得足够的钙、铁等矿物质，建议出生后进行补充。

（3）生长曲线逐渐下降的宝宝。在医生建议下可以适当补钙。

（4）短期内出现生长高峰，身高、体重高于正常范围的宝宝。短期

内身体对于各种营养物质需求增加，饮食中应增加蛋白质、热量、钙等重要营养物质的摄入，为身体迅速生长发育提供足够的原料。

（5）出现佝偻病症状的宝宝。当出现明确的佝偻病症状，建议给宝宝服用维生素D和钙。

6. 怎么补钙

天天说补钙，你知道怎样补钙才最有效吗？对于某些经医生确认需要补钙的情况，妈妈们需要掌握一定的补钙技巧，来提高宝宝的钙吸收率。

（1）搭配维生素D。维生素D可促进钙质吸收，仅补钙不补维生素D的做法容易造成钙质吸收率低，同时可能使钙质与脂肪酸形成不溶性皂类物质（钙皂），引起便秘。

（2）少量多次补钙。研究证明，由于肠道内吸收钙的通道有限，一次性补充大量钙容易造成浪费，吸收率低于总量不变、分多次补充的吸收率。例如，每天喂1袋含300毫克的碳酸钙，可以分成早晚2次，每次各喂半袋；或早中晚3次，每次各喂1/3袋，后两种吸收率都会高于第一种补钙方式。

（3）搭配维生素C。维生素C可促进钙质吸收。对于4～6个月开始添加辅食的宝宝，可以在补钙之后喂给宝宝少量的果泥。

（4）不要被喝汤补钙的错误观念误导。我国历来有喝骨头汤补钙的传

统，尤其是将汤炖到白色，认为其中充分溶解了骨头的钙质，被封为补钙的佳品。而通过实验分析，骨头汤中的含钙量仅比日常饮用的白开水中钙含量高出一点。

（5）豆浆不补钙，豆腐才补钙。近年来由于奶制品市场充斥着各式各样的负面新闻，很多家长对国产牛奶彻底失望，而将希望转向"纯天然无污染非转基因"的豆浆。殊不知，尽管对身体具有各种益处，豆浆并不能完全代替牛奶，其中的钙含量仅为牛奶的1/10。而豆腐由于制作工艺中加入了含钙凝固剂，使得钙含量大幅提高，并去除了黄豆中阻碍钙质吸收的植酸，是补钙的好选择。

（6）母乳喂养的妈妈要补钙，断奶的妈妈更要补钙。母乳喂养时，妈妈始终扮演着无私奉献的角色。通过母乳源源不断地将母体内最好的营养物质输送给宝宝。医生都会建议喂母乳的妈妈要注意补钙，以补充体内不断输出的钙质，同时也可能会稍稍增加母乳中的钙（实际增加的量非常小）。但断奶之后，很多妈妈认为就不需要补钙了，也懒得补钙了。其实，奇妙的人体会在断奶之后有一个短期增加骨量的高峰，这个阶段人体对钙质的吸收率高于平时。因此，为了降低日后患骨质疏松、骨折、高血压等疾病的风险，断奶妈妈们一定要

把握住这个最佳时机坚持补钙。

（五）铁

铁元素是组成血红蛋白的重要成分，铁元素缺乏可导致缺铁性贫血，对宝宝的体格发育和智力都会造成影响。

1. 宝宝每天需要多少铁？

足月新生儿体内有从母体内获得的大概300毫克的铁储备，由于母乳中含铁量偏低，出生后前4个月的铁需求均来自于母体内的铁储备。在宝宝4～6个月时期，铁储备基本上消耗殆尽。

6～11月龄的宝宝对铁的需求增加为每天10毫克。若富含铁的辅食添加不及时，很容易引起宝宝体内铁缺乏，继而增加患缺铁性贫血的风险。

1～3岁的宝宝对铁的需求为每天9毫克。

2. 宝宝每天实际摄入多少铁？

尽管母乳中铁元素很容易吸收，但由于其含量很低，并不能满足宝宝体格快速生长所需，因此需要通过添加辅食，尤其是添加强化铁的辅食，为宝宝补充铁元素。

6～11月龄的食物转换过程是宝宝缺铁的高危时期，对过敏这件事过于谨慎的家长都会推迟添加蛋白质的时间。富含铁元素的肉类、蛋类、动物肝脏不能被及时添加，容易造成1岁以内宝宝的贫血。

1～3岁的宝宝如果饮食平衡，食欲良好，通常可以从肉蛋类中摄取足够的铁元素。不爱吃肉、家庭饮食习惯以素食为主、经济状况较差家庭的幼儿是发生缺铁性贫血的高危人群。

3. 我的宝宝缺铁吗？

通常在6月龄～1岁之间，可通过血常规检测中的血红蛋白来评价宝宝是否贫血，以及结合平均红细胞体积（MCV）、平均红细胞血红蛋白含量（MCH）、平均红细胞血红蛋白浓度（MCHC），以及红细胞分布宽度（RDW），来判断贫血的类型。通常缺铁性贫血的血常规表现为：主要指标血红蛋白低于110克/升，同时辅助指标MCV↓、MCH↓、MCHC↓、RDW↑，即三低一高。

如果血红蛋白处于90～110克/升之间，说明宝宝为轻度贫血；如果血红蛋白处于60～90克/升，说明宝宝为中度贫血；如果血红蛋白低于60克/升，说明宝宝为重度贫血。

4. 如何给宝宝补铁？

为了预防缺铁性贫血，根据美国、澳大利亚、欧洲等国家或地区的最新辅食添加指南，适合为宝宝最先添加的辅食是铁强化的米粉而非普通米粉或果泥、菜泥。同时，6～8月龄期间应给宝宝添加铁含量较高的猪肉、牛肉等红肉类、动物肝脏以及血制品。

铁含量较高的几种食物包括：

猪肝（22.6毫克/100克）、鸡肝（12.0毫克/100克）、猪血（8.7毫克/100克）、羊肝（7.5毫克/100克）、牛肝（6.6毫克/100克）、牛肉（3.3毫克/100克）、羊肉（3.2毫克/100克）。

5. 如果医生诊断了贫血，怎么办？

对于已经被诊断为轻度缺铁性贫血的宝宝，可通过增加含铁辅食来补充铁元素。而关于补铁，不得不说一下日常生活中常见的误区：

（1）吃菠菜补铁。菠菜含铁量为2.9毫克/100克，相比于油菜（5.9毫克/100克）、荠菜（5.4毫克/100克），菠菜含铁量并不算高。同时，绿色蔬菜中含有的铁为"非血红素铁"，吸收率远低于红肉类、肝脏类中所含的"血红素铁"。其中，由于绿色蔬菜中含有的草酸等化合物会影响铁的吸收，会进一步降低铁的吸收率。以菠菜为例，铁的吸收率不超过2%。

（2）吃蛋黄补铁。有的妈妈较早给宝宝添加蛋黄，认为蛋黄就能满足宝宝对铁的需求，因此会推迟包括铁强化米粉、红肉类、动物肝脏的添加。其实不然，蛋黄作为营养丰富的辅食，其中的铁含量并不高，为6～8毫克/100克，同时蛋黄中存在两种特殊蛋白影响人体对铁的吸收，蛋黄吸收率仅不到5%。

（3）吃红枣补铁。干红枣中所含铁为"非血红素铁"，吸收率较低，且干红枣含铁量不到3毫克/100克，补铁效果有限。

（4）肝脏是排毒脏器，有毒素，吃了对身体有害。肝脏是人体内代谢非常旺盛的内脏，类似于一个体内小型"加工厂"。所谓肝脏排毒，其实是广义上肝脏对于体内一些代谢产物进行转化，将其彻底分解或以其他形式排出体外的过程。很多家长一听到"排毒"中的"毒"字就"色变"，这是完全没有必要的。当然，如果体内有毒素的前提下，排毒还包括一些有毒物质通过在肝脏转化为无毒物质后排出体外的过程。在确保肝脏来源放心的前提下，请不要因为担心所谓的"排毒"作用，而拒绝给宝宝添加肝脏作为辅食。肝脏除了含有丰富的吸收率较高的"血红素铁"，还包括维生素A、维生素B_2、维生素B_{12}等丰富的营养素。作为辅食早期给宝宝添加，可以预防多种维生素和矿物质的缺乏。可作为辅食的肝脏包括猪肝、羊肝、牛肝、鸡肝、鸭肝。

对于已经被诊断为中度或重度缺铁性贫血的宝宝，需要口服铁剂来补充体内铁元素，并在1个月之后进行复查。为了能有效补充铁元素，以下是一些有关补铁的建议：

（1）单独补铁，不要与钙、锌同时服用，避免降低补铁效果。钙、锌、铁都属于二价金属离子，在肠道内通过同一种运载蛋白将这些离子转运入血，而这种运载蛋白数量有限，同时大量服用会互相干扰，导致事倍功半。为了能达到最佳效果，建议至少间隔2个小时以上。

（2）不要空腹补铁，避免对胃黏膜的损伤，出现恶心、呕吐、烧心、便秘等不舒服的感觉。在两餐之间服用铁剂可以减轻不适。

（3）补充铁剂期间，大便会变成深黑色。

（4）牙齿会被铁剂染色，因此补充铁剂时可用滴管滴在舌根部咽下即可。每次服用后需漱口或刷牙。

（5）维生素C可以促进铁的吸收，建议在补铁后给宝宝喝一些富含维生素C的果泥。

（六）锌

锌是100多种参与体内生理过程的酶的组成部分，可以促进人体的蛋白质合成，加速伤口愈合，维持味觉，增进食欲，促进生长发育以及提高免疫功能。缺锌可影响宝宝的神经系统功能，大运动发育以及认知发展。

1. 宝宝每天需要多少锌？

根据2016年最新版的《中国居民

膳食营养素参考摄入量》：

0～5月龄的宝宝每天需摄入2毫克锌。

6～11月龄的宝宝每天需摄入3.5毫克锌。

1～3岁的宝宝每天需摄入4毫克锌。

2. 宝宝每天实际摄入多少锌？

0～5月龄的宝宝每天可以从母乳中摄取足够的锌（2毫克）。

从半岁以后，母乳所能提供的锌不再能完全满足宝宝身体所需，应通过其他食物来给宝宝补充。蛋黄、肉和动物肝脏都富含锌。

1～3岁的宝宝以辅食为主要营养来源，在保证奶制品摄入的基础上，每天保证1个鸡蛋、50～100克肉，就可以满足宝宝对锌的需求。

3. 我的宝宝缺锌吗？

若宝宝最近几天食欲下降，很多妈妈都担心是因为缺锌引起的。其实缺锌的症状大都属于非特异性症状，如食欲下降这一条症状并不能说明体内缺锌，而需要与日常饮食摄入量、生长发育水平，其他矿物质补充情况等综合考虑。每天大量补钙有可能会影响人体对锌的吸收，长期如此会导致缺锌。

宝宝缺锌最常见的症状包括皮炎、生长发育缓慢、异食癖（喜欢吃奇怪的东西）、容易患感冒、腹泻、地图舌

等。缺锌也有可能引起尿布疹和湿疹。

家长应该多关注宝宝的情况，不要忽视宝宝的症状，觉得有问题了不要擅自给宝宝吃补锌的药品或保健品，一定要去正规医院就诊，让医生判断宝宝是否缺锌。一旦缺锌，要按照医生的要求来补。

4. 锌含量较高的食物有哪些？

动物性的食物如海鲜，尤其是贝壳类海鲜含锌最高，其次是红色肉类、内脏、鸡蛋、干果。水果和蔬菜中的锌含量较低。常见含锌量高的食物有：生蚝（71.2毫克/100克）、鲜扇贝（11.69毫克/100克）、羊肉（6.06毫克/100克）、猪肝（5.78毫克/100克）、牛肉（4.73毫克/100克）、蛋黄（3.79毫克/100克）。

（七）维生素D

维生素D属于脂溶性维生素，几乎不能通过乳腺，故母乳中维生素D含量很低。维生素D通过与肠黏膜特殊受体结合生成一种特殊蛋白，这种蛋白与进入肠道内的钙离子有较强的亲和力，有利于钙吸收；促进骨样组织成熟和骨盐沉着；减少肾脏对钙和磷的排出，使血液中钙和磷浓度增加。综合以上三种途径促进人体钙质吸收。

小贴士

骨样组织

骨样组织是一种坚硬的结缔组织，由细胞、纤维和基质构成。纤维为骨胶纤维（和胶原纤维一样），基质含有大量的固体无机盐。佝偻病的主要症状即骨样组织在骨缝处或干骺端堆积形成的方颅、肋骨串珠、手镯征、脚镯征等。

1. 宝宝每天需多少维生素D？

根据2016年最新版的《中国居民膳食营养素参考摄入量》，美国儿科学会建议：

纯母乳喂养的宝宝每天应至少摄入400国际单位维生素D，同时外出晒太阳进行"日光浴"，通过紫外线照射皮肤合成维生素D。每日摄入不宜超过1000国际单位，长期每日摄入超过2000国际单位可造成中毒。

2. 宝宝每天实际摄入多少维生素D？

宝宝每日维生素D的来源包括两个部分：母乳、配方奶粉和辅食中的维生素D，以及日光浴通过紫外线照射皮肤合成的维生素D。日光浴容易受到各种因素的影响而效果降低，包括高纬度、日照时间减少、空气污染、在室内隔着玻璃、外出时穿衣服过多仅小部分皮肤暴露在空气中

等。母乳中维生素D含量很低，几乎可以忽略不计。而配方奶粉中添加了含量不等的维生素D。妈妈们可以根据奶粉营养成分表自己计算宝宝每天通过奶粉摄入了多少维生素D。具体步骤为：

第一步：查看奶粉营养成分表。如某品牌奶粉的营养成分表标明：每100毫升标准冲调液含维生素D50国际单位。或每100克奶粉含维生素D250国际单位。

第二步：记录宝宝全天喝奶粉的量，如宝宝一天喝4次，每次100毫升，全天共喝400毫升奶粉；或按照奶粉使用量，全天冲调奶粉共使用了80克奶粉。这样宝宝全天从配方奶粉中摄取的维生素D为200国际单位。

第三步：用每日推荐摄入量400国际单位减去每日实际摄入量200国际单位，就得到了宝宝实际需要摄入量200国际单位。

第四步：由于维生素D属于脂溶性维生素，服用过量可在体内储存，无须每天补充。而市面上补充维生素D的营养品都是基于400国际单位作为最小服用量，通常为一个胶囊或一滴。根据宝宝的实际摄入量，可以隔天补一次维生素D，即：

第一天：配方奶摄入200国际单位+补充维生素D400国际单位=实际摄入600国际单位。

第二天：配方奶摄入200国际单位。

第三天和第四天重复前两天的循环。

相当于平均每天摄入维生素D400国际单位。

3. 我的宝宝缺维生素D吗？

可以参考佝偻病的症状，详见缺钙部分。

4. 维生素D含量较高的食物

维生素D的食物来源并不丰富，一般植物性食物含维生素D较少，以鱼肝和鱼油中含量最丰富，其次为鸡蛋、牛肉、海鱼等。

（八）维生素A

维生素A可维持人体正常视觉功能、保护皮肤黏膜的完整性、促进长骨（胳膊、腿）和牙齿的发育、提高免疫力等。

1. 宝宝每天需多少维生素A？

根据2016年最新版的《中国居民膳食营养素参考摄入量》建议：

0～5月龄宝宝每天维生素A的适宜摄入量为1000国际单位，最高摄入量不超过2000国际单位。

6～11月龄婴儿每天维生素A的适宜摄入量为1165国际单位，最高摄入量每天不宜超过2000国际单位。

1～3岁婴儿每天维生素A的推荐摄入量为1032国际单位，最高摄入量每天不宜超过2331国际单位。

长期每日摄入超过49950国际单位可造成中毒，中毒表现包括颅内压增高、前囟隆起等，身体会出现恶心、呕吐、肌肉无力等症状。

2. 宝宝每天实际摄入多少维生素A？

平均每100毫升母乳中含维生素A212国际单位，0～5月龄的宝宝每天吃500毫升母乳即可满足身体对于维生素A的需要量。

6～11月龄的宝宝在保证每日奶量的基础上，每天半个鸡蛋，1～2周吃一次动物肝脏，或每天给宝宝吃少量黄色的果泥和菜泥（包括胡萝卜、南瓜、木瓜、红薯等）即可满足身体对维生素A的需求。

1～3岁的宝宝对于维生素A的需求与之前变化不大，应保证饮食的丰富多样化，即可同时保证铁、维生素B_2以及维生素A的需求。

3. 我的宝宝缺维生素A吗？

维生素A缺乏最早出现的症状是暗视力下降，继而会出现角膜或结膜干燥、毛囊角化（鸡皮疙瘩）、舌头上皮角化、肠道黏膜分泌减少导致食欲下降、呼吸道黏膜上皮萎缩导致抵抗力下降等。

4. 维生素A含量较高的食物有哪些？

羊肝（69208国际单位/100克）、猪肝（54691国际单位/100克）、蛋黄

（1445国际单位/100克）。类胡萝卜素可在体内转化为维生素A类胡萝卜素含量高的食物有：胡萝卜（2205国际单位/100克）、菠菜（1606国际单位/100克）。

（九）维生素C

维生素C属于水溶性维生素，是一种生物活性很强的物质。它在人体生理活动中肩负重任，包括促进钙、铁吸收，促进抗体生成，提高免疫力，促进人体解毒功能，促进胶原蛋白合成，等等。作为水溶性维生素，维生素C在体内不能大量储存，需要每天从饮食中摄取。当一次性服用量超过身体需要时，可通过尿液排出体外。

1. 宝宝每天需多少维生素C？

根据2016年最新版的《中国居民膳食营养素参考摄入量》建议：

0～3岁的宝宝每日推荐摄入40毫克维生素C。

2. 宝宝每天实际摄入多少维生素C？

平均每100毫升母乳中含有维生素C5毫克，宝宝每天喝母乳达到800毫升即可满足对维生素C的需求，哺乳妈妈饮食可以一定程度上影响母乳中维生素C的含量。

6～11月龄的宝宝进入逐步添加辅食的阶段。果泥适合尚未出牙的宝宝，富含维生素C的水果果泥是帮助宝宝补充维生素C的良好选择。

1～3岁的宝宝随着乳牙的逐渐长齐，可以将块状的水果喂给宝宝。维生素C为水溶性维生素，建议给宝宝每天补充新鲜水果和蔬菜。

3. 我的宝宝缺维生素C吗？

维生素C缺乏可引起坏血症，表现为毛细血管脆性增强，全身任何部位可出现大小不等和程度不同的出血，起初可见于牙龈出血。维生素C缺乏还可引起伤口愈合缓慢、抵抗力下降、容易感染、影响钙质吸收和沉积等。

4. 维生素C含量较高的食物有哪些？

新鲜蔬菜和水果富含维生素C。一般而言，深色蔬菜的维生素C含量高于浅色蔬菜，叶菜类的维生素C含量高于根茎类蔬菜，酸味水果的维生素C高于无酸味水果。以下列出了几种维生素C含量较高的食物：

鲜枣（243毫克/100克）、猕猴桃（90毫克/100克）、青椒（62～144毫克/100克）、山楂（53毫克/100克）、草莓（47毫克/100克）、菠菜（32毫克/100克）。

（十）维生素B族

维生素B族大家庭包括了维生素B₁（硫胺素）、维生素B₂（核黄素）、维生素B₆（吡哆素），维生素B₉（叶酸）、维生素B₁₂（钴胺素）、维生素PP（烟酸）等。它们都属于水溶性维生素，也就意味着每天都需要从食物中补充。

1. 宝宝每天实际摄入多少维生素B族？

维生素B族相比之前介绍的维生素A、维生素D、维生素C，人体每日需要量较少，容易被忽略但对人体健康起到不可替代的作用。

0～5月龄的宝宝，由于妈妈饮食中维生素B族的摄入可影响它们在母乳中的含量，因此，只要保证妈妈平衡饮食，多摄入富含维生素B族的食物即可保证宝宝获得充足的摄入。

6～11月龄的宝宝在保证奶制品摄入的同时，逐步添加蛋黄和少量动物内脏，即可满足人体对维生素B族的需求。

1～3岁的宝宝每日保证1个鸡蛋，同时摄入50～100克肉，即可满足人体对维生素B族的需求。

2. 我的宝宝缺维生素B族吗？

一般来说，只要妈妈不是完全的素食者，同时饮食均衡，宝宝很少缺乏维生素B族。

以下一些症状提示宝宝可能存在维生素B族中某一种缺乏：

维生素B₁缺乏：婴儿脚气病，常发生于2～5个月，面色苍白、急躁、哭闹不安和浮肿，严重时可出现嗜睡、眼睑下垂、声音微弱、惊厥、心力衰竭等。

维生素B₂缺乏：地图舌、口腔溃疡、手指起倒刺、轻中度缺铁性贫血、生长发育迟缓等。

维生素B₁₂缺乏：巨幼红细胞贫血、体格生长迟缓、运动发育迟缓、肌张力低下、舌炎等。

3. 维生素B族含量较高的食物有哪些？

肉类、动物内脏、奶制品中各种维生素B族含量均较高，建议哺乳妈妈日常饮食均衡，每日摄入一定量的肉、蛋、奶，补充足够的维生素B族。

（十一）DHA

DHA是多不饱和脂肪酸中的明星成员，它的全称是二十二碳六烯酸，也被人称作"脑黄金"。DHA是中枢神经系统的组成部分，对大脑和视神经发育有一定促进作用。

1. 宝宝每天需要多少DHA？

根据2016年最新版的《中国居民膳食营养素参考摄入量》，推荐0～3岁的婴幼儿每天从饮食中摄入100毫克DHA。

2．宝宝每天实际摄入多少DHA？

妈妈的饮食可影响母乳中DHA的含量。根据饮食习惯的不同，不同国家或地区妈妈们的母乳中DHA含量相差较大。美国、中国和日本妈妈们的平均每100毫升母乳中DHA含量分别为7、16和40毫克。

3．DHA含量较高的食物有哪些？

由于妈妈的饮食可影响母乳中DHA的含量，建议哺乳妈妈多吃富含DHA的食物，包括沙丁鱼、带鱼等海鱼，此外，核桃、杏仁等干果中的α－亚麻酸也可在体内转化为DHA。每天吃2个核桃或一小把杏仁，每周吃2次海鱼，即可摄入足够的α－亚麻酸。

第十四章
第12个月（11月龄）孩子的喂养

一、喂养计划

（一）发育特点

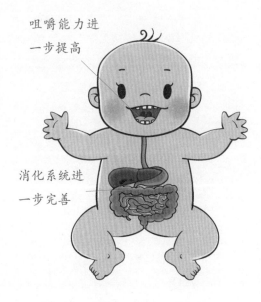

咀嚼能力进一步提高

消化系统进一步完善

可以接受荤素搭配的菜式，并可以接受小馄饨、小饺子，这是一类适合荤素搭配、保证全面营养的食物。对某些挑食宝宝，还可以通过将他不喜欢的食物剁成馅包进馄饨或饺子中喂给宝宝。当然，前提是确保宝宝对馅料中的每一种食材都不过敏。

（二）喂养原则

1. 母乳喂养

尽量保证亲喂，每天3～4次，尽量减少夜间哺乳。每天喂母乳总量为600～800毫升。

2. 补充维生素D

每天补充400国际单位维生素D。

3. 添加辅食

添加辅食的次数：每天4～5次。

添加辅食的时机：逐渐将辅食时间调整为早、中、晚3顿正餐时间，同时增加1～2次加餐。

添加辅食的总量：正餐每次多半碗辅食，1～2份手抓食物。加餐每次1～2汤勺水果或1份手抓食物。每日水果或蔬菜摄入量为100～150克。每日鸡蛋半个到1个。每日肉类摄入量1～2茶勺。

这个量不是绝对的，应根据不同宝宝的情况有所调整。

由于宝宝吃东西时不配合将食物吐出，不小心掉落等，建议妈妈们准备总量为2～3倍的辅食。如果宝宝某天状态不佳，不要强迫喂过多辅食。

辅食的质地：质地更加浓稠，可以混有质地偏软，比玉米粒稍大的颗粒，帮助宝宝促进咀嚼功能的发育。

辅食的种类：宝宝接受食物的范围更加广泛，大人可以吃的东西宝宝几乎都可以吃，不过需要注意不要添加盐、酱油等调料。小馄饨、小饺子可以从这个阶段开始喂给宝宝。一些荤素搭配的菜式可以逐渐喂给宝宝。"加餐"主要添加水果、酸奶等，以免影响正餐的食欲。

（三）辅食课堂：第12个月（11月龄）推荐的辅食及其做法

饺子、馄饨，由于营养丰富，从第12个月起给宝宝制作饺子和馄饨。大部分水果都已经可以开始喂给宝宝，需要注意的是，水果一定清洗干净，尤其注意农药残留问题，建议去皮，给宝宝喂果肉。

另外，在以上各月推荐辅食的基础上，我们建议为宝宝添加符合他们现阶段消化水平的几种新的辅食，以下为您一一介绍。本月推荐新添加的辅食有：小馄饨、杧果、芹菜。

1. 小馄饨（鸡汤馄饨）

生鸡胸脯肉用搅拌机制成肉泥；小白菜取菜叶部分洗净剁碎，按1∶1的比例将菜和肉搅拌混匀；冷水和面，不加盐；擀馄饨皮，包制馄饨；上锅煮熟，加入鸡汤更有风味。

小贴士

馄饨

馄饨中可以加入肉和菜，营养丰富，更加适合挑食不喜欢吃菜的宝宝。

2. 杧果

杧果洗净去皮后，将果肉切成小块，用勺子喂给宝宝。

小贴士

杧果

杧果是常见的热带水果，除了富含维生素A、维生素C、钾、食物纤维以外，它还是类胡萝卜素含量最高的水果。类胡萝卜素可强化免疫系统，增强抵抗力，对抗自由基，促进眼睛健康。

然而，我们周围有很多成年人吃杧果时会出现"口腔过敏综合征"，同样很多宝宝也对杧果敏感，因此不建议将杧果作为早期辅食给宝宝添加。

3. 芹菜

（1）芹菜泥。芹菜洗净后放入沸水中煮3分钟，取出后放入搅拌机，加入同等量的水，搅拌成泥即可。

（2）芹菜鸡肉粥。大米用温水浸泡半小时；将米和水放入电饭锅煮粥；芹菜洗净后切成0.5厘米×0.5厘米的小丁；选取鸡肉中比较嫩的部分，如鸡腿，去皮去油后放入冷水中加热；鸡肉煮熟后将其撕成小碎肉；待电饭锅中的米粒"开花"后将芹菜丁和碎鸡肉放入米粥中煮5~10分钟至变软；出锅前滴入少量香油，凉凉即可。

注意：在9~10月龄可以添加香油作为调味品，提香、增加宝宝食欲，同时香油中含有大量不饱和脂肪酸和维生素E，有助于宝宝神经系统的发育。

（3）芹菜肉末面。芹菜洗净后切成0.5厘米×0.5厘米的小丁；准备里脊肉末；热锅倒入少许橄榄油将里脊肉末放入煸炒2分钟；倒入热水，将芹菜丁放入水中，大火烧开后换小火慢炖15分钟；放入剪成2厘米的龙须面至水中，

继续炖煮至芹菜和肉末软烂即可。

小贴士

芹菜

芹菜是一种散发有特殊"香味"的蔬菜，具有丰富的纤维素、胡萝卜素、铁等。由于纤维素含量很高，不建议作为早期辅食进行添加，但也不宜过晚添加。建议在1岁之内让宝宝接触这种特殊的"香味"，以防添加时机过晚，造成日后宝宝对这类味道的抗拒。

（四）喂养时间

一日食谱示例（第12个月第1周—第12个月2周末）

时间	种类	参考量
06:00—06:30	母乳	150~180毫升
★08:00—08:30	菠菜猪肝粥	多半碗（150~180毫升），菠菜1汤勺，猪肝1茶勺
10:00—10:30	母乳+维生素D（400国际单位）	150~180毫升
★12:00—12:30	骨头汤碎油菜软饭	多半碗（150~180毫升），油菜1汤勺
16:00—16:30	杧果	半个杧果果肉（约80克）
★18:30—19:00	虾仁小馄饨	3~6个小馄饨（150~180毫升）
20:30—21:00	母乳	150~180毫升
02:00—02:30	母乳	150~180毫升

备注：对于每顿奶可以吃到200~250毫升的"大胃口"宝宝，可以酌情断掉夜奶，保证整觉。可以根据吃奶情况自行选择在上午或下午增加一顿加餐。

一日食谱示例（第12个月第3周—第12个月4周末）

时间	种类	参考量
06:00—06:30	母乳	150～180毫升
★08:00—08:30	西葫芦牛肉蛋羹	1个鸡蛋（或半碗，120～150毫升含水），西葫芦1汤勺，牛肉1汤勺
10:00—10:30	母乳+维生素D（400国际单位）	150～180毫升
★12:00—12:30	冬菇骨头汤泡馒头	多半碗（150～180毫升），小块冬菇1汤勺
16:00—16:30	酸奶	半盒，50～80毫升
★18:30—19:00	三文鱼青笋软饭，桃子	多半碗（150～180毫升），三文鱼1汤勺，小块软烂青笋1汤勺，1/4个桃子（30～50毫升）
20:30—21:00	母乳	150～180毫升
02:00—02:30	母乳	150～180毫升

备注：对于每顿奶可以吃到200～250毫升的"大胃口"宝宝，可以酌情断掉夜奶，保证整觉。可以根据吃奶情况自行选择在上午或下午增加一顿加餐。

二、母乳保障计划

（一）饮食

宝宝很快就要1岁了，这是多么值得庆祝的事情。宝宝健康的成长离不开妈妈辛勤的哺育。妈妈现在的饮食不仅是为了保证母乳，还为了给宝宝树立正面的榜样。宝宝正处在养成饮食习惯的重要阶段，妈妈要以身作则，不挑食，不剩饭，好吃的不能多吃，不好吃的也要吃。

许多家长都反映宝宝不爱喝水，尤其不爱喝白开水。保证母乳量的关键之一就是多饮水，所以，妈妈要经常在宝宝面前喝水，让宝宝明白喝水是每个人都会做的事情，尽量让宝宝养成喝水的习惯。为了达到这个目的，妈妈甚至可以选择和宝宝同款的杯子，同时喝水。妈妈喝一口，宝宝学着喝一口。

还有许多家长反映宝宝吃饭不爱

嚼。在饭桌上，妈妈要细嚼慢咽，宝宝的观察力是非常强的，他会认真观察大人的动作，并且学习。所以，妈妈保持良好的饮食习惯，不仅能保证母乳产量，还能给宝宝起到非常好的示范作用。

（二）休息

妈妈的休息时间主要集中在夜间睡眠，而宝宝的规律又总是那么的不稳定，妈妈会经常需要半夜起来应对一些状况，所以，妈妈要寻找到适合自己的睡眠时间，并一直坚持。现在，有很多人总是工作日一个时间表，周末一个时间表。妈妈切不可这样做，也不要认为工作日没睡够的觉可以在周末补。

很多人有周末补觉的习惯。为什么呢？觉得平日里缺觉，周末多睡睡可以补上。实际上，补觉并没有什么用，反而会打乱人体的生物钟。如果有人刚从美国回到中国，大家一般都会让他好好倒一倒时差，倒好时差之前，人总是昏昏沉沉，白天没精神，晚上睡不着。这个倒时差的目的就是调节人体的生物钟，使之适应当地的生活。如果工作日是晚睡早起，而周末就晚睡晚起，那无疑是打破了人体生物钟的。而生物钟被打破必然会导致人的精神状态不好，说不准会出现越睡越迷糊的状态。

妈妈应该与家人一起，保持良好的作息时间，早睡早起。周末早起，精神状态良好，可以与孩子度过更多更好的亲子时光，这想来是一件非常令人开心的事情。

（三）情绪

对于许多平凡的妈妈来说，自我价值是什么？这是一个值得思考的问题。有的妈妈，生儿育女之后变得唯唯诺诺，整日里愁眉苦脸；有的变得唠唠叨叨；有的变得吹毛求疵，对全世界不满；等等。

想要摆脱这些问题，妈妈要好好思考自我价值。从心理学的角度来说，自我价值是个人力量的源泉。当自我感觉良好、自我欣赏的时候，人就可能以一种高贵、真诚、勇敢的姿态，充满活力与爱心地应对生活。如果不喜欢自己，对待生活就是另外一种态度：觉得自己无能，以受害者自居，不思进取，盲目地责怪自己同时加罪于他人，一会儿屈从，一会儿暴虐，将自己的错推卸给他人。

自我价值是自己对自己的认知，不需要从他人嘴里说出。妈妈要清楚地明白自己并完全地接纳自己：健康、善良、有爱心、自信、有耐心，或者肥胖、脱发、虚荣、学识浅薄，等等。找到真正的自己，接纳真正的自己，有助于积极地面对生活。妈妈要正视自己的愤怒、伤心、忧愁等情绪，这些情绪是与生俱来的。妈妈更要明白，平静的时候才能将事情说清楚。

哺育孩子，不仅要求妈妈努力学习喂养知识，而且要求妈妈深刻地反省自己的人生，甚至会让妈妈的世界观、价值观和人生观都发生改变。

三、喂养中的常见问题

（一）为宝宝准备第一个生日

转眼间，宝宝人生的第一个生日就这样来临了。尽管生活经历了很多重大变动，但伟大的妈妈们回顾刚刚过去的365个日日夜夜，宝宝刚出生时的那一声啼哭，第一次绿色的胎便，第一次吃奶后满足地睡去，宝宝对自己的第一个微笑……一切都历历在目。不知不觉中，宝宝已经来到这个世界上整整一年了，为他庆祝这个特别的日子，同样也是庆祝宝宝加入你们小家庭的第一个年头，第一个生日显得特别有意义。蛋糕是生日不可缺少的，那么问题来了，1岁的宝宝能吃奶油蛋糕吗？

这个因人而异，取决于宝宝对食物的接受程度、是否有遗传家族史、是否对某种食物过敏等。由于一般的奶油蛋糕中含有鸡蛋、小麦、奶油、黄油甚至水果，多种成分集合在一起，如果宝宝没有吃过其中的一种或两种以上，建议不要过早让宝宝试吃奶油蛋糕。

如果对于每种成分都试过没有问题的宝宝，吃少量的奶油蛋糕是没有问题的。不过也应当注意，由于奶油蛋糕属于较不好消化的食物，给宝宝喂奶油蛋糕应当注意量的限制。即使宝宝对这个新的食物非常满意，也不要多吃。

那么，如何能给一个并不能多吃奶油蛋糕，也不会吹蜡烛许愿的宝宝庆祝生日呢？

首先，爸爸妈妈需要认清一个事实，那就是1岁的宝宝并没有发展出长时记忆。也就是说，宝宝长大后并不会记得自己1岁时候发生过什么事情。

计划不用太复杂。不需要太多的装饰物，不需要多么精美的大蛋糕，一件漂亮的裙子（或一件帅气的小衬衫），一块小小的造型独特的蛋糕（比如一个小兔子蛋糕、一个小房子蛋糕等），一碗长寿面条，一根蜡烛，一个照相机，其实对于宝宝来说已经足够。

全家人围坐在一起，和稍作打扮的"小寿星"一起拍照庆祝，教宝宝吹蜡烛，象征性地喂给宝宝一小口蛋糕。尽管宝宝并不会记住生日的整个过程，但全家人在宝宝周围，开心地有说有笑，对于宝宝来说就是一份最大的礼物。将每个生日的照片保存下来，以后回忆起来，其实是显示宝宝不同年龄变化的最佳纪念。

（二）如何给宝宝刷牙？

绝大多数1周岁的宝宝都长出至少1颗牙齿。口腔科医师建议，从第1颗乳牙萌出开始，就要为牙齿进行清洁了。刚开始的清洁工作不需要使用成人或儿童专用手握式牙刷，以下介绍两种宝宝比较接受的乳牙清洁方法。

妈妈用蘸湿的纱布缠绕食指，伸进宝宝口中，擦拭乳牙。

妈妈用食指套上指套式牙刷，伸进宝宝口中，轻刷宝宝乳牙。

注意：以上两种方法需在睡前进行，清洁后可以喝少量温水，不要再吃其他食物或者吃奶。

（三）可以给宝宝吃糖吗？

如果说绝对不可以吃糖，可能对宝宝有一点残忍。但从科学常识来说，宝宝吃糖对生长发育并没有什么帮助，反倒是坏处一大把。比如：摄入的糖分会让宝宝增加饱足感，减少摄入其他富含蛋白质、脂肪、矿物质等营养物质的食物；宝宝喜欢上吃糖，会对其他没有甜味的水果或食物减少兴趣；残留在口腔中的糖分会引起龋齿，影响体格发育；长期摄入糖分含量较高，可能会增加成年后患糖尿病的风险，等等。因此，为了宝宝的健康，请谨慎给宝宝吃糖。

如果非要给宝宝吃糖，一定要注意给糖的方法。宝宝吃糖不能一天到晚一会儿吃一颗，一会儿又吃一颗。应该给宝宝养成习惯，想吃糖就在一小段时间内吃完，吃完后立即刷牙。在不该吃糖的时间段，妈妈要把家里的糖藏好，不要让宝宝发现。这种吃糖习惯应该一直保持下去，这会让人受益终生。

四、宝宝喂养评价

12月龄宝宝的身体发育指标

项目		男宝宝	女宝宝
体重	平均值（千克）	9.6	8.9
	正常范围（千克）	7.7～12.0	7.0～11.5
	增速（克/周）	25～75	25～75
身长	平均值（厘米）	75.7	74.0
	正常范围（厘米）	71.0～80.5	68.9～79.2
	增速（厘米/月）	1.2	1.2
头围	平均值（厘米）	46.1	44.9
	正常范围（厘米）	43.5～48.6	42.2～47.6
	增速（厘米/月）	0.3	0.3

五、医生说：关于断奶

断奶意味着一个时代的结束。一方面，由于宝宝对于断奶的不适应，表现出频繁、撕心裂肺的哭闹；另一方面，妈妈与宝宝通过哺乳过程进行二人之间的亲密接触中断了。

从周围很多妈妈的断奶经历里可以提取两个高频词组：宝宝的眼泪和妈妈的自责。

宝宝的眼泪：是因为宝宝喜欢规律的生活，任何打破常规的事情都会让他们不开心。曾几何时，他们认为妈妈的乳房和自己是一体的，而这么重要的东西某一天突然不见了，此时也只有眼泪能表达自己的难过。

妈妈的自责：听到宝宝绝望的哭声，看到宝宝拒绝任何除母乳以外的食物，妈妈陷入了无限的自责。这都是自己的错？我是不是不应该断奶？我让宝贝受苦了……

别担心，这些负面情绪大部分是由激素造成的。这是一种熟悉而陌生的激素——催产素，地球人都知道它是一种促进分娩和泌乳的激素。然而科学家还发现了它的其他功能——降低焦虑，带来正面情绪。妈妈突然断奶后，会导致体内催产素急剧降低，继而带来焦虑甚至抑郁的负面情绪。不用担心，随着时间的推移，激素对情绪的影响会逐渐消除。

断奶，说到底，本就是一件让人心疼的事情。

（一）断奶是什么？

断奶的真正定义是在宝宝饮食中开始引入辅食，逐步脱离母乳的过程。也就是说，从给宝宝添加第一种母乳以外的食物开始，宝宝就进入了断奶的过程。

断奶分两类：自然离乳和计划断奶，又称为宝宝主导的断奶和妈妈主导的断奶。

自然离乳是根据宝宝的生长发育过程逐步进行断奶，是宝宝主动脱离母乳的过程。当宝宝逐渐接受越来越多、越来越丰富的辅食，同时仍给予母乳喂养，通常在2～4岁之间宝宝可以完全断奶。

计划断奶是妈妈根据情况决定开始断奶，考虑的因素主要包括：母乳不足、哺乳体验不佳或患有乳腺炎、休完产假回到职场、再次怀孕等。

（二）为什么要断奶？

宝宝从4～6个月开始，体内的铁储存已经耗尽，而母乳中铁含量较低使得宝宝需要额外给予含铁食物以保证铁的摄入；宝宝从1岁左右开始，母乳已经不能为宝宝的生长发育提供足够的蛋白质，因此宝宝需要添加包括肉、鱼、蛋黄、豆腐等富含蛋白质的食物。延迟辅食添加的时间可导致宝宝出现缺铁性贫血和其他微量营养素缺乏。因此，宝宝需要逐步接受辅食，进入逐步脱离母乳（断奶）的阶段。

因此，哺乳妈妈不要因断奶而过于自责，你已经坚持了一段时间的母乳喂养，这就是给宝宝最好的礼物。而即将要开始或已经进行的断奶，也为宝宝接受其他食物提供了机会。

（三）什么时候断奶？

对于断奶，国内外没有一个明确推荐的时间段。断奶是一件非常个人的事情，即每个家庭、每个妈妈和每个宝宝，都有适合自己的断奶时间。对于职场妈妈们来说，断奶通常会比其他妈妈早一些。

在这里，再次强调，目前推荐的喂养方式为：宝宝满6个月以前纯母乳喂养，满6个月以后在坚持母乳喂养的同时添加辅食，坚持母乳喂养到2周岁。到了2周岁，喂母乳也不是戛然而止，有条件的话可以继续喂，直到自然离乳。

通常在11～15月龄或3岁左右，是

普遍意义上断奶的最佳时机，即避开1岁半～2岁半这个自我意识和独占欲增长的小高峰阶段，同时该时期宝宝的短期记忆力明显增强，能长时间寻找妈妈而不容易转移注意力。

（四）什么时候不要断奶？

出现以下情况时，建议暂时不要断奶。

1. 宝宝得了湿疹

国内外研究结果都表明，纯母乳喂养可减少婴儿早期的皮肤湿疹和过敏。如果因添加辅食或配方奶导致少量湿疹，为避免湿疹严重，应恢复部分母乳并推迟断奶时间。

2. 宝宝生病

如果宝宝正在生病，应当坚持母乳喂养，适当推迟断奶的时间。

3. 生活环境出现较大转变

当家庭出现一些变化（如近期搬家、装修等引起家庭环境变化），应当推迟断奶的时间，待宝宝逐渐适应周围环境后再行断奶。

4. 家庭人员变动

当家庭人员出现变动，对于宝宝来说需要一段时间来适应。比如更换了照看者，家庭中新添了成员等。

总之，妈妈要关注宝宝的生活规律，当出现新状况导致宝宝不舒服时，就不要再给宝宝加一重断奶的打击了。

（五）如何断奶？

母乳喂养不是非黑即白的关系，妈妈可以选择哺乳和断奶二者之间的灰色地带——偶尔满足宝宝的强烈需求进行哺乳。一般来说，每天进行3～4次哺乳，奶量会有一定程度的降低。每天仅哺乳2次，奶量会更少。每天仅哺乳1次，奶量几乎会降到0。

断奶有总的原则：逐步断奶。宝宝的月龄不同，需要关注的重点也不同。以下按照不同月龄进行断奶的介绍。

1. 0～5月龄宝宝

强烈建议不要给6月龄内宝宝断奶，如果出现特殊情况（妈妈患严重疾病、抑郁，妈妈非常想断奶等），无法继续母乳喂养，建议如下：给6月龄内的宝宝断奶，妈妈需要完成两个重点任务。

（1）让宝宝逐步适应奶瓶。逐步适应奶瓶就是依次将母乳减量，用奶瓶代替哺乳，避免突然断奶的过程。从妈妈的角度：突然断奶会造成乳腺管阻塞、乳腺炎、乳腺囊肿等；同时由于体内催产素和催乳素的迅速降低，可加重抑郁情绪，特别是经历过产后抑郁的妈妈更要减缓断奶的过程。从宝宝的角度：奶瓶吃奶和乳房吃奶对于口腔肌肉的使用方式和力度略有不同，宝宝需要学习和适应如何通过奶嘴顺利吃到奶。

如何锻炼宝宝适应奶瓶？

从每天用奶瓶代替一次母乳开始。由于宝宝还没有很好地适应奶瓶，应选择流量小的奶嘴，否则宝宝将在之后进行哺乳时因奶量减慢而着急；选择宝宝不是特别饿并有足够耐心的时候进行，若宝宝表现出明显的饥饿，甚至开始哭闹时，这时候喂奶瓶可就是对精神和身体的双重打击了。

每天的第一次哺乳和最后一次哺乳是宝宝最为依恋的，对于舒适的要求度也最高。因此在断奶的过程中，首先代替中午的哺乳：宝宝在这个时段的精神较好，注意力会集中在玩耍或外出活动上，可以使用奶瓶替代这一次的哺乳。当逐渐固定替代了每天当中的某一次哺乳后，就可以开始尝试替代另一次哺乳了。如此，既给宝宝充分的时间适应，又让他感受到妈妈并没有拒绝和离开他。

不要主观地给宝宝设定奶量，待宝宝吃够时他自然会拒绝。如果有余奶，不要强迫宝宝全部吃完。

如果宝宝入睡前最后一件事是吃奶或用奶瓶喝奶，那么经过一个睡眠周期后，当宝宝醒来，发现自己身边没有妈妈的乳房或没有奶瓶，就会哭闹。因此，每晚入睡前的最后一次哺乳要避免宝宝含着乳头睡着，而是趁他没有睡着之前抱放在床上睡觉。

（2）选择适合宝宝的配方奶。部分6月龄内的宝宝肠道屏障功能还未发育完全，从母乳过渡到配方奶时有可能会有一定的不适应。如果出现以下症状，可以咨询医生意见，为宝宝更换最适合的奶粉：

面部、身体起散在的红色小疙瘩，严重时会有小水疱甚至破溃，皮肤摸起来较粗糙，有可能是湿疹。提示宝宝可能对这种配方奶中的蛋白质过敏。

肚子鼓鼓的，放屁较多，同时大便泡沫较多，或有的宝宝大便发绿。提示配方奶中的乳糖较高，肠道中乳糖酶相对不足。也有可能是喂奶量过大，超过宝宝消化能力。

大便中奶瓣（没有完全消化的脂肪酸和矿物质形成的钙皂）较多。提示配方奶中的脂肪含量较高。也有可能是喂奶量过大，超过宝宝消化能力。

大便带血丝。提示宝宝很有可能对配方奶中的蛋白质过敏。

宝宝口唇周围发红。这说明奶嘴的孔隙较大，常有奶从嘴里流出，引起口唇周围皮肤过敏。

观察宝宝是否出现脱水症状：前囟凹陷、嘴唇发干、哭闹时没有眼泪、皮肤没有弹性等。当宝宝出现一个症状时需要恢复部分母乳喂养，出现两个以上症状时需要咨询医生。

2．6～11月龄宝宝

除了以上提到的断奶技巧外，对

于6～11月龄的宝宝，还需要注意延迟喂奶的时间。当宝宝提出要求时，不要绝对拒绝，答应他会在某项活动之后再哺乳，尽可能通过讲故事、外出活动、玩游戏等分散宝宝的注意力。

这个阶段的宝宝短期记忆力有了明显的提高，宝宝发现妈妈不在身边就会拒绝接受任何食物和奶。不用担心，这只是暂时问题。熬过最揪心的几天后，宝宝就会认清现实，愿意尝试新的食物了。宝宝若看到妈妈在场时就不接受奶瓶，可以请爸爸或其他家庭成员提前参与到断奶的过程中来，每天睡醒时让爸爸来安抚有点哭闹的宝宝，或在白天清醒时让爸爸来哄宝宝，增加与除妈妈以外其他人的互动。

由于宝宝从6月龄后可以独坐，手部肌肉力量也有所增加，国外提倡6月龄后的宝宝使用水杯喝奶。尽管刚开始几次宝宝会因为吞咽动作难度较大而产生挫败感，尝试多次后他们会觉得有趣而接受水杯，同时避免几个月后再次经历从奶瓶到水杯的过渡。

6月龄后的宝宝步入了添加辅食的阶段。当宝宝可以逐渐接受奶瓶后，可以开始给宝宝添加除奶以外的辅食。刚开始的几天，每天给宝宝仅尝试1茶勺的量，之后可以逐渐加量。第一种建议添加的辅食是铁强化米粉。如果你的宝宝已经可以坐了，可以让宝宝一起加入大人的午餐和晚餐。把一把勺子和一个空碗放在宝宝面前让他自己玩耍，与此同时，餐桌上各种食物的香味、不同颜色、大人咀嚼的动作和声音等都会引起宝宝对食物的兴趣。

如果还在哺乳，每次哺乳时要逐渐缩短时间。可以试着用一个计时器，当设定时间结束时，就要停止哺乳。一段时间后，当宝宝意识到每天还能吃到妈妈的奶，就会接受这一现实了。

添加少量水或果汁，建议每日包括水、果汁在内的饮水量不超过200毫升，以免影响奶量。

有的宝宝在起始阶段接受奶瓶，但过了大约3个月时间，会突然拒绝奶瓶，非要妈妈的母乳。出现这种情况后，如果宝宝同时期体质较为虚弱或家庭环境有较大变化，建议恢复部分母乳。总之，断奶的底线是保证宝宝的健康成长。

3. 1岁以上宝宝

给1岁之后的宝宝断奶难度较大，随着月龄的增大，此阶段的母乳对于宝宝来说，不再仅仅是营养来源，更是安全感的来源和与妈妈情感交流的重要方式。

（1）不要主动提供，也不要一味拒绝。当宝宝一再要求哺乳，可以哺乳一次。但不要每次想吃奶时都满足他。

（2）规律地给宝宝喂辅食和水，尽可能减少宝宝饿和渴的感觉。要知道，此时期的宝宝大多是因为无聊、困倦、寻求舒适等而非饿而要求妈妈哺乳，因此当宝宝出现以上这些情况后，分情况想办法来代替哺乳，例如：

当宝宝感到无聊时，可以给他一块小点心（如磨牙棒、婴儿饼干或自制胡萝卜条等）来分散注意力，或带他进行户外活动。

午睡时，不要像以前一样跟宝宝一起躺下哄睡觉，可以给宝宝讲故事或摇晃哄宝宝睡觉；

半夜醒来时，不要像往常一样给他喂奶，可以请爸爸哄他继续睡觉；

早上醒来后，不要像往常一样马上喂奶，可以请爸爸或其他照看者代替妈妈来喂配方奶。

在平时的哺乳时间不断地向他介绍能带来安全感的新食物、新玩具（如毛绒玩具）等。要注意分散宝宝注意力的时候尽量选择与之前哺乳时不同的地方。

大部分宝宝在每天早上起床后或每晚入睡时，对于母乳的需求特别强烈。如果你的宝宝属于其中一个，可以在这一次进行哺乳。

（3）大月龄宝宝可以直接使用杯子。

（4）尽可能多与宝宝进行亲密接触，但要尽量避免像以往哺乳那样抱着宝宝，否则会给宝宝带来错觉，以为妈妈要开始哺乳了。可以试着竖抱宝宝，并增加皮肤的直接接触。

小贴士

"奶奶"受伤了

对于快2岁的小孩来说，他已经很"懂道理"了，做很多事都需要一个理由，而当这个理由让他感觉很正当时，他能够勉强自己做一些不太喜欢的事情。

一位妈妈与我分享了她的断奶经验。宝宝2岁了，平日里很讲道理，吃饭也特别好，属于能吃能睡能跑的小孩，但是对于吃奶十分执着：奶睡、夜奶无数、晨起先吃奶、白天看心情吃奶。如果不给，宝宝会哭天抢地、到处翻滚、摔玩具、砸枕头……不管给什么都不管用，直到妈妈说出：来吃吧，宝宝会立马安静。

看这个情况，妈妈已经做好了坚持母乳到自然离乳的准备了，奈何一天晚上，宝宝吃奶睡着后把乳头咬破了，钻心地疼，还非常容易感染。妈妈就与家人商量借此机会断奶吧。

妈妈想了一个办法，晚上睡觉之前用纱布覆盖乳头，粘上胶布。到了奶睡的环节，妈妈主动跟宝宝商量，说："'奶奶'受伤了，好疼，妈妈去医院治疗了，现在粘上了纱布，今天不能给宝宝吃奶了。"说这些的同时，将"受伤"的"奶奶"给宝宝看。宝宝看了之后的反应出乎大家的意料，宝宝的表情很委屈，语调充满关怀，心疼地抚摸纱布，嘴里念叨："'奶奶'受伤了，'奶奶'受伤了，妈妈疼……"

第一个断奶的晚上，宝宝不停地要查看"受伤的奶奶"，反复确认之后，并在爸爸陪玩的情况下，自己睡觉了。半夜醒来的时候，宝宝仍然记得"奶奶受伤了"，并且要查看，待再次确认后，自己才倒头接着睡觉。

接下来的两三个夜晚，宝宝依旧记得，仍然要确认"奶奶"上面的纱布，确认后就接受了这个不能吃奶的事实。

在断奶的日子里，妈妈也经常给宝宝说："宝宝长大了，不需要吃妈妈的奶了。""宝宝长大了，真懂事"……宝宝真的就这样没有哭闹地断奶了，宝宝的成长远远超过了妈妈的想象力。

（六）断奶期抑郁

很多妈妈的心情在断奶后会处于低谷，充满自责、失望、伤心、难过，同时也会容易生气。不过这些负面情绪会在几周之内消失。这些负面情绪是断奶后体内催乳素和催产素水平突然降低造成的。

小贴士

催产素和催乳素

催乳素有助于乳腺泌乳，还会带来一种舒缓、安静和放松的感觉。

催产素有助于子宫收缩、泌乳反射，同时也被称为"爱的激素"，让大脑体验一种类似恋爱的幸福感。

什么样的妈妈会比较容易在断奶后出现情绪抑郁呢？一是断奶速度越快的妈妈，体内催乳素和催产素水平波动的幅度越大，就越容易造成情绪抑郁。一般来说，每周逐步减去一次母乳的断奶速度对于妈妈和宝宝比较温和，不容易造成明显的断奶后副作用。二是出现过产后抑郁的妈妈，断奶后出现情绪抑郁的可能性更高。三是毫无心理准备，突然断奶的妈妈，断奶后出现情绪抑郁的可能性更高。

哺乳妈妈断奶后出现情绪抑郁应该怎么办？

1. 规律锻炼

当我们的身体进行运动时，体内会产生"内啡肽"，一种使人身心轻松愉悦的激素。并不是所有运动都可以使人产生这种激素，一般进行中等以上强度的运动，如健身操、跑步、爬山、羽毛球等，皮肤微微发汗，就可以刺激内啡肽的分泌。

2．深呼吸

当你感到心情非常沉重，或者因为某件事情比较生气，闭上眼睛深呼吸，给自己两分钟时间，想想可爱的宝宝，让快速的呼吸和心率逐渐慢下来。

3．保证充足的睡眠

断奶后，一个非常明显的好处就是自己终于可以从夜奶中解放出来了。别忘了，久违的充足睡眠对于减轻你的心理压力是非常有效的。

4．让好吃的给你带来好心情

断奶以后，你可以开始吃一些自从怀孕起就想吃但又不敢多吃的东西，比如可以适量喝一些可乐，吃一顿烧烤，一顿日本料理，麻辣火锅，等等，让久违的美食给你带来好心情。不过总的原则还是要保持健康饮食，优质蛋白、少油少盐、新鲜蔬菜水果，这些都是帮助你产后快速恢复身材的重要因素。

5．给自己找点乐子

买一束花给自己，约好朋友去看场电影，化个精致的妆去逛商场，听一场演唱会，甚至可以在有放心照料者照看宝宝的前提下，来一次说走就走的短途旅行，给自己的生活增添一点色彩。

6．帮助身体产生"爱的激素"——催产素

通过一些方法可以帮助身体分泌催产素，比如拥抱和亲吻。

（七）回奶

如果之前是将母乳吸出来喂给宝宝，现在可通过逐步延长每次吸奶的时间间隔和减少每次的吸奶量来逐渐完成回奶过程。如：原来每3小时吸奶，之后逐渐改为每4小时、6小时、8小时，甚至12小时吸一次奶；原来每侧每次吸奶80毫升，之后逐渐改为每次60毫升、40毫升、20毫升。通过逐步减少吸奶次数和吸奶量，给身体发出信号：不需要这么多奶了！身体也会做出反馈，逐步减少产奶量，继而达到减轻乳房肿胀，至完全回奶。

不要束缚乳房。以前的观点认为束缚乳房会减少母乳生成，这不可取，因为这种做法可导致乳腺管堵塞，造成妈妈的不适。建议使用专用的哺乳内衣，型号选择稍大半号、吸汗干爽的纯棉材质。最大限度降低乳房的不适感。若有乳房漏奶，建议在内衣中及时更换防溢乳垫。

不要轻易使用"回奶药"。一些所谓的"回奶药"可能会带来其他的副作用。

无须有意减少饮水量。控制饮水

量对回奶并无明显的效果。妈妈保持正常饮水量即可。

控制盐的摄入量。过多的盐摄入会造成体液潴留。

每日摄入200毫克维生素B_6。连续服用5天可有效减轻乳房肿胀。维生素B_6属于水溶性维生素，在体内无蓄积作用，若超出机体需要可短时间内随尿液排出，因此无须担心该剂量下药物的副作用。

当乳房肿胀感严重时，可尝试洗个澡，用圆白菜冷敷，或挤出少量母乳，但不要彻底排空乳房，以免刺激乳房分泌乳汁。

小贴士

圆白菜冷敷

圆白菜叶是个好东西，它的消肿功能可以缓解因回奶造成的乳房肿胀，继而预防乳腺炎的发生。具体操作方法：

选用新鲜淡绿色菜叶；

将菜叶冲洗干净后晾干；

放入冰箱冷藏1小时；

去掉菜叶中较粗的茎，将叶片部分用擀面杖碾压至具有柔软的手感；

每侧乳房上敷1~2片菜叶，将叶片部分包裹整个乳房和乳晕，避开乳头，让叶片紧密贴合皮肤；

若叶片覆盖部分延伸至腋下效果更佳；

半小时后更换。

上班时可以穿在内衣里紧贴乳房，随时随地方便回奶。

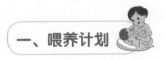

一、喂养计划

（一）发育特点

手部精细动作已经发展到较高水平，可以使用勺子，能够双手抱起杯子或碗喝东西

可以用嘴唇包住杯沿喝奶或喝水

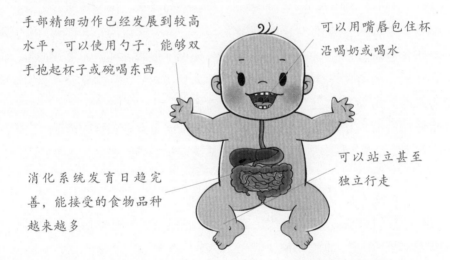

消化系统发育日趋完善，能接受的食物品种越来越多

可以站立甚至独立行走

1周岁之后，宝宝会发生如下变化：

吃奶工具改变：从奶瓶逐渐过渡到水杯喝奶。这个阶段要逐渐帮助宝宝完成奶瓶到水杯的转换过程。

吃奶兴趣减少：换个姿势喂奶，边喂奶边讲故事。

1岁之后的宝宝可以吃的食物种类越来越多，相比较而言，母乳对于他们，似乎如同每天需要完成的事情，一成不变，缺少很多乐趣。帮助他们换一种姿势吃奶，吃奶时给宝宝讲故事，戴一个手套玩偶等，都可以增加宝宝对吃奶的兴趣。

吃奶时间缩短：在周围刺激少的

环境下进行喂奶。

随着宝宝可以站立甚至独立行走，极大地拓宽了宝宝的行动范围。为了能不断地了解新奇的世界，去各种地方找玩具，宝宝很难待在妈妈怀里长时间吃奶。通常吃奶短短几分钟，宝宝又迫不及待去玩了。为了保证宝宝吃到足够的母乳，可以选择在睡前和刚睡醒时延长喂奶时间，增加喂奶量。

吃奶频率变化：有的增加，有的减少，总体减少。

1岁之后，不同宝宝主动吃奶的频率差别很大。有的宝宝被周围环境和各种玩具吸引，对母乳兴趣大大降低，而有的宝宝则通过频繁"要奶吃"来增加自己和妈妈的亲密相处。有的妈妈形容"好像又回到了满月前，刚喂完奶没一会儿又要奶吃"。部分宝宝这个阶段的夜奶频率会明显增加。

不过总的来说，吃奶次数会随着宝宝年龄不断增大而有所减少。无论宝宝的吃奶次数是多少，每天保证500毫升奶（包括母乳、配方奶、全脂牛奶、酸奶、奶酪等奶制品）就算达标。

吃奶的作用变化：当作情感沟通的途径。

对很多宝宝来说，吃妈妈的奶是自己和妈妈亲密相处和情感沟通的方式。有的宝宝甚至会把乳房亲喂当作每天和妈妈打招呼的方式。当宝宝不开心、受伤、身体不适的时候，在妈妈怀里吃奶可以缓解不舒服，得到足够的安全感。

（二）喂养原则

1. 母乳喂养

坚持母乳喂养，每天喂母乳总量为500毫升。1周岁以后，你可以继续给宝宝喂母乳。无论是提供全面的营养素、容易消化和吸收、为宝宝提供一定的抗体，还是帮助宝宝建立安全感，这个阶段的母乳都会为宝宝带来无可比拟的好处。如果有时间、有体力、有意愿，强烈建议妈妈们继续哺乳。

根据宝宝吃辅食的情况、出牙的情况以及妈妈的奶量，这个阶段并没有一个固定的喂奶频率。

2. 补充维生素D

坚持每天补充400国际单位的维生素D。

3. 均衡膳食

添加辅食次数：每天4~5次

添加辅食时机：早、中、晚餐，上午或下午1~2次加餐

添加辅食总量：根据2016年最新版的《中国居民膳食营养素参考摄入量》，推荐第13~15个月幼儿各类营养素摄入和一日饮食总量参考值如下表。

第13～15个月幼儿一日营养素摄入量和饮食总量推荐

	推荐摄入量	每克所含热量（千卡）	每日总热量（千卡）	建议摄入量
碳水化合物	135克	4	540	奶类：500毫升（包括母乳、全脂牛奶或配方奶粉或酸奶、奶酪等奶制品） 主食：100克，如米饭、面条、馒头等 蔬菜：75～100克，其中最好有一半以上为绿色、红色、黄色或橙色蔬菜，这些蔬菜中富含维生素A或胡萝卜素 水果：75～100克，其中需有含较高维生素C的水果 鸡蛋：1个 肉：2汤勺 水：各种液体摄入量1300毫升，包括奶、汤、各种饮料、水等
蛋白质	25克	4	100	
脂肪	30克	9	270	
维生素C	40毫克	—	—	
总热量	—	—	910	
维生素A	1032国际单位	—	—	
维生素D	400国际单位	—	—	
钙	600毫克	—	—	
铁	9毫克	—	—	
锌	4毫克	—	—	
叶酸	160微克	—	—	

（三）辅食课堂：适合第13～15个月添加的辅食及其做法

1. 青菜西红柿蛋糊面

原料：绿叶蔬菜、煮鸡蛋、西红柿、龙须面

做法：

将西红柿洗净、去皮、切碎；

将煮鸡蛋的蛋黄拌入切碎的西红柿中，搅匀后加入切碎的蛋清，倒入加热的油锅中翻炒；

青菜洗净后在开水中焯熟，切碎；

龙须面剪短，煮熟；

将面条和西红柿、青菜、鸡蛋搅拌后，加入少许盐即可。

小贴士

营养补充：蛋白质、维生素A、叶酸、锌、番茄红素、纤维素等。

2. 清蒸鲈鱼

原料：鲈鱼（或鲤鱼、草鱼）、葱、姜、酱油

做法：

鲈鱼洗净放入盘中；

葱、姜切细丝放在鱼身上，倒入

少量酱油；

上锅蒸熟即可，时间长短按照每100克重量3分钟计算；

取出蒸熟的鲈鱼，将靠近鱼肚部分取下放在小盘上，反复查看是否有鱼刺，检查完毕后，用小勺压碎喂给宝宝。

小贴士

鲈鱼在鱼背部和鱼肚部分均没有小刺，适合给宝宝吃。如果使用鲤鱼、草鱼等小刺较多的鱼肉，尽量选择靠近鱼肚部分的肉，并反复检查是否有鱼刺。

营养补充：蛋白质、不饱和脂肪酸、维生素A、钙、镁、锌、硒等。

3. 蔬菜牛肉粥

原料：牛肉末、菠菜、土豆、胡萝卜、洋葱、大米粥

做法：

胡萝卜、洋葱、土豆洗净、去皮、切碎；

炒锅内倒入少许油加热，将牛肉末、胡萝卜、洋葱、土豆煸炒后备用；

菠菜放入开水中焯熟后切碎；

小贴士

营养补充：蛋白质、铁、锌、维生素A、叶酸等。

将碎牛肉、碎菜放入大米粥，小火煮15分钟后加入少许盐即可。

4. 四色炒蛋

原料：鸡蛋、青椒、黑木耳、胡萝卜、葱、姜、盐

做法：

提前将黑木耳用温水泡发；

将鸡蛋打在碗内搅匀；

将青椒、胡萝卜切成菱形小块，葱、姜切碎；

炒锅内倒入少许油加热，放入鸡蛋炒熟盛出；

再倒入少许油加热，将葱、姜爆香，放入青椒、黑木耳、胡萝卜煸炒后加少量水焖煮3分钟；

当胡萝卜炖煮较软之后，倒入鸡蛋翻炒，加入少许盐，出锅即可。

小贴士

营养补充：蛋白质、维生素A、维生素C、纤维素等

5. 西红柿牛肉

原料：西红柿、牛肉、葱、姜、盐

做法：

牛肉切成小块（边长2厘米）放入冷水中加热，至水煮开后捞出牛肉；

西红柿洗净用开水烫一下，去皮，之后切成小块；

将牛肉放入高压锅（或电饭锅）中

加热水没过牛肉，放入葱、姜，加热20分钟（电饭锅炖60分钟）后捞出备用；

炒锅内倒入少许油加热，将葱、姜爆香，放入西红柿块翻炒后倒入牛肉和少许肉汤，加入少许盐，小火炖煮10分钟即可。

小贴士

营养补充：蛋白质、铁、锌、维生素A、番茄红素等。

6. 红薯南瓜百合三蒸

原料：红薯、南瓜、百合

做法：

百合干泡软（鲜百合洗净即可）；

红薯、南瓜洗净去皮、切块；

将红薯、南瓜、百合摆入盘中，放入蒸锅蒸20分钟，蒸熟即可。

小贴士

营养补充：纤维素、胡萝卜素（可转化为维生素A）等，适合便秘、咳嗽的宝宝。

7. 三文鱼笋丁蒸蛋

原料：三文鱼、青笋、鸡蛋、盐

做法：

三文鱼切小块，青笋去皮切丁；

鸡蛋搅匀后加入三文鱼和青笋，1：1加入凉白开水，搅匀后放入少许盐；

放入蒸锅蒸熟即可。

小贴士

营养补充：多不饱和脂肪酸、蛋白质、铁、钙、维生素D等。

8. 西红柿鱼肉青菜粥

原料：西红柿、鱼肉、油菜、大米粥、盐、香油

做法：

西红柿去皮后切碎；

鱼肉蒸熟后去刺，用勺摁压成碎肉；

油菜洗净后放入开水中焯熟后捞出，剁碎；

将鱼肉、碎菜、碎西红柿放入大米粥后小火炖开，加入少量盐和香油搅匀即可。

小贴士

营养补充：蛋白质、番茄红素、不饱和脂肪酸、叶酸、纤维素等。

（四）喂养时间

下面的表格是"一日食谱示例"，供各位妈妈们参考。注意不要死板地按照表格中的时间对宝宝进行喂养，具体喂养时间根据孩子的实际情况进行调整，保证每天2～3顿奶，3顿正餐和1～2次加餐。

一日食谱示例（第13个月初—第15个月末）

时间	种类	参考量
06:00—07:00	母乳/牛奶	200毫升
★早餐08:00—08:30	猪肝胡萝卜粥	1小碗（150～200毫升）
★加餐10:00—10:30	酸奶+维生素D（400国际单位）	100毫升
★午餐12:00—12:30	西红柿菠菜鸡蛋面	1小碗（150～200毫升）
★加餐16:00—16:30	猕猴桃	半个～1个
★晚餐18:30—19:00	虾肉馄饨	1小碗（150～200毫升）
20:30—21:00	母乳/牛奶	200毫升
全天	白开水	600毫升

二、喂养中的常见问题

（一）给1周岁以上的宝宝喂奶与1岁以内有没有区别？

与1周岁之前相比，现哺乳的频率根据不同宝宝会有很大的差异，从1次到7次不等。对于宝宝来说，由于消化系统和泌尿系统的功能逐渐完善，宝宝可以吃的食物越来越多，因此对于母乳的能量需求并不像以前那么强烈。而母乳和妈妈的胸怀对于宝宝来说，更意味着一个寻求安全感的港湾。

（二）1岁以后，母乳就没有营养了吗？

母乳中的营养成分略有变化，但并不代表母乳变得没有营养了。相反，它是根据宝宝生长发育的需求，做出了相应的变化，比如脂肪含量有所增加。

我们建议1岁以上的宝宝每天吃奶500毫升以上。因为每天500毫升的母乳可以为宝宝提供以下营养素：

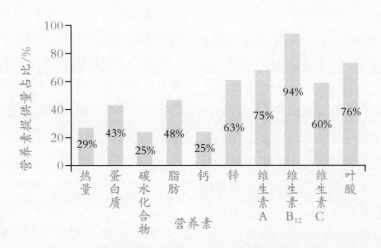

500毫升母乳提供的营养素占每日营养需要量的百分数

由此可见，1岁以上的母乳对于宝宝的健康仍非常重要。

（三）母乳中的抗体在前几个月时比较丰富，之后就少了，这是真的吗？

母乳中的抗体会持续存在于母乳之中。正是因为1岁以后的母乳仍能为宝宝提供抗体和其他免疫物质，因此美国家庭医师学会指出，母乳喂养至2岁可以减少宝宝感染疾病的风险。

宝宝出生后前几个月从母乳中获得的抗体会特别有效地保护宝宝、减少感染的侵害，是由于小月龄的宝宝免疫系统功能并不完善，并不能自己产生抗体。而随着宝宝月龄的不断增加和免疫系统的不断发育，宝宝可以开始通过自身的免疫系统来抵御疾病，此时母乳中的抗体对于宝宝来说，就没有之前那么重要了。

（四）喂母乳超过1岁或更长时间，会不会导致宝宝依赖感增加，对以后的性格发育不好？

恰恰相反，延长喂母乳的时间有助于宝宝在性格形成期促进独立性的养成。科学研究表明，吃母乳时间超过1年的宝宝，往往在社交、情感、性格方面表现得更加出色。引用美国儿科学会和美国家庭医师学会的结论：断奶时间并不存在理论上限。目前并没有任何证据表明延长喂母乳时间会对妈妈和宝宝有什么不良影响。

（五）妈妈如果想再次怀孕，必须断奶才能怀上吗？

除了出生后前3个月内频繁的母乳喂养，加上夜间多次喂奶，会很大程度上阻止身体排卵。之后当母乳喂养频率降低、夜奶次数减少，喂母乳对于避孕就没什么作用。当宝宝开始添加辅食后，尤其是1岁以后的宝宝辅食量逐渐增多而吃奶量逐渐减少，喂母乳几乎不会对受孕造成任何影响。因此，无须通过断奶为下次怀孕做准备。

（六）如果1岁不断奶，以后就别想断奶了吗？

断奶分为计划断奶和自然离乳两种。自然离乳是目前最为推崇的断奶方式。

对于自然离乳来说，年龄并不是影响断奶时间的原因。每个宝宝有自己特定的发展轨迹，随着宝宝年龄的不断增长，各种运动功能、情感建立、性格塑造、独立性建立，都会影响自然离乳的时间。

对于计划断奶来说，其实无论在哪个年龄段进行断奶，对宝宝的心理和生理都可能会造成影响，影响的大小取决于宝宝的性格特质以及妈妈的断奶方式，而非断奶年龄。

（七）可以给宝宝喝全脂牛奶吗？

根据世界卫生组织和美国儿科学会的建议，1周岁以上的宝宝可以开始饮用全脂牛奶。我们推荐首选母乳喂养，母乳不够时可加配方奶，逐渐添加普通牛奶。那么，全脂牛奶到底好不好？它与母乳的营养成分到底有什么区别呢？

下表列出了1岁以后的母乳、全脂牛奶和配方奶的营养成分区别。

由于牛奶中的蛋白质颗粒较大，

100毫升3种奶的营养成分区别

	1岁以后的母乳	配方奶（某一进口品牌）	全脂牛奶
总热量（千卡）	88	67	54
碳水化合物（克）	6.8	9.2	3.4
脂肪（克）	6.4（含多不饱和脂肪酸）	2.4	3.2
蛋白质（克）	0.8	2.2	3.0
钙（毫克）	28	58	104
铁（毫克）	1.1	1	0.3
锌（毫克）	0.5	0.6	0.4

1岁以内的宝宝不容易消化。而1岁之后，宝宝的消化能力有所提高，完全可以消化吸收牛奶中的蛋白质。每天饮用600毫升的牛奶可以满足宝宝对钙质的全部需求。饮用牛奶的同时需要注意：

患有缺铁性贫血的宝宝，建议在饮用牛奶的同时，需要注意铁强化米粉、红肉类、动物肝脏等含铁食物的摄入。

建议多补充肉类、蛋类、海鲜类等含锌量高的食物。

建议多补充鱼类、豆类、干果粉（整颗干果容易引起窒息或噎食）等含多不饱和脂肪酸的食物。

对于以下情况的宝宝，则不建议在1岁以后逐渐用牛奶代替母乳或配方奶：

对牛奶蛋白过敏的宝宝；

乳糖不耐受的宝宝。

有的宝宝一开始喝牛奶会拒绝它的味道，因为牛奶和自己熟悉的母乳、配方奶的味道不一样。为了能让宝宝接受牛奶，可以在母乳或配方奶中先少量添加牛奶，逐渐增加牛奶的量，最终达到完全替换母乳或配方奶。

三、宝宝喂养评价

从1周岁起，宝宝就告别了人生的第一个生长高峰，体格发育随后进入生长曲线中趋于平缓的一段。

13~15月龄宝宝的身体发育指标

	体重			身长		
	平均值（千克）	正常范围（千克）	增速（克/周）	平均值（厘米）	正常范围（厘米）	增速（厘米/月）
13月龄男宝宝	9.9	7.9~12.3	50~100	76.9	72.1~81.8	1.0~1.3
14月龄男宝宝	10.1	8.1~12.6	50~100	78.0	73.1~83.0	1.0~1.3
15月龄男宝宝	10.3	8.3~12.8	50~100	79.1	74.1~84.2	1.0~1.3
13月龄女宝宝	9.2	7.2~11.8	50~100	75.2	70.0~80.5	1.0~1.3
14月龄女宝宝	9.4	7.4~12.1	50~100	76.4	71.0~81.7	1.0~1.3
15月龄女宝宝	9.6	7.6~12.4	50~100	77.5	72.0~83.0	1.0~1.3

备注：部分宝宝的前囟门已经闭合。出牙数为6~14颗。

第十六章
第16～18个月（15～17月龄）孩子的喂养

 一、喂养计划

（一）发育特点

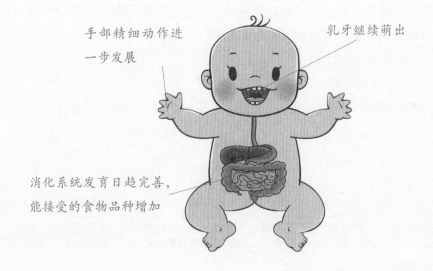

手部精细动作进一步发展

乳牙继续萌出

消化系统发育日趋完善，能接受的食物品种增加

在这个阶段，根据发育特点，应注意以下事项：

（1）允许宝宝用勺子给自己喂饭。不要为宝宝代劳一切事情，让宝宝变成"饭来张口衣来伸手"的"少爷""公主"，要多给宝宝创造机会尝试学习新的技能。如果担心他把食物弄得满身满脸都是，可以提前穿好围嘴和反穿衣。如果担心他把碗掉在地上，可以买不易碎的碗和勺。如果担心他把食物倒在地上不够吃了，可以每次多做一些，留出富余。总之，尽管要多付出一些代价才能让宝宝慢慢学会自己吃饭，但这些代价和努力是非常值得的。

（2）选择营养丰富、易消化的食物。饮食中注意多吃优质蛋白（鸡蛋、豆制品、肉类等），以及含钙

（奶制品、虾米、豆制品、绿叶类蔬菜等）、铁（动物肝脏、红肉类、绿叶类蔬菜等）、锌（海鲜、肉类、鸡蛋等）、叶酸（绿叶类蔬菜等）、维生素B族（鸡蛋、粗粮、肉类等）、多不饱和脂肪酸（海鲜、干果类等）的食物。这些是宝宝最容易缺乏的营养素。

注意：整颗干果容易引起宝宝窒息和噎食，建议磨成粉末喂给宝宝。

（3）采用蒸、煮、炖、炒的烹调方式，单独给宝宝做饭。宝宝的食物应当单独制作，不要图省事，从大人的食物中直接分出一小部分给宝宝。因为无论从食物的调料量，还是软硬程度，适合宝宝的食物与大人还是会有所区别。烹调方式尽量不要采用油炸、烤、油煎、烙等方式，而使用蒸、煮、炖、炒的方法，将食物烹调的软烂一些。同时注意少油少盐，尽量少用或不用味精、鸡精、酱油、白醋、花椒粒等调味料。特别要注意：西红柿、鱼、排骨、虾、枣等食物，一定要完全去皮、刺、骨、核等。

（4）睡前忌吃甜食，预防龋齿。睡前不吃甜食，如酸奶、水果、饼干等零食，防止残留糖分在口腔中被分解发酵为酸性物质，腐蚀牙釉质，导致龋齿。

不要喝着奶哄睡。喝完睡前奶之后要漱口，并逐渐开始锻炼宝宝学习刷牙。

（5）每天补充水分，不喝含糖高的饮料。按照每天每公斤体重需水量为125毫升，1岁到2岁之间的宝宝每天的总需水量为1000～1500毫升。这个总量包含白开水、母乳、配方奶或牛奶、汤汁、水果、蔬菜中所含的水分。通常，除了食物和奶中所含的水分，通过直接喝水需摄入500～800毫升。不要给宝宝喝过多的含糖饮料，这些饮料容易造成宝宝龋齿，同时摄入能量过多可引起食欲下降，或增加肥胖的危险性。另外，由于宝宝天生喜欢甜味，当他喜欢上含糖饮料之后，可能会拒绝没有味道的白开水。

家长要主动提醒和辅助宝宝喝水，每次适量喝水，50～100毫升即可。上午2次，下午2次，晚上1～2次即可。

（二）喂养原则

1. 母乳喂养

坚持母乳喂养，每天喂母乳总量为500毫升，逐渐减少无效哺乳。

无效哺乳，指宝宝只是为了寻求安全感和舒适感而吃奶，也就是我们平时说的"撒娇"。有时候宝宝受了委屈，想妈妈了，腿摔疼了，困了，等等，就会找妈妈要奶吃，其实只是嘬几口来寻求安全感，而并非饿了要吃奶。

这种无效哺乳使宝宝每次只能吃到几口富含乳糖的前乳，不但不能摄入充足的能量，反而还会增加宝宝龋齿的风险和对乳房的依赖。此外，1岁以后的宝宝出牙逐渐增多，更容易咬乳头或拉扯乳头，增加乳头受伤的风险。妈妈可以通过拥抱来代替这种无效吃奶，或者陪他一起玩转移注意力，总之减少宝宝对乳头的依赖感。

2. 补充维生素D

坚持每天补充400国际单位的维生素D。

3. 均衡膳食

添加辅食次数：每天4～5次

添加辅食时机：早、中、晚餐，上午、下午1～2次加餐

添加辅食总量：根据《中国居民膳食营养素参考摄入量推荐2016最新修订版》，推荐第16～18个月幼儿各类营养素摄入和一日饮食总量参考值如下。

第16～18个月幼儿一日营养素摄入量和饮食总量推荐

	推荐摄入量	每克所含热量（千卡）	每日总热量（千卡）	建议摄入量
碳水化合物	135克	4	540	奶类：每天500毫升（包括母乳、全脂牛奶、配方奶粉或酸奶、奶酪等奶制品） 主食：100克主食，如米饭、面条、馒头等 蔬菜：100～125克，其中需有一半以上为绿色、红色、黄色或橙色蔬菜，这些蔬菜中富含维生素A或胡萝卜素 水果：100～125克，其中需有含较高维生素C的水果 鸡蛋：1个 肉：2汤勺肉 水：各种液体摄入量1300毫升（包括奶、汤、各种饮料、水等）
蛋白质	25克	4	100	
脂肪	30克	9	270	
维生素C	40毫克	—	—	
总热量	—	—	910	
维生素A	1032国际单位	—	—	
维生素D	400国际单位	—	—	
钙	600毫克	—	—	
铁	9毫克	—	—	
锌	4毫克	—	—	
叶酸	160微克	—	—	

（三）辅食课堂：适合第16~18个月添加的辅食及其做法

1. 虾仁豆腐粥

原料：鲜虾、内酯豆腐或南豆腐、胡萝卜、大米粥、盐、香油

做法：

虾去头去皮去虾线后剁碎；

内酯豆腐或南豆腐、胡萝卜用清水洗净后切碎；

炒锅内倒入少许油加热，将虾肉、胡萝卜和豆腐煸熟；

将碎肉和碎菜放入大米粥，小火煮开后加入少量盐、香油即可。

2. 胡萝卜香菇肉水饺

原料：面粉、胡萝卜、香菇、瘦肉馅、生姜、盐、酱油

做法：

开水和面，做成直径为小拇指长的饺子皮后备用；

胡萝卜、香菇、生姜洗净之后剁碎，加入瘦肉馅、少量盐、酱油后搅匀；

包小饺子；

放入开水中煮熟即可。

3. 卤猪肝

原料：猪肝、葱、姜、香料包（内含花椒、八角、丁香、桂皮、陈皮、草果、茴香等）、盐

做法：

将猪肝仔细清洗后用淡盐水浸泡30分钟；

捞出，用清水冲洗后，放入锅中，冷水加热；

水开后撇去浮沫，加入葱、姜、香料包，少许盐，小火慢煮30分钟；

捞出凉凉后切片，即可作为宝宝的手抓食物。

4. 芝麻粥

原料：黑芝麻、大米粥

做法：

黑芝麻炒熟后研碎；

将黑芝麻粉放入大米粥，小火煮开即可。

5. 西红柿土豆鸡肉软饭

原料：西红柿、土豆、鸡胸脯肉、软饭、葱、姜、盐

做法：

土豆洗净去皮后切成小丁，西红柿洗净用开水烫后去皮，之后切成小块；

鸡胸脯肉剁碎；

炒锅内倒入少许油加热，将葱、姜爆香，放入鸡胸脯肉末和西红柿丁煸熟后加入热水；

放入土豆丁、软饭和少许盐，小火炖煮15分钟即可。

6. 小白菜鸡肝蛋羹

原料：小白菜、鸡肝、鸡蛋、盐

做法：

鸡肝切碎；

小白菜在开水中焯熟，切碎；

鸡蛋搅匀，放入碎菜和鸡肝，放入1：1的凉白开水，放入少量盐，搅匀；

上锅蒸15分钟后即可。

7. 西葫芦牛肉蛋羹

原料：西葫芦、牛肉末、鸡蛋、盐

做法：

西葫芦洗净、去皮、切碎；

炒锅内倒入少许油加热，将牛肉末和西葫芦煸熟；

鸡蛋搅匀，放入煸熟的牛肉末和西葫芦，放入1：1的凉白开水，放入少许盐，搅匀；

上锅蒸15分钟后即可。

8. 虾仁苋菜蛋羹

原料：虾仁、苋菜、鸡蛋、盐

做法：

虾仁洗净、去皮、去黑线后切碎；

苋菜洗净，倒入开水焯熟，切碎；

鸡蛋搅匀，放入虾仁和苋菜，加入1：1的凉白开水，加少许盐，搅匀；

上锅蒸20分钟后即可。

小贴士

营养补充：蛋白质、铁、不饱和脂肪酸、锌、维生素A、钙、纤维素等。

加入馄饨即可。

小贴士

营养补充：蛋白质、碘、多不饱和脂肪酸、钙、锌等。

9. 鲜虾馄饨

原料：馄饨皮、鲜虾、紫菜、鸡汤、姜末、盐

做法：

鲜虾去头、去皮、去黑线、剁碎，放入少量姜末和少许盐，搅匀；

用和好的馅包馄饨；

放入开水中将馄饨煮熟；

将干紫菜剪碎后放入鸡汤煮开后

（四）喂养时间

下面的表格是"一日食谱示例"，供各位妈妈们参考。注意不要死板地按照表格中的时间对宝宝进行喂养，具体喂养时间应根据孩子的实际情况进行调整，保证每天2～3顿奶，3顿正餐和1～2次加餐。

一日食谱示例（第16个月初—第18个月末）

时间	种类	参考量
06:00—07:00	母乳/牛奶	200毫升
★早餐08:00—08:30	虾仁油菜包、白粥	小包子1～2个，粥半碗（100毫升）
★加餐10:00—10:30	小奶酪、苹果	奶酪20克，苹果1/4个
★午餐12:00—12:30	软饭、清蒸鳕鱼、虾米黄瓜汤	饭50克，鱼肉50克
★加餐16:00—16:30	橙子	半个
★晚餐18:30—19:00	软饭、鸡蛋羹、木耳炒白菜	饭50克，鸡蛋1个
20:30—21:00	母乳/牛奶	200毫升
全天	白开水	600毫升

二、喂养中的常见问题

（一）宝宝的大便里出现了食物的原貌，比如香菇丁、胡萝卜丁等，这是怎么回事？

当宝宝的大便出现"吃什么拉什么"的情况，先别着急。这是由于宝宝肠道中消化能力尚未完全成熟，一些食物（特别是某些蔬菜水果）在肠道中并未消化完全；或由于肠道蠕动过快使得食物在肠道中停留时间较短，还没来得及完全消化就被排出体外；还有可能因为宝宝后磨牙尚未萌出，食物并未经过完全咀嚼就被咽下，使得消化率打了折扣。别担心，这种情况只是暂时的。当宝宝的胃肠道功能进一步完善，后磨牙萌出后咀嚼能力提高，"吃什么拉什么"的现象就会告别宝宝了。

（二）宝宝发烧了，饮食上有什么需要注意的吗？

从出生到现在，宝宝基本都发过烧。除了必要的药物治疗、物理降温以外，在饮食上爸爸妈妈们也应当注意以下原则：

1. 多补充水分，带走热量

发烧通常是体核温度过高，物理降温只能通过对大血管流经的皮肤部位进行降温来带走一定热量。而通过补充液体，将水分以尿液的形式排出体外的过程可以帮助带走体内热量，有效降低体核温度。

有的爸爸妈妈为了让宝宝多喝水，给他喂很多水果或甜果汁。这个方法不可取，因为很多水果的果汁或超市售卖的甜果汁中渗透压过高，不利于身体吸收水分并通过代谢形成尿液排出体外，因此建议将果汁用白开水稀释后再喂给宝宝。

对于伴有呕吐的发烧宝宝，冰棒和果冻也是不错的选择，不过要注意防止误吸，一定要将果冻分成小块再喂给宝宝。

2. 饮食清淡易消化，不要强迫宝宝吃东西

体核温度过高，会导致部分消化酶活性降低，继而影响宝宝的消化能力和食欲。可以给宝宝准备一些味道清淡、低纤维素、好消化的食物。如果宝宝不想吃东西，请不要强迫他。要知道宝宝体内用来消化食物的酶都罢工了，就不要强求可怜的宝宝强行咽下并不想吃的食物了。别担心，当体温恢复正常，宝宝的食欲就会回来了。

（三）宝宝不爱喝白开水，能用糖开水或者用鲜榨果汁替代吗？

很多家长都会遇到这样的问题，

宝宝不爱喝白开水。为什么宝宝喜欢甜味的水而不喜欢白开水呢？这是因为我们神奇的基因决定了人类对糖和油脂有着天然的好感，因为这两种化合物代表了能量。因此，每个人都对糖有着与生俱来的好感。即便从来没有喝过，但从喝下第一口开始，他就会喜欢上这种味道。

那我们来说说喜欢甜味的水（糖水、果汁）有什么好处？有什么坏处？

好处就是可以让宝宝多摄入一些水分，同时可以从鲜榨果汁中摄取维生素C。

坏处包括：让宝宝从此拒绝没有味道的白开水，只想喝有甜味的水；残留在口腔中的糖分会引起龋齿；从甜味水里摄入的糖分会让宝宝增加饱足感，减少摄入其他富含蛋白质、脂肪、矿物质等营养物质的食物，影响体格发育；长期摄入糖分含量较高，可能会增加成年后患糖尿病的风险，等等。

因此，为了宝宝的现在和将来，请爷爷奶奶爸爸妈妈不要用糖水或者甜果汁来代替白开水。

三、宝宝喂养评价

16~18月龄宝宝的身体发育指标

	体重			身长		
	平均值（千克）	正常范围（千克）	增速（克/周）	平均值（厘米）	正常范围（厘米）	增速（厘米/月）
16月龄男宝宝	10.5	8.4～13.1	25～75	80.2	75.0～85.4	0.9～1.2
17月龄男宝宝	10.7	8.6～13.4	25～75	81.2	76.0～86.5	0.9～1.2
18月龄男宝宝	10.9	8.8～13.7	25～75	82.3	76.9～87.7	0.9～1.2
16月龄女宝宝	9.8	7.7～12.6	25～75	78.6	73.0～84.2	0.9～1.2
17月龄女宝宝	10.0	7.9～12.9	25～75	79.7	74.0～85.4	0.9～1.2
18月龄女宝宝	10.2	8.1～13.2	25～75	80.7	74.9～86.5	0.9～1.2

备注：出牙数为8～16颗。

第十七章
第19～21个月（18～20月龄）孩子的喂养

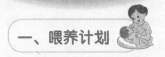

一、喂养计划

（一）发育特点

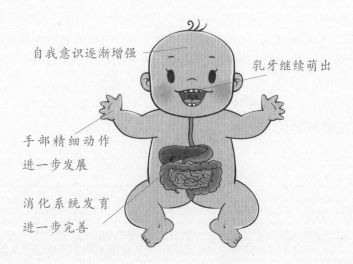

自我意识逐渐增强

乳牙继续萌出

手部精细动作
进一步发展

消化系统发育
进一步完善

在第19～21个月，养育宝宝应注意以下2点：

1. 预防挑食宝宝的出现

宝宝的自我意识逐渐增强，对于食物的选择性也越来越有限。宝宝对于食物的兴趣主要取决于两类因素：甜度和熟悉程度。对于甜味的喜爱是与生俱来的，对于没有什么味道，特别是对于含有从未接触过的"奇怪味道"的食物，宝宝的第一反应总是拒绝的。因此，为了减少第一种因素造成的挑食，家长能做的是晚加、少加含糖的食物，减少宝宝对甜度的依赖和耐受度。为了减少由于第二类因素造成的挑食，家长需要在自我意识形成的高峰（2岁）之前为宝宝多添加一些新的食物，增加宝宝熟悉食物的范围。

对于一些挑食的宝宝，可以适当征求宝宝的意见，但不要用特殊疑问句，如："你想吃哪个菜？"而要用选择疑问句，如："你想吃胡萝卜还是西红柿？"进食时，同桌的大人不要表现出挑食，也不要评价某种东西不好吃之类的，而是要多多称赞每一个菜很有营养，很好吃。

2. 预防厌食宝宝的出现

吃饭时间让宝宝和全家人一起坐在餐桌旁，共同进餐。不要让宝宝到处跑来跑去，家长追在后面喂饭。

家长应当注意，一顿饭没吃饱并不会有太大的影响，不要为了让宝宝吃"最后三口"，再吃"最后一口"，和宝宝进行"游击战"。这样不仅会给自己增添很多麻烦，更会让宝宝失去对吃饭的兴趣。还有的宝宝会觉得你追我跑的游戏很有趣，而在嘴里有食物的情况下跑来跑去容易将食物误吸进气道，导致严重的后果。

（二）喂养原则

1. 母乳喂养

坚持母乳喂养，每天喂母乳总量为350～500毫升，逐渐减少哺乳。

逐渐减少哺乳次数，尤其是夜间哺乳。1岁半以后，宝宝的胃容量比1岁之前变大了一些，每顿的吃奶量也有所提高。这样就为宝宝延长喂奶间隔做好了身体上的准备。减少哺乳次数，可以为妈妈"减负"，妈妈们可以不再为了每天背奶而到处寻找无人角落急匆匆地挤奶，也可以不再忍受隔一段时间就胀得又硬又疼的乳房。

逐渐减少哺乳次数，意味着乳房的总泌乳量会随着排空次数的减少而减少。一定不要突然减少某一次哺乳或吸奶，防止乳汁淤积，继而发展为乳腺炎。

2. 补充维生素D

每天补充400国际单位的维生素D。

3. 均衡膳食

添加辅食次数：每天5次

添加辅食时机：早、中、晚餐，上午、下午2次加餐

添加辅食总量：根据《中国居民膳食营养素参考摄入量推荐2016最新修订版》，推荐第19～21个月幼儿各类营养素摄入和一日饮食总量参考值如下。

第19～21个月幼儿一日营养素摄入量和饮食总量推荐

	推荐摄入量	每克所含热量（千卡）	每日总热量（千卡）	建议摄入量
碳水化合物	160克	4	640	奶类：350～500毫升（包括母乳、全脂牛奶或配方奶粉或酸奶、奶酪等奶制品） 主食：125～150克，如米饭、面条、馒头等 蔬菜：150克，其中需有一半以上为绿色、红色、黄色或橙色蔬菜，这些蔬菜中富含维生素A或胡萝卜素 水果：150克，其中需有含较高维生素C的水果。 鸡蛋：1个 肉：3汤勺 水：各种液体摄入量1300毫升（包括奶、汤、各种饮料、水等）
蛋白质	30克	4	120	
脂肪	30克	9	270	
维生素C	40毫克	—	—	
总热量	—	—	1030	
维生素A	1032国际单位	—	—	
维生素D	400国际单位	—	—	
钙	600毫克	—	—	
铁	9毫克	—	—	
锌	4毫克	—	—	
叶酸	160微克	—	—	

（三）辅食课堂：第19~21个月适合添加的辅食及其做法

1. 菠菜胡萝卜肉末粥

原料：菠菜、胡萝卜、瘦肉末、大米粥、盐

做法：

胡萝卜去皮后切碎；

炒锅内倒入少许油加热，将瘦肉末和胡萝卜煸熟；

将碎胡萝卜、瘦肉末放入大米粥，小火煮约15分钟；

菠菜洗净，用开水焯熟，切碎，放入米粥中，小火煮开后放入少量盐

即可。

小贴士

营养补充：胡萝卜素（可转化为维生素A）、蛋白质、铁、叶酸、纤维素等。

2. 苹果麦片粥

原料：燕麦片、牛奶、苹果、胡萝卜

做法：

将苹果和胡萝卜洗净、去皮、切碎；

燕麦片和胡萝卜放入锅中，加少

许水煮开3～5分钟；

加入牛奶和切碎的苹果，小火煮开即可。

小贴士

营养补充：蛋白质、多不饱和脂肪酸、胡萝卜素（可转化为维生素A）、纤维素等。

3. 豆腐鳕鱼汤

原料：鳕鱼、豆腐、葱、姜

做法：

将鳕鱼洗净，炒锅内倒入少许油加热，放入鳕鱼稍稍煎一下后倒入热水；

豆腐切块，放入锅中；

加入葱、姜，小火炖煮，30分钟后出锅。

小贴士

营养补充：蛋白质、钙、维生素A、维生素D、不饱和脂肪酸等。

4. 鸡蓉豆腐汤

原料：鸡胸肉、南豆腐、鸡汤、葱、盐

做法：

鸡胸肉剁碎，放入鸡汤煮开；

南豆腐切成小块，放入鸡汤中，小火炖煮15分钟，加入葱花，少许盐即可。

小贴士

营养补充：蛋白质、钙等。

5. 蘑菇炖豆腐

原料：南豆腐、香菇、葱、姜、酱油

做法：

香菇提前泡发后切碎；

豆腐切成小块；

炒锅内倒入少许油加热，将葱、姜爆香，倒入豆腐和香菇，加入水和少许酱油，小火炖熟即可。

小贴士

营养补充：钙、蛋白质、纤维素等。

6. 猪肝炒青椒

原料：猪肝、青椒、葱、姜、淀粉

做法：

将猪肝仔细清洗后用淡盐水浸泡30分钟；

将猪肝切丝、淀粉抓匀；

青椒洗净切丝；

炒锅内倒入少许油加热，放入猪肝煸炒后捞出；

炒锅内再倒入少许油加热，放入葱、姜炝锅，倒入青椒丝和猪肝煸炒；

加少许盐、水，小火炖3～5分钟后即可。

小贴士

营养补充：铁、锌、维生素C、维生素A、蛋白质、维生素B族等。

7. 三鲜蛋羹

原料：鸡蛋、虾仁、蘑菇、瘦肉末、葱、姜、盐

做法：

蘑菇洗净切碎，虾仁去黑线后切碎；

鸡蛋打入碗中搅匀，加入1：1的白开水、少量盐搅匀；

炒锅内倒入少许油加热，将葱、姜爆香，放入虾仁、蘑菇和瘦肉末煸炒，倒入稀释的蛋液中搅匀；

放入蒸锅中蒸10～15分钟后即可。

小贴士

营养补充：蛋白质、铁、锌、钙、硒、纤维素等。

8. 鳕鱼菠菜蛋羹

原料：鳕鱼、鸡蛋、菠菜、胡椒粉

做法：

鳕鱼切碎；

菠菜在开水中焯熟，切碎；

鸡蛋搅匀，放入碎菜和鳕鱼，放

入1：1的凉白开水，放入少量胡椒粉去腥味；

上锅蒸15分钟后即可。

小贴士

营养补充：蛋白质、多不饱和脂肪酸、锌、钙、铁、维生素A、维生素D、叶酸、纤维素等。

9. 芦笋鲜虾面

原料：芦笋、鲜虾、葱、龙须面、鸡汤

做法：

芦笋洗净切碎；

鲜虾去头、去皮、去黑线、切碎；

炒锅内倒入少许油加热，葱炝锅后倒入芦笋和虾肉煸熟；

倒入鸡汤，将龙须面剪短后放入锅中，面煮熟即可。

小贴士

营养补充：蛋白质、不饱和脂肪酸、叶酸、钙、胡萝卜素（可转化为维生素A）等。

10. 干贝冬瓜面

原料：冬瓜、干贝、胡萝卜、葱、姜、龙须面、盐、胡椒粉

做法：

干贝提前1天用温水泡发；

冬瓜、胡萝卜去皮切成小块；

炒锅内倒入少许油加热，葱、姜炝锅后倒入冬瓜、胡萝卜、泡好的干贝；

加入开水，小火煮至冬瓜半透明时加入少许盐和胡椒粉即可。

小贴士

营养补充：蛋白质、钙、硒、锌等。

（四）喂养时间

下面的表格是一个"一日食谱示例"，供各位妈妈们参考。注意不要死板地按照表格中的时间对宝宝进行喂养，具体喂养时间根据孩子的实际情况进行调整，保证每天2～3顿奶，3顿正餐和2次加餐。

一日食谱示例（第19个月初—第21个月末）

时间	种类	参考量
06:00—07:00	母乳/牛奶	200毫升
★早餐08:00—08:30	虾仁菠菜粥	粥半碗（100毫升），虾仁1～2个，菠菜1汤匙
★加餐10:00—10:30	酸奶、蒸南瓜块	酸奶100克，南瓜1小块
★午餐12:00—12:30	软饭、西红柿龙利鱼、西葫芦炒鸡蛋	饭50克，鱼肉少许，鸡蛋1个，西红柿西葫芦各1汤匙
★加餐16:00—16:30	苹果	1个
★晚餐18:30—19:00	鲜肉馄饨	馄饨4～8个
20:30—21:00	母乳/牛奶	200毫升
全天	白开水	600毫升

二、喂养中的常见问题

（一）宝宝容易便秘，经常拉出"羊粪蛋"，怎么办？

1岁以后宝宝便秘的原因有很多：如没有规律的排便习惯、饮水少、富含纤维素的蔬菜水果吃得少、用水果替代蔬菜、用果汁代替水果、食物质地过于细碎，等等。妈妈要回想宝宝的饮食习惯，避免出现上述提到的原因。

（二）什么时候可以给宝宝喝蜂蜜？

随着胃肠道屏障和功能的完善，1岁之后就可以尝试给宝宝喝蜂蜜了。

不过需要注意的是，不要频繁给宝宝喂蜂蜜水，防止宝宝对甜味产生依赖而拒绝喝没有味道的白开水。另外，喝完蜂蜜水后需要给宝宝漱口，预防龋齿的发生。

（三）宝宝吃东西之前可以用湿纸巾擦手吗？

不建议频繁给宝宝在吃东西之前使用湿纸巾擦手。有的商品湿纸巾含有一定量的防腐剂，而有的消毒纸巾中则含有一定量的抗生素。这两类化学物质都会对身体造成负面影响。

某些防腐剂可能会刺激皮肤，引起刺激性皮炎或加重湿疹。如果手上残留的防腐剂误食入口，可能会导致胃肠道灼伤，或在体内蓄积，对身体造成远期损伤。

而手上残留的抗生素误食入口，会随食物或消化液进入消化道，破坏肠道菌群，影响益生菌定植，破坏消化能力和肠道健康。

（四）哪些食物容易引起误吸，不适宜给宝宝吃？

以下几类食物容易引起宝宝误吸，爸爸妈妈们需要谨慎对待。

1. 大块食物

体积较大的食物容易噎住宝宝的喉咙，制作辅食时应将食物切成小块，各类蔬菜如胡萝卜、芹菜、豆类可以煮熟后切碎；各类水果如葡萄、樱桃、西红柿、西瓜、甜瓜等，切成小块（5毫米左右）喂给孩子；各种肉类和奶酪可以剁碎后喂给孩子。

2. 小而硬的食物

如硬糖、坚果、爆米花等是容易引起窒息的危险食物，不要给孩子吃。

3. 软而黏的食物

如果冻、棉花糖、软糖等孩子喜欢的零食都是容易引起窒息的危险食物。

4. 不易吞咽的食物

如花生酱、芝麻酱和大块馒头等会快速吸收口腔中的水分，使口腔变干，黏附在口腔或食道黏膜上，不易吞咽，容易引起窒息。

三、宝宝喂养评价

19~21月龄宝宝的身体发育指标

	体重			身长		
	平均值（千克）	正常范围（千克）	增速（克/周）	平均值（厘米）	正常范围（厘米）	增速（厘米/月）
19月龄男宝宝	11.1	8.9～13.9	25～75	83.2	77.7～88.8	0.1～0.2
20月龄男宝宝	11.3	9.1～14.2	25～75	84.2	78.6～89.8	0.1～0.2
21月龄男宝宝	11.5	9.2～14.5	25～75	85.1	79.4～90.9	0.1～0.2
19月龄女宝宝	10.4	8.2～13.5	25～75	81.7	75.8～87.6	0.1～0.2
20月龄女宝宝	10.6	8.4～13.7	25～75	82.7	76.7～88.7	0.1～0.2
21月龄女宝宝	10.9	8.6～14.0	25～75	83.7	77.5～89.8	0.1～0.2

备注：前囟已闭合。出牙数为10～18颗。

第十八章
第22～24个月（21～23月龄）孩子的喂养

一、喂养计划

（一）发育特点

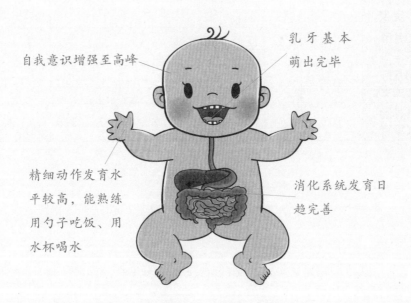

自我意识增强至高峰

乳牙基本萌出完毕

精细动作发育水平较高，能熟练用勺子吃饭、用水杯喝水

消化系统发育日趋完善

在这个阶段，养育宝宝应注意以下几点：

1. 允许宝宝偶尔不吃正餐

就像大人一样，宝宝偶尔也有胃口不好，不太想吃东西的时候。如果宝宝某一天对食物并没有表现出太大的兴趣，吃饭过程比较难以进行，可以允许宝宝不吃或少吃这一顿饭。但要观察宝宝在之后的几顿饭中食欲是否有所恢复。

2. 调整加餐的食物种类和量

如果正餐中宝宝表现不佳，加餐中却表现得狼吞虎咽，甚至出现把准备的量都吃完了还想吃的情况。这说明宝宝在加餐中摄入了过多的热量，影响到正餐的质量。因此需要调整加餐的种类和量，可以将固体加餐调整为酸奶、水果等热量较少的种类，同时将食物稍微减量。

3. 聪明使用果酱

宝宝会很喜欢用食物来蘸着果酱吃。对于食欲较差的宝宝，可以让宝宝将主食蘸取少量果酱，增加宝宝食欲。

4. 给食物起名字

宝宝平时喜欢的卡通人物、睡前故事出现的主角、配角等宝宝喜欢的人物，就可以按照它们的名字来给食物起名字，或者告诉宝宝这些人物平时都喜欢吃蔬菜、吃肉等，通过榜样的力量来鼓励宝宝吃东西。

5. 把食物制作成字母、图案等特殊形状

比如将食物制作成太阳、月亮、星星、字母的形状，会增加食物对宝宝的视觉吸引力。

6. 不要用物质奖励来"引诱"宝宝吃饭

有的家长会通过物质奖励、条件交换来"引诱""引导"宝宝吃饭，比如吃完这个就可以看电视，吃完那个就可以喝饮料之类。通过这种方式来错误引导宝宝吃饭，会进一步增加宝宝对吃饭的厌恶感，同时会使宝宝学会之后通过跟家长讲条件来做某件事情。

（二）喂养原则

1. 母乳喂养

坚持母乳喂养，直到自然离乳，母乳喂养至2岁的任务全部完成。每天喂奶总量为350～500毫升。

世界卫生组织推荐母乳喂养到2岁或以上，可以为宝宝提供充足的营养素、免疫物质、预防过敏，同时也有利于安全感的建立，等等。而大部分宝宝也会在这个年龄阶段逐渐实现自然离乳。

2. 补充维生素D

每天补充400国际单位的维生素D。

3. 均衡膳食

添加辅食次数：每天5次

添加辅食时机：早、中、晚餐，上午、下午2次加餐

添加辅食总量：根据2016年最新版的《中国居民膳食营养素参考摄入量》，推荐第22～24个月幼儿的各种营养素摄入和一日饮食总量参考值如下。

第22～24个月幼儿一日营养素摄入量和饮食总量推荐

	推荐摄入量	每克所含热量（千卡）	每日总热量（千卡）	建议摄入量
碳水化合物	160克	4	640	奶类：350～500毫升（包括母乳、全脂牛奶或配方奶粉或酸奶、奶酪等奶制品） 主食：150克，如米饭、面条、馒头等 蔬菜：150克，其中需有一半以上为绿色、红色、黄色或橙色蔬菜，这些蔬菜中富含维生素A或胡萝卜素 水果：150克，其中需有含较高维生素C的水果 鸡蛋：1个
蛋白质	30克	4	120	
脂肪	30克	9	270	
维生素C	40毫克	—	—	
总热量	—	—	1030	
维生素A	1032国际单位	—	—	
维生素D	400国际单位	—	—	
钙	600毫克	—	—	
铁	9毫克	—	—	
锌	4毫克	—	—	
叶酸	160微克	—	—	

（三）辅食课堂：适合第22～24个月添加的辅食及其做法

1. 银耳百合粥

原料：银耳、百合、大米、白糖

做法：

干银耳、干百合温水浸泡12小时；

大米淘洗后用开水浸泡1小时；

银耳切碎，和泡好的百合、大米加水，放入高压锅（或电饭锅）中，煮制1小时（电饭锅3小时），放入少量白糖即可。

2. 南瓜红薯大米粥

原料：南瓜、红薯、大米、红糖

做法：

大米淘洗后用开水浸泡1小时；

南瓜、红薯去皮切丁；

大米再加入少量水，放入南瓜块、红薯块后用小火炖煮约30分钟；

小贴士

营养补充：维生素D、蛋白质、钙、铁、维生素B族等。特别适合咳嗽的宝宝。

小贴士

营养补充：胡萝卜素（可转化为维生素A）、维生素B族、维生素C、硒、纤维素等。

煮到米粒开花，南瓜、红薯变软，加入少量红糖即可。

3. 猪肝菠菜粥

原料：猪肝、菠菜、大米、盐、香油

做法：

大米淘洗后用开水浸泡1小时；

将猪肝仔细清洗后用淡盐水浸泡30分钟；捞出，用清水冲洗后，放入锅中，冷水加热；

5分钟后捞出猪肝，切碎备用；

浸泡的大米再加入少量水后小火煮开，放入碎猪肝，小火炖煮30分钟，至米粒开花；

菠菜洗净后放入开水焯熟，捞出，切碎后放入米粥中；

小火煮开后加入少许盐、香油即可。

4. 红白豆腐汤

原料：鸭血、南豆腐、鸡汤、葱、香油

做法：

鸭血和豆腐清洗后切成小块，放入鸡汤中煮开，小火炖煮15分钟；

放入葱花和香油即可。

5. 鸡肉馄饨

原料：馄饨皮、小白菜菜叶、鸡胸肉、鸡汤

做法：

鸡胸肉剁碎，小白菜用开水焯熟后剁碎，二者搅匀；

用和好的馅包馄饨；

放入开水中将馄饨煮熟，加入鸡汤即可。

6. 西红柿炖猪肝

原料：猪肝、西红柿、番茄酱、盐、糖

做法：

将猪肝仔细清洗后用淡盐水浸泡30分钟；

猪肝切片，西红柿洗净、去皮、切块；

炒锅内倒入少许油加热，放入西红柿炒软；

加入少许盐、糖、番茄酱和少许水，倒入猪肝小火煮20分钟即可。

7. 肉末炒圆白菜

原料：瘦肉末、圆白菜、葱、香油

做法：

圆白菜洗净切碎；

炒锅内倒入少许油加热，葱炝锅后倒入瘦肉末，煸炒后倒入圆白菜；

加入少许水小火焖煮10分钟，加入少许酱油即可。

8. 海米鸡肉炖萝卜

原料：白萝卜、鸡胸肉、海米、盐、糖

做法：

白萝卜洗净、去皮、切丝；

鸡胸肉切碎；

炒锅内倒入少许油加热，放入海米煸炒后加入开水；

将白萝卜丝、鸡胸肉放入海米汤中，加入少许盐和糖，小火煮20分钟即可。

9. 胡萝卜土豆鸡块

原料：鸡腿、胡萝卜、土豆、洋葱、姜、青椒、盐、糖

做法：

鸡腿去骨，切成小块；

土豆、胡萝卜洗净，去皮，切块；青椒、洋葱洗净，切块；

炒锅内倒入少许油加热，洋葱和姜炝锅后放入鸡腿肉翻炒；

放入胡萝卜、土豆翻炒，加入少量开水，小火焖煮至胡萝卜变软；

放入青椒，以及少量糖、盐，翻炒均匀即可。

（四）喂养时间

下面的表格是"一日食谱示例"，供各位妈妈们参考。注意不要死板地按照表格中的时间对宝宝进行喂养，具体喂养时间根据孩子的实际情况进行调整，保证每天2~3顿奶，3顿正餐和2次加餐。

一日食谱示例（第22个月初—第24个月末）

时间	种类	参考量
06:00—07:00	母乳/牛奶	200毫升
★早餐08:00—08:30	软饭、肉末蒸鸡蛋羹	软饭半碗，鸡蛋1个，猪肉馅、香油少许
★加餐10:00—10:30	百合人枣米糊	半碗
★午餐12:00—12:30	西红柿菠菜紫菜面	面半碗，西红柿半个，蔬菜1汤勺
★加餐16:00—16:30	梨	半个，儿童奶酪25克
★晚餐18:30—19:00	鳕鱼饺子	饺子5～8个
20:30—21:00	母乳/牛奶	200毫升
全天	白开水	600毫升

二、喂养中的常见问题

（一）自然离乳以后，应该给宝宝喝什么奶？

对于绝大多数的健康宝宝，配方奶粉和普通市售牛奶都可以在自然离乳之后成为替代母乳的主要奶源。但对于牛奶蛋白过敏、乳糖不耐受等特殊情况的宝宝，需要选择特殊工艺生产的配方奶粉。

（二）还需要给宝宝补充维生素D吗？

答案是肯定的，需要补充。从维生素D的来源来看，主要的两类来源包括：

1. 通过日光照射皮肤合成维生素D

首先，我国大部分地区的纬度偏高，以及空气污染等因素都会影响日照时间和强度，不能满足身体对于维生素D的需要。其次，在一年的秋冬季节宝宝能露在衣服外面的皮肤面积较少。再次，由于长时间日晒会伤害宝宝娇嫩的皮肤，引起疼痛、晒黑，甚至增加皮肤癌的风险，因此美国儿科学会建议减少长时间在太阳光直射下活动，并为暴露在太阳光下的宝宝涂抹防晒霜。这就进一步阻隔了皮肤与日光的接触，减少了人体维生素D的自身合成。

2. 通过饮食摄入维生素D

首先，宝宝日常营养摄入的重要来源之一是乳制品，包括母乳、配方奶和普通牛奶，其中母乳和普通牛奶中维生素D的含量很低，而配方奶中弥补了这一不足，添加了部分维生素D，但需要达到一定量（通常是800～1000毫升）才可以满足宝宝对于维生素D一天的需求量。因此，吃母乳或喝普通牛奶的宝宝需要每天补充维生素D；喝配方奶粉的宝宝，如果总量达到800毫升，无须每日补充维生素D，如果总量不能达到，需要酌情隔天或每天补充维生素D。其次，除了乳制品，宝宝每天吃进的食物中仅有少数几种含有维生素D，这几种食物包括海鱼、动物肝脏、蛋黄、奶油、银耳等，大多数植物性食物中并不含有维生素D。

维生素D作为一种脂溶性维生素，有的家长可能会担心维生素D蓄积中毒的情况。目前市面上的维生素D通常为每天400～500国际单位，这个剂量为维生素D缺乏的预防剂量，远远低于中毒剂量（每天7000国际单位）。

三、宝宝喂养评价

22~24月龄宝宝的身体发育指标

	体重			身长		
	平均值（千克）	正常范围（千克）	增速（克/周）	平均值（厘米）	正常范围（厘米）	增速（厘米/月）
22月龄男宝宝	11.8	9.4～14.7	25～50	86.0	80.2～91.9	0.8～1.0
23月龄男宝宝	12.0	9.5～15.0	25～50	86.9	81.0～92.9	0.8～1.0
24月龄男宝宝	12.2	9.7～15.3	25～50	87.8	81.7～93.9	0.8～1.0
22月龄女宝宝	11.1	8.7～14.3	25～50	84.6	78.4～90.8	0.8～1.0
23月龄女宝宝	11.3	8.9～14.6	25～50	85.5	79.2～91.9	0.8～1.0
24月龄女宝宝	11.5	9.0～14.8	25～50	86.4	80.0～92.9	0.8～1.0

备注：出牙数为16～20颗。

四、医生说：挑食宝宝

有一多半的宝宝都曾经存在过挑食的问题，但是目前由于广告等媒体的大量宣传，使得"挑食"在广大家长的心目中变成了"缺锌"的同义词。其实，很多宝宝一开始的挑食行为可能与缺锌并无关系，而是与食物的味道、口感、添加辅食的时机，甚至吃饭的环境都息息相关。而挑食一段时间后，由于摄入的营养不均衡，有可能会出现缺锌的情况。

在挑食的宝宝中，大部分是对部分食物，尤其是蔬菜较为排斥，而对其他的肉类、零食等食物则来者不拒。那么，如何应对挑食宝宝不吃蔬菜的问题？

很多爸爸妈妈都在为如何能让宝宝接受蔬菜而头疼不已。我们知道，所有的宝宝天生都是甜味爱好者。因为母乳中天然带一丝淡淡的甜味，是宝宝第一个接触并会立即爱上的食物。

尽管大部分蔬菜都没有甜味，但作为早期辅食逐渐给宝宝添加时，似乎并没有遭遇宝宝的强烈抵制。反而随着宝宝年龄的不断增长，尤其到了2岁左右，越来越多的宝宝会开始排斥蔬菜，成为一个不乖的"挑食宝宝"。有的老人可能会反驳，"孩子还小，想吃肉就说明正在长身体，就让他吃吧""这菜叶子也没啥营养，你看把孩子哭的""吃点饼干吃块糖也没什么大不了，干吗非要给他喂菜""这菜一点味道都没有，连你都不爱吃，非要逼孩子吃"等等。这些话是否有那么一点耳熟呢？其实，婴幼儿时期的饮食习惯很可能会带到成年以后，为现在宝宝和多年以后的宝宝带来潜在的健康危害，尽早帮助孩子培养一套健康的饮食习惯会使孩子受益几十年。

当然，作为家长，不能采用强权暴力来强迫孩子吃他不喜欢的食物，而是需要在这个时期脑洞大开，寻找让宝宝接受蔬菜的各种方法。

1. 更换不同的烹调方法

不喜欢蔬菜，很可能是因为有一些蔬菜带有奇怪的味道，如胡萝卜、茼蒿、韭菜、苦瓜等，也有可能是因为蔬菜平淡无味，如白菜、菠菜、西葫芦等，不如红烧肉、鸡腿那么香味诱人；还有可能是因为纤维素较多，口感较差，如芹菜、西蓝花、竹笋等。那么针对不同的特点，家长们可以对蔬菜进行不同的烹调方法。

（1）对于有奇怪味道的蔬菜，可以通过添加特殊调味料来遮盖蔬菜的味道，提高宝宝的食欲。如将咖喱放入胡萝卜中，将虾仁和韭菜一起煮制，让前者的味道盖过后者。

（2）对于平淡无味的蔬菜，可以通过添加特殊酱料来增加蔬菜的风味。如使用减脂沙拉酱拌水煮菠菜；使用芝士酱炖西葫芦等方法。

（3）对于口感较差的蔬菜，可以将其剁成碎菜，或切成小块。

以上几种方法也可以结合进行，比如将切成小块的西蓝花放入芝士酱炖煮。

2. 将食物做成可爱的模样

宝宝喜欢颜色鲜艳的事物，不论是玩具还是吃的。建议爸爸妈妈们给宝宝的饭里搭配鲜艳的黄色（鸡蛋黄、灯笼椒）、绿色（绿叶类蔬菜）、红色（西红柿）、橙色（胡萝卜）等。比如用食材摆出小白兔、泰迪熊等图案，把绿叶做成耳朵，胡萝卜做成嘴，蛋黄做成太阳，等等。这是充分发挥家长想象力的重要环节，远不止我们推荐的这些方法。家长们，开始疯狂的头脑风暴吧！喂饭的时候，可以跟宝宝说，我们把小白兔的鼻子吃掉，我们把它的眼睛也吃掉，也可以鼓励宝宝自己给自己喂饭。

3. 把蔬菜"隐藏"起来

尽管把蔬菜隐藏起来对于帮助宝宝建立健康均衡的饮食习惯并没有太大帮助，但至少可以在这个阶段防止宝宝因为挑食而造成蔬菜中富含的营养素缺乏。

比如，对于不喜欢胡萝卜的宝宝，可以将胡萝卜剁碎放入少量肉酱中；对于不喜欢青菜的宝宝，也可以将菜剁碎和肉馅一起包成馄饨、饺子，等等。

然而，为了能帮助宝宝建立健康均衡的饮食习惯，一段时间后，需要让蔬菜保持原样，烹调后摆在桌上，全家人一起"津津有味"地吃。让宝宝逐渐认识到，爸爸妈妈、爷爷奶奶都吃，我也可以吃。

4. 把"爱吃的"和"不爱吃的"混合起来

挑食宝宝通常都有自己划分的两类食物："爱吃的"和"不爱吃的"。细心的妈妈们可以尝试将"不爱吃的"食物切成小块，与"爱吃的"食物混合在一起，而不要让宝宝去选择。比如：

宝宝不喜欢吃苹果，但喜欢喝酸奶。我们可以把苹果切成小块，或搅成苹果泥混入酸奶中。

宝宝不喜欢吃胡萝卜，但喜欢吃鸡蛋羹。我们可以把胡萝卜切碎放入鸡蛋羹中蒸熟。

宝宝不喜欢吃菠菜，但喜欢吃肉丸。我们可以在给宝宝喂饭时，在勺子下面放少许菠菜，菠菜上放一小块肉丸，让宝宝一口都吃掉。

5. 把食物与宝宝心目中的偶像联系起来

年龄较大的孩子通过电视、漫画等途径会认识并喜欢上其中的人物。比如近年来深受孩子们欢迎的熊大熊二、喜羊羊等卡通人物，可以通过它们在宝宝心目中的偶像地位来鼓励宝宝吃进原本不喜欢的食物。比如：

告诉宝宝喜羊羊喜欢吃菠菜，所以特别聪明；告诉宝宝熊大爱吃苹果，所以长的又高又壮，等等。

以上介绍的宝宝不爱吃蔬菜的一些应对方法，而这些方法同样适用于宝宝不爱吃肉或主食等情况，需要家长多多开动脑筋。

年龄别体重曲线（男）

从出生到满6个月

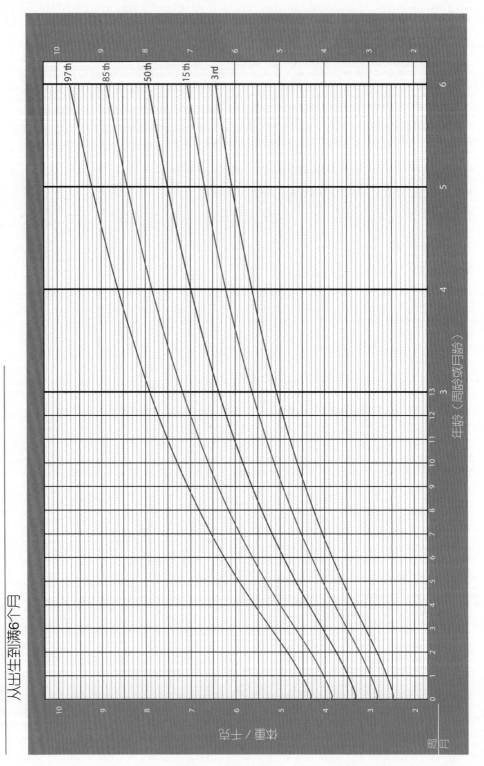

年龄别体重曲线（女）

从出生到满月6个月

体重／千克
10
9
8
7
6
5
4
3
2
97 th
85 th
50 th
15 th
3rd
周
月
0
1
2
3
4
5
6
7
8
9
10
11
12
13
3
4
5
6
年龄（周龄或月龄）

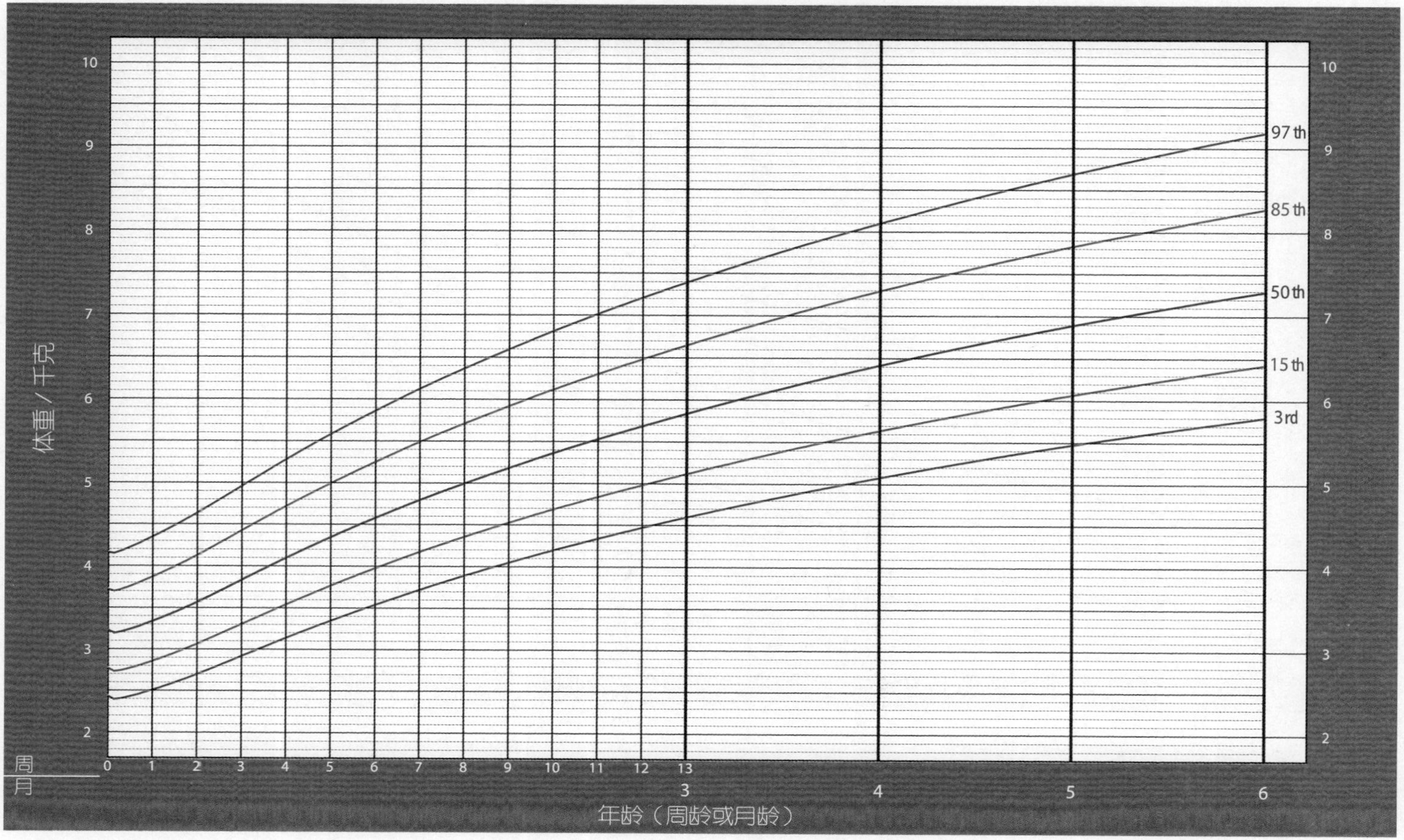

年龄别身长曲线（男）

从出生到满6个月

年龄别身长曲线（女）

从出生到满6个月

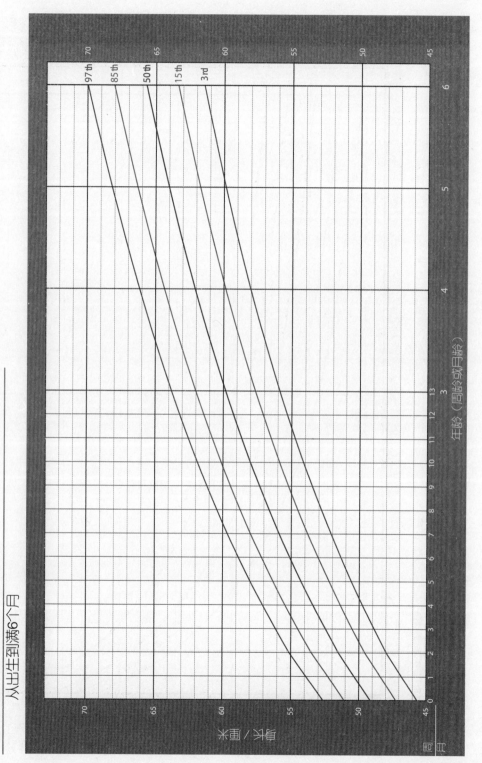

年龄别头围曲线（男）

从出生到满月2岁

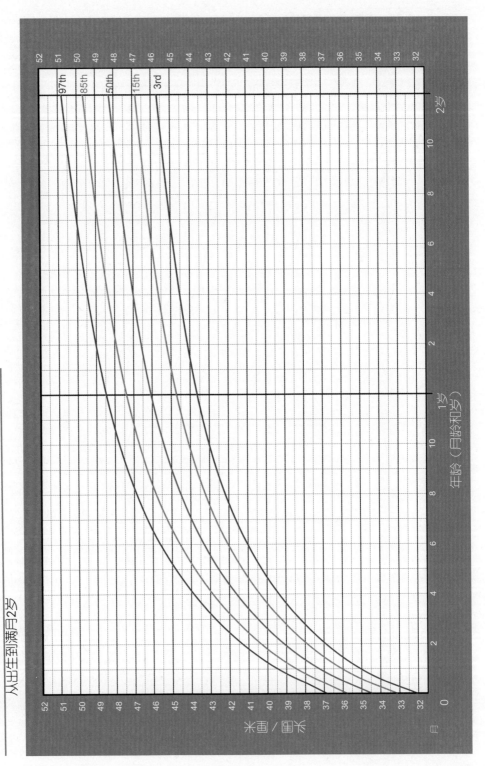

年龄（月龄和岁）

头围/厘米

年龄别头围曲线（女）

从出生到满2岁

97th
85th
50th
15th
3rd

头围/厘米

年龄（月龄和岁）

2岁

1岁

月